丛书主编
戴淑凤

本册主编
刘振寰

撰　稿
刘振寰
戴淑凤
马美美
钱旭光
赵　华
孟秀会

SOS 救助父母，救助儿童

让脑瘫儿童拥有幸福人生

U0391584

中国妇女出版社

图书在版编目（CIP）数据

让脑瘫儿童拥有幸福人生 / 刘振寰编. —— 北京：
中国妇女出版社，2019.1
（SOS救助父母，救助儿童 / 戴淑凤主编）
ISBN 978-7-5127-1661-2

Ⅰ.①让… Ⅱ.①刘… Ⅲ.①小儿疾病-脑瘫-康复
训练 Ⅳ.①R748.09

中国版本图书馆CIP数据核字（2018）第239753号

让脑瘫儿童拥有幸福人生

丛书主编： 戴淑凤
本册主编： 刘振寰
责任编辑： 李一之
封面设计： 季晨设计工作室
插图绘制： 孙茉芊
责任印制： 王卫东
出版发行： 中国妇女出版社
地　　址： 北京市东城区史家胡同甲24号　　邮政编码：100010
电　　话： （010）65133160（发行部）　　65133161（邮购）
网　　址： www.womenbooks.cn
法律顾问： 北京市道可特律师事务所
经　　销： 各地新华书店
印　　刷： 北京通州皇家印刷厂
开　　本： 165×235　1/16
印　　张： 30
字　　数： 500千字
版　　次： 2019年1月第1版
印　　次： 2019年1月第1次
书　　号： ISBN 978-7-5127-1661-2
定　　价： 89.00元

主编寄语

　　编写"SOS救助父母，救助儿童"丛书，是我1996年的构想。这种想法的起因源于当时我对问题儿童的粗浅认识和对问题儿童父母困惑的同情。1992年，我系统学习了神经生理学和神经心理学，先后进修学习了发展与教育心理学（北师大研究生班）及特殊需要儿童教育的相关学科。为了实际研究并帮助孩子和父母，于1995年春，在师兄师妹们的鼓励下，"东方圣童儿童发展研究中心"成立了，主要开展儿童发展测评及特殊需要儿童教育指导。在这个儿童发展中心，我接触了成千上万位望子成龙的父母，了解了更多父母教育子女的失误；也是在这个中心，我接触了成千上万名来自国内外的问题儿童，了解了问题儿童的苦难及其父母的困惑与无助。就是在这种情况下，我深感一个小小的儿童发展咨询与教育中心能为孩子和父母提供的帮助实在太有限，不如把知识教给父母，由父母来帮助孩子，这样或许才是"救助父母，救助儿童"的根本办法。于是，我萌生了撰写本套丛书的想法。当时，广大父母渴望有这样的教材，又有几家出版社对这个选题非常感兴趣，争相预订出版。但是，当我静下心来准备行动的时候，又觉得这套书涉及多个学科，自觉水平有限，而且临床工作又十分繁忙，编写这样一套科普著作，不仅需要花费大量时间，而且必须把高、难、深的学术名词，艰涩的学术理论写得通俗易懂，把教育策略写得翔实好用，可操作性强，让父母一看就懂，一学就会，一用就灵，才能不落窠臼。所以，我只好把这一设想搁置下来，并谢绝了诸家出版社的邀约。

2003年，中国妇女出版社的领导和几位编辑又和我谈到这套丛书，其情之切，令我感动。恰在此时，我又遇到了一件令人触心垂泪的事，终于促使我下了决心一定要撰写一套供特殊儿童的父母阅读的教育咨询和教育训练丛书。

一天，我从北大妇儿病房楼道走过时，迎面走来一位年轻女士。我觉得似曾见过，但又想不起在何时何处，只能报以微笑。那位女士说："戴教授，您还记得我吗？两年前，我带两个月的儿子看过您的门诊，您当时告诉我孩子可能存在中枢协调障碍，需要进行一些干预性训练。我对您的提醒没放在心上，加上我一个人带孩子，手忙脚乱，光对付孩子的吃喝拉撒都感到头昏脑涨，哪儿还有时间进行什么训练，总觉得孩子长大就好了。没想到，随着孩子年龄的增长，他不仅没好，问题还越来越严重，现在两岁多了还不会走路，两腿交叉，双拳紧握，也不会说话……我懊悔极了，觉得对不起孩子。我该怎么做才能尽快挽救孩子呢？"说完，她绝望地失声痛哭……

在几十年的临床工作中，我何止见过一位这样懊悔而痛苦的母亲！据不完全统计，我国小儿脑瘫的发生率为2.0‰～3.5‰，早产低体重儿发生率更高，这样推算下来，全国大约有几百万由于脑瘫未及早诊治而致残的孩子；孤独症患儿为300万～500万；分心多动的孩子至少1000万；学龄儿童中智力正常，由于学习能力导致学习障碍者为5%～10%，这在全国将是一个不小的数字。这些不能不说是父母的痛苦，孩子的不幸。

我们再看看另一个儿童群体——"儿童感觉统合失调症"患儿。这些孩子智力正常甚至超常，但种种原因导致儿童感知觉发展偏差。这些孩子行为违常，情绪暴躁，分心多动，学业滞后，适应社会能力差，甚至会发生破坏行为，令家长头痛、学校无奈，是一个在学龄儿童中发生率约占30%的大群体。据不同地区对儿童感觉统合失调的研究统计数字报道，北京市学龄儿童感觉统合失调率为46.29%，上海市学龄儿童感统失调率为52.7%，南京市为34.9%。这些数字说明儿童感统失调已成为现代普遍存在的"时代文明病"。随着科学的发展，环境的污染，生活方式的现代化，孩子受不良成长环境和失误教养方式的影响，这些问题不仅不会消失，而且有日渐增多的趋势，严重影响着孩子的身心健康和学业发展，影响着社会的安定和谐，令父母痛苦不堪。

怎样才能尽量减少有这样那样问题的孩子，使已经发生问题的孩子向正常发展，并拥有幸福的人生呢？这不仅是医生的事，而且需要全社会、多学科人士的共同关注、共同努力，并为之奋斗。

父母应当在准备要孩子前，就学习如何做父母，使发展中的孩子尽可能地减少、减轻问题，使孩子尽可能地向着理想的方向发展；对于出生即被界定为"高危婴儿"的孩子，应当及早实施科学干预，并定期随访，进行发展水平测评和针对性教育，使高危婴儿得到正常发展；如果孩子的问题已经萌发，则要用敏锐的眼睛仔细观察，用善于思考的头脑进行分析，以雷厉风行的行动、切实可行的措施，及早动手帮助孩子……这些才是对孩子负责，才能争取得到最好的结果。

每一个小生命都是日新月异、快速发展的小精灵，他们都来自一个单细胞生物体——受精卵。由一个最原始的细胞发育成最高级的生物体——人，要经历生物进化历程中的风风雨雨。当前，迅猛发展的高科技推动了社会进步，也制造着伤害人类自身的副产品——环境污染、竞争压力等，这必然会殃及孕育胎儿的母体的内、外环境，不同程度地影响着胎儿的正常生长发育。好不容易到了临产期，又面临着围产期缺氧、早产、感染、脑损伤等风险的考验。出生后，一个快速发展中的个体又面临着更多方面的风险，如家庭和外界环境污染、营养、疾病、教育等，一句话，造成婴幼儿发展偏差、发育障碍的原因很多，这些因素不仅不会消失，而且有增无减。这是生物进化过程的必然，也是科技发展的附属品。但是，面对无法改变的大社会和大环境问题，人们可以采取一些预防措施达到优生优育的目的。这些问题可以通过孕前检查、围产期保健和出生时（出生后）系统监护得到有效预防。可以说，父母就是孩子的未来，孩子的问题在很大程度上与父母有关。只要您是一位勤学习、善思考、豁达明理的母亲或者父亲，您一定会在专业人士的热情帮助下，改变和创造孩子美好的未来，因为奇迹总是属于用心人的。

在本套丛书撰写过程中，我们尽量做到融医学、认知神经学、心理学、教育学、社会学、伦理学等学科为一体，在保证丛书科学性的基础上，力争做到文字简练，通俗易懂，尽量以表格形式展示需要冗长文字叙述才能说清楚的内容，使读者看起来不累，便于理解和记忆；注重实用性与可操作性。书稿完成后，我们请一些家长进行评审，深受赞誉，都认为这是一套实用、看了能懂的好书。本套丛书第一版面世后，受到广大读者、特教机构、早教机构和专业人士的高度评价，这些机构将本书作为教师的培训教材，普遍反映内容翔实、科学，实用性、可操作性强；家长们也反映，这套书实用、好用，用了孩子就有进步。我们还收到上千封读者的来信，其中相当一部分家长是看到本套丛书后才知道孩子有问题的。这些家长也提出了一些中肯的建议，希望操作方面更形象一些，更具体一些，案例再多一些，希望有语音、视频演示。此次改版中，每一分册都尽可能地融进了新知识、新技术，特别融进了小儿推拿、中医外治、饮食调理等，企盼更加贴近读者，为更多孩子和父母提供帮助。

本套丛书分为《让脑瘫儿童拥有幸福人生》《让孤独症儿童走出孤独》《让分心多动儿童摆脱烦恼》。丛书由我构思，拟订框架，并拟写了《让脑瘫儿童拥有幸福人生》《让孤独症儿童走出孤独》《让分心多动儿童摆脱烦恼》各章、节的写作条目及部分章节、样稿。具体的编写分工为：《让脑瘫儿童拥有幸福人生》由刘振寰教授任分册主编；《让孤独症儿童走出孤独》由贾美香教授任分册主编；《让分心多动儿童摆脱烦恼》由王永午教授任分册主编。

本次再版对《让脑瘫儿童拥有幸福人生》《让孤独症儿童走出孤独》《让分心多动儿童摆脱烦恼》进行了修改更新。本套丛书编写当中曾经得到了董奇教授、林庆教授、王玉凤教授的关心和指导，中国妇女出版社的编辑们也为本丛书的出版付出了辛苦的工作，在这里谨致谢意。

全社会关注儿童健康发展、关注弱势儿童正常发展已经形成新的态势，我们医务工作者将努力尽自己的微薄之力，将艰涩的专业研究结果转化为能让百姓读懂、会用的科普知识和实用性强的操作技术，并借助网络、媒体等多种渠道，帮助更多的父母和孩子，包括从事特殊教育的老师。这就是我们编写这套丛书的初衷。如果本套丛书能对家长和同行起到一点儿作用的话，我们就深感欣慰了！

本书如有错漏、不妥之处，真诚地希望同行、读者批评和指正。

戴淑凤

2018年9月18日

于北京大学第一附属医院

序

脑性瘫痪（cerebral palsy，CP），简称脑瘫，由发育不成熟的大脑（产前、产时或产后）先天性发育缺陷（畸形、宫内感染）或获得性（早产、低出生体重、窒息、缺氧缺血性脑病、核黄疸、外伤、感染）等非进行性脑损伤所致，患病率为每1000个活产儿中有2.0~3.5个。在脊髓灰质炎得到控制以后，脑瘫已成为导致儿童残疾的重要疾病。脑瘫的病因较多，脑损害既累及大脑皮层，又累及脑髓质；既有大脑损伤，又有小脑、脑干损害。所以，脑瘫患儿临床出现的功能障碍往往错综复杂，既有中枢性运动障碍与姿势反射发育异常、运动模式发育异常，又常并存智力低下、心理行为障碍、感知觉障碍、语言障碍、吞咽障碍及视听障碍等。脑瘫的康复治疗涉及面广、内容较多，其结果是病情复杂，生物医学康复困难，康复治疗周期长、花费大、难度高、治愈率低。如能早发现、早干预、早康复，可降低高危儿残疾的发生率和减轻残疾的程度。

我国脑瘫患儿有几百万。随着二孩政策及新生儿急救医疗技术水平的提高，较多的极低体重儿、早产儿以及高胆红素血症、重度缺氧缺血性脑病等患儿被抢救成功；但随着室内环境的弱磁物理辐射、房间装修化学因素与生物学因素等对胎儿的损害，儿童脑瘫发生率有增加的趋势。以往认为小儿脑瘫是"不治之症"，随着20世纪康复医学的诞生和迅猛发展，给脑瘫患儿带来了福音。国际上有很多康复治疗体系，本书做了简介。国内儿童康复学科也在不断发展壮大，治疗方法包括物理治疗、作业治疗、语言治疗、水疗、音乐治疗、物理因子治疗、心理行为治疗等，不仅吸纳了国外有效的康复方法，而且融进了我国中医、中药、推拿按摩、针灸治疗等方法，治疗效果十分显著，受到家庭和社会的好评，并获国家级奖。

在我国，脑瘫儿童约80%分布在乡村、工薪阶层等经济状况较差的家庭。因家长没有时间长期陪同孩子治疗或无能力支付较高的康复费用，或因信息不畅、交通不便等因素，很多的患儿失去了治疗机会，各种原因导致现在仍有大部分脑瘫儿童做不到早发现、早诊断、早康复，以致错过矫治的关键期。为了能使此部分患儿得到科学有效的家庭康复，我们将30多年来脑瘫康复治疗、康复训练、康复按摩、康复护理、语言训练、心理治疗、家庭教育、中医饮食疗法等方法编写成此书。该书对脑瘫儿童家庭康复非常适宜，在医师的定期指导下，家长学习掌握适宜的康复技术，能让脑瘫儿童在家中获得必需的、规范的、有效的康复。只要坚持长期的家庭康复，大部分患儿就会达到生活完全自理，以解除家庭的巨大痛苦与负担。

全书共十三章，第一章是小儿脑瘫的概述，概括、通俗、科学。第二章是小儿正常神经精神发展的规律，把小儿各种能力发展的规律及指标用简练的文字叙述和一目了然的表格展示给读者，家长只要一看表格，对照自己孩子的情况，就能发现自己孩子的发育是否有问题。第三章是诊断与鉴别诊断，将小儿脑瘫的早期征兆、临床表现及早期诊断依据，诊断及鉴别诊断，用通俗易懂的语言和简练明确的指标教授给读者，读者会有一种和专家面对面交谈的感觉，头脑中会留下清晰的脉络，并能付诸孩子康复训练的实践之中。第四章是早期干预的有关问题，告诉读者什么是存在危险的"高危婴儿"，为什么要及早实施家庭干预性训练以及如何训练，并提醒读者，千万不要等孩子问题严重了再实施训练，否则，其效果将会"事倍功半"。第五至十三章生动、详细地告诉家长如何实施康复教育训练，犹如专家在身边手把手地教给你应该做什么，如何做，如何评定效果。只要你勤奋学习，认真领悟，你一定会成为一位不仅仅能给孩子"舐犊之情"的生物意义上的母亲，而且会成为一位具有"教育之爱"意义上的母亲，孩子会在你的正确教育下，走向成功的人生之旅。

该书新版增加了脑瘫的新诊断，治疗新理念、新进展与病因学的最新研究；对脑瘫遗传学病因及弱磁物理辐射，室内装修污染，饲养宠物，二手烟污染、杀虫剂、农药、洗涤剂污染，噪声污染对胎儿的影响与预防疾病的发生做了详细介绍。让人欣慰的是增添了家庭易实施、无副作用、令孩子开心的音乐康复疗法，对音乐促进脑发育的原理，音乐疗法的技术、方法做了系统的介绍，告诉家长如何根据孩子的情况选择聆听的音乐曲目，在康复中给脑瘫儿童和家庭带来更多的快乐。

第十一章则介绍了中医针灸治疗方法与健脾益肾、益智健脑的中药疗法，通过对脑瘫儿童通络祛痰、活血化瘀、养肝熄风的辨证施治，在临床应用中取得了显著的效果。但我们常碰到的是儿童难以长期配合服用中药，给孩子和家长带来了新的烦恼与痛苦。因为药食同源，我们将中药精心挑选，合理配制成了适用于脑瘫儿童的中医系列食疗方，在实践中均收到满意效果，解决了儿童服中药之苦，并补充了脑瘫伴有智力障碍、语言障碍、癫痫、营养不良、流口水、体质虚弱、胃口不好等中医食疗处方。

30多年来，我们对脑瘫儿童实施现代医学康复+传统医学康复+家庭医学康复的三结合模式，收到了良好的临床康复效果和较大的社会效益。本书主编刘振寰教授自1986年以来应用头皮针、体针、耳针、水针及小儿推拿在儿童脑瘫、自闭症、智力障碍、学习障碍、分心多动、语言发育迟缓等神经系统疾病的康复工作中积累了丰富的临床经验，带领其康复团队应用针灸推拿康复治疗结合现代康复医学为来自世界20多个国家的3万多例脑病患儿进行临床治疗，获得了良好的治疗效果。儿童康复团队在指导数千例脑瘫儿童进行家庭康复的过程中积累了丰富的经验，尤其是《让脑瘫儿童拥有幸福人生》出版发行以来，许多家长在实施家庭康复过程中提出了各种各样的问题，在编写新版书稿之时，我们增加了专家答疑，将家长在实际操作过程中遇到的问题做了详细的解答；增添了脑瘫儿童家长访谈，介绍了家长们家庭护理、康复训练、抚养教育的成功经验。每一位脑瘫儿童的康复背后都有着伟大母亲艰辛的劳作和辛勤的汗水。每一位家长访谈的故事都会给读者们带来极大的鼓舞。令人振奋的是，有不少患儿在本书及康复训练VCD的辅导下，通过长期的家庭康复已恢复正常，回归学校，成绩优秀。作为资深的儿童康复工作者，深感**教会一个母亲、康复一个孩子、幸福一个家庭**是莫大的欣慰！

此书新版将要出版之际，致谢我们康复中心100多位医护人员的康复团队，感谢团队为数万例脑瘫儿童的治疗付出的艰辛努力，对家长进行家庭康复所做的不厌其烦的指导。致谢赵伊黎医生、李素云医生、张春涛物理治疗师、李志林音乐治疗师、李诺针灸医师等整理分析他们的成功病例和经验与大家共享。致谢我的研究生李诺、罗冠君、招文建协助整理本书部分章节。

书中错误和疏漏之处难免，敬请批评指正。

刘振寰　戴淑凤

2018年8月21日

于广州中医药大学附属南海妇产儿童医院

目录

第一章

脑性瘫痪的概述

|

●

|

　　脑性瘫痪？好陌生、好可怕的名字，为什么我的孩
子会得这种病？唉，我真的烦恼极了，我一定要好好了
解它。

脑性瘫痪的定义

脑性瘫痪（cerebral palsy，CP），简称脑瘫，这一综合征首先由英国医生李特（Willam J. Little）于1841年发现。1888年，伯吉斯（Burgess）首次应用脑性瘫痪一词。"脑性瘫痪"一词的使用仅仅有百年历史，但对此病的描述却由来已久。它的定义也是随着对此病的不断认识而逐渐统一的。

脑性瘫痪由发育不成熟的大脑（产前、产时或产后）先天性发育缺陷（畸形、宫内感染）或获得性（早产、低出生体重、窒息、缺氧缺血性脑病、核黄疸、外伤、感染）等非进行性脑损伤所致，患病率为每1000个活产儿中有2.0～3.5个。脑瘫的脑部病理改变主要是脑白质损伤、脑部发育异常、颅内出血、脑部缺氧引起的脑损伤等。主要表现为运动障碍，伴或不伴有感知觉和智力缺陷。也就是指脑在生长发育完成以前由于受到某种侵害、损伤而造成的永久性的异常姿势及运动异常。这种姿势和运动的异常是随着患儿的生长发育不断变化的。

脑性瘫痪概念的核心内容为三个要素，即发育时期、非进行性和永久性，被称为脑性瘫痪的三要素。还有两个条件，即姿势发育异常和姿势反射发育异常，运动模式发育异常和肌张力异常。

◆ 运动障碍（dyskinesia）：脑性瘫痪儿童的运动能力低于同年龄正常儿童，运动自我控制能力差。障碍轻的只是手、脚动作稍显得不灵活或笨拙；严重的则双手不会抓握东西，竖头困难，不会翻身，不会坐起，不会爬，不会站立，不会行走，不会正常地咀嚼和吞咽等。

◆ 活动受限（activity limitation）：活动是指个体执行一项任务或动作；活动受限是指个体在活动时存在困难。根据国际功能、残疾和健康分类（ICF）的核心要素，将该词加入脑瘫定义。

◆ 运动和姿势（movement and posture）：指异常的运动模式和姿势，运动失调及肌张力异常。异常的运动控制是脑瘫的核心表现，其他不是主要影响到运动模式和姿势异常的神经发育障碍不能诊断为脑瘫。

脑性瘫痪的常见病因

脑性瘫痪的直接原因是脑损伤和脑发育缺陷,很多原因都可以构成脑性瘫痪的病因,80%以上的脑性瘫痪病例可以找出较为明确的病因。脑性瘫痪的病因可发生在出生时,也可发生在出生前或新生儿期。但存在这些病因的患儿并非全部发生脑性瘫痪,只能将这些因素视为有可能发生脑性瘫痪的危险因素。简单的可分为家族因素、母体因素、分娩因素及新生儿期因素。

1.危险因素

(1) **家族因素**。家属或直系亲属有先天遗传病或基因突变等遗传学因素,如变性病、精神障碍、智力障碍、家族性先天畸形、习惯性流产、死胎、死产、宫内感染等。

(2) **母体因素(产前因素)**。高龄妊娠、习惯性流产、多胎、糖尿病合并妊娠、巨大儿、妊娠前3个月时病毒感染(如TORCH*)、X光照射、吸烟、酗酒、长期服药等。

(3) **分娩因素(产时因素)**。产程长、前置胎盘、胎盘早剥、胎盘机能不良、羊水异常、脐带异常、脐带绕颈、宫内窘迫、妊高征、糖尿病、双胎、多胎、剖宫产、臀位、高位中位产钳助产术分娩造成颅脑损伤、难产发生脑组织出血、重症窒息继发的新生儿缺氧缺血性脑病等。

(4) **新生儿期因素**。极低体重儿、极早产儿、过期产儿、新生儿窒息、新生儿惊厥、重症黄疸、呼吸暂停、青紫发作、畸形、产伤、颅内感染、低血糖、中枢神经损伤等。

---

* 一组病原微生物的英文名称缩写,其中T指弓形虫,O指其他病原微生物,R指风疹病毒,C指巨细胞病毒,H指单纯疱疹Ⅰ、Ⅱ型病毒。

2.室内环境污染

最新的影响胎儿发育因素研究是室内环境污染。中国室内环境委员会统计了近5年来的6000户家庭室内环境检测结果，发现新婚房间和母婴房间检测家庭超过7成以上的室内环境超标。室内环境污染对母婴健康的危害从化学性污染向物理性污染发展，使孕妇们开始对室内环境的噪声、电磁辐射和重金属污染逐步重视。为了保护母婴健康，中国室内环境委员会发布室内环境污染警示：警惕危害母婴健康的室内环境污染根源。

婴儿先天性出生缺陷指的是出生时就存在的各种身体、智力或代谢的异常。据统计，我国每年先天残疾儿童总数高达80万～120万，占每年出生人口总数的4%～6%，全国累计已有近3000万个家庭曾生育过先天残疾儿，每年因出生缺陷导致的残疾儿童所造成的经济损失约10亿元人民币，每年全国要投入手术、康复、治疗和福利费用300亿元，出生缺陷已成为我国围产儿死亡、新生儿死亡以及婴儿死亡的主要原因之一，且近年来呈现不断上升的趋势。导致胎儿畸形的发生原因主要有遗传因素和环境因素。新生儿出生缺陷率持续上升，除了家族遗传、病毒感染外，还和室内装修、长期接触带有辐射的设备等环境污染因素有很大关系，装修污染已经成为造成新生儿缺陷的一个重要原因。拥有一个健康可爱的宝宝是许多家庭的企盼，那么，如何才能生育一个健康聪明、没有缺陷的宝宝呢？提醒年轻的夫妇们，远离室内环境污染危险。

（1）**室内环境中的化学性污染**。特别是新装修和新家具中的室内环境甲醛污染和苯污染。根据世界卫生组织的公告，甲醛已经成为一类致癌物质，与白血病的发生有关联；苯是致使白血病等血液性疾病发生的主要化学物质。

（2）**室内环境中的电磁辐射和放射性污染**。电磁辐射对人们的生殖系统影响主要表现为男子精子质量降低，孕妇发生自然流产和胎儿畸形等，可以导致儿童智力障碍。世界卫生组织认为，计算机、电视机、移动电话的电磁辐射对胎儿有不良影响。

（3）**室内环境中的重金属污染**。特别是室内使用铅污染的用品和装饰装修材料，包括准妈妈经常化妆。室内空气中和化妆品中含有铅、汞等有毒物质，这些物质被孕妇吸收后，可透过血胎屏障进入血液循环，进而影响胎儿发育。

（4）**室内环境中的噪声污染**。噪声污染不仅影响孕妇的健康情绪，更为严重的是它可能影响胎儿的发育。噪声对胎儿听力方面的影响尤为显著，最主要的还是对胎儿听力方面造成的危害，可能造成胎儿宫内发育迟缓和低出生体重。

（5）**室内环境中的二手烟污染**。吸烟和被动吸烟也可增加胎儿畸形的发生率，因为香烟中含尼古丁、一氧化碳、氰酸盐、烟碱等，可导致低体重儿、畸形、早产、死胎等的发生。

（6）**宠物造成的生物污染**。特别是饲养家猫、家狗的家庭需要注意，因为猫、狗是弓形虫体病的传染源，孕妇感染此病后生下的婴儿可能患有先天性失明、脑积水等。

（7）**男性饮可乐型饮料可导致胎儿畸形**。美国哈佛大学医学院的专家们对市面上出售的3种不同配方的可乐型饮料进行杀伤精子的试验后得出结论：新婚男子饮用可乐型饮料，精子会直接遭到杀伤，从而影响男子的生殖能力。受伤的精子一旦与卵子结合，可能会导致胎儿畸形，或先天性不足。可乐对孕妇及婴幼儿的影响是肯定的。因为多数可乐型饮料中都含有较高成分的咖啡因，咖啡因在体内很容易通过胎盘的吸收进入胎儿体内，会危及胎儿的大脑、心脏等器官，同样会使胎儿造成畸形或先天性疾病。因此，男性健康专家建议，新婚夫妇以及想要孩子的夫妻们，可乐型饮料最好还是少饮用。即使婴儿出生后，哺乳的母亲和婴幼儿也不能饮用可乐型饮料。

脑性瘫痪的临床分型

脑性瘫痪的临床症状表现差别很大，准确地进行临床分类对于统一临床诊断、评价和制订适宜的训练计划有着重要的意义。

据临床特点，美国脑性瘫痪学会（AACP）分类方法修订，可将小儿脑性瘫痪分为8型：痉挛型、不随意运动型、强直型、共济失调型、震颤型、肌张力低下型、混合型、无法分类型。按瘫痪部位又分为：单瘫型、截瘫型、偏瘫型、双瘫型、三肢瘫型、四肢瘫型、双重性偏瘫型等。

目前我国参考2006版国际脑性瘫痪定义、分型和分级标准，国际疾病分类第10版（ICD-10）和近几年的国外文献，第六届全国儿童康复、第十三届全国小儿脑瘫康复学术会议于2014年4月制定我国脑性瘫痪新的临床分型、分级标准。

临床分型：

1.**痉挛型四肢瘫**（spastic quadriplegia）以锥体系受损为主，包括皮质运动区损伤。牵张反射亢进是本型的特征。四肢肌张力增高，上肢背伸、内收、内旋，拇指内收，躯干前屈，下肢内收、内旋、交叉、膝关节屈曲、剪刀步、尖足、足内外翻，拱背坐，腱反射亢进、踝阵挛、折刀征和锥体束征等。

2.**痉挛型双瘫**（spastic diplegia）症状同痉挛型四肢瘫，主要表现为双下肢痉挛及功能障碍重于双上肢。

3.**痉挛型偏瘫**（spastic hemiplegia）症状同痉挛型四肢瘫，表现在一侧肢体。

4.**不随意运动型**（dyskinetic）以锥体外系受损为主，主要包括舞蹈性手足徐动（choreoathetosis）和肌张力障碍（dystonic）。该型最明显特征是非对称性姿势，头部和四肢出现不随意运动，即进行某种动作时常夹杂许多多余动作，四肢、头部不停地晃动，难以自我控制。该型肌张力可高可低，可随年龄改变。腱反射正常、紧张性迷路反射（TLR）（+）、非对称性紧张性颈反射（ATNR）（+）。静止时肌张力低下，随意运动时增强，对刺激敏感，表情奇特，挤眉弄眼，颈部不稳定，构音与发音障碍，流涎、摄食困难，婴儿期多表现为肌张力低下。

5.**共济失调型**（ataxia）以小脑受损为主，以及锥体系、锥体外系损伤。主要特点是由于运动感觉和平衡感觉障碍造成不协调运动。为获得平衡，两脚左右分离较远，步态蹒跚，方向性差。运动笨拙、不协调，可有意向性震颤及眼球震颤，平衡障碍，站立时重心在足跟部、基底宽、醉汉步态、身体僵硬。肌张力可偏低、运动速度慢、头部活动少、分离动作差。闭目难立征（+）、指鼻试验（+）、腱反射正常。

6.混合型（mixed types）具有两型以上的特点。

脑性瘫痪的分度与分级

从障碍轻重、治疗等不同角度对脑性瘫痪进行分度有助于综合判断及其预后，并指导制订康复目标。

1.障碍程度

按障碍程度的分度，是美国脑性瘫痪学会的一种分类方法，他们根据患儿障碍的程度分以下4个等级：

①第一等级：几乎没有行动限制的脑性瘫痪患儿。

②第二等级：具有中等程度限制的脑性瘫痪患儿。

③第三等级：具有重等程度限制的脑性瘫痪患儿。

④第四等级：有用性的运动及动作几乎完全不可能完成。

2.治疗角度

从治疗角度又分为以下几级：

①不需要特殊治疗的脑性瘫痪患儿。

②只需要利用支具或少量的必要性治疗（如机能训练）的脑性瘫痪患儿。

③需要利用必要的器具和支具，同时需要脑性瘫痪治疗专业小组进行必要的治疗。

④存在着高度的运动障碍和机能障碍，需要长期在具备综合医疗教育设施的儿童康复机构收容治疗。

3.粗大运动功能分级

脑性瘫痪粗大运动功能分级系统（gross motor function classification system，GMFCS）是帕利萨诺（Palisano）1997年在长期临床实践的基础上，根据脑性瘫痪患儿运动功能随年龄变化规律设计提出的分级系统，将脑性瘫痪患儿分为4个年龄组，每个年龄组又根据患儿运动功能的表现分为5个级别，Ⅰ级最低，Ⅴ级最高。

5个级别最高能力描述见表1。

表1 脑瘫儿童粗大运动功能分级最高能力描述

级别	最高能力描述
Ⅰ	能够不受限制地行走；在完成更高级的运动技巧上受限
Ⅱ	能够不需要使用辅助器械行走；在室外和社区内的行走受限
Ⅲ	使用辅助器械行走；在室外和社区内的行走受限
Ⅳ	自身移动受限；孩子需要被转动或者在室外和社区内使用电动移动器械行走
Ⅴ	即使在使用辅助技术的情况下，自身移动仍然严重受限

各年龄组详细分级标准

小于2岁

Ⅰ级：孩子可以坐位转换，还能坐在地板上用双手玩东西。孩子能用手和膝盖爬行，能拉着物体站起来并且扶着家具走几步。18个月到2岁的孩子可以不用任何辅助设施独立行走。

Ⅱ级：孩子可以坐在地板上，但是需要用手支撑来维持身体的平衡。孩子能贴着地面匍匐爬行或者用双手和膝盖爬行。他们有可能拉着物体站起来并且扶着家具走几步。

Ⅲ级：孩子需要在下背部有支撑的情况下维持坐姿，还能够翻身及用腹部贴着地面爬行。

Ⅳ级：孩子可以控制头部，但坐在地板上的时候躯干需要支撑。他们可以从俯卧翻成仰卧，也可以从仰卧翻成俯卧。

Ⅴ级：生理上的损伤限制了孩子对自主运动的控制能力。孩子在俯卧位和坐位时不能维持头部和躯干的抗重力姿势，只能在大人的帮助下翻身。

2～4岁

Ⅰ级：孩子可以坐在地板上玩东西。他们可以在没有大人的帮助下完成地板上坐位和站立位的姿势转换，把行走作为首选移动方式，并不需要任何助步器械的帮助。

Ⅱ级：孩子可以坐在地板上，但当双手拿物体的时候可能控制不了平衡。他们可以在没有大人帮助的情况下自如地坐位转换，可以拉着物体坐在稳定的地方，可以用手和膝盖交替爬行，可以扶着家具慢慢移动。他们首选的移动方式是使用助步器行走。

Ⅲ级：孩子可以用"W"状的姿势独自维持坐姿（坐在屈曲内旋的臀部和膝之间），并可能需要在大人的帮助下维持其他坐姿。腹爬或者手膝并用爬行是他们首选的自身移动的方式（但是常常不会双腿协调交替运动）。他们能拉着物体爬起来站在稳定的地方并做短距离的移动。如果有助步器或者大人帮助掌握方向和转弯，他们可以在房间里短距离行走。

Ⅳ级：这一级的孩子能坐在椅子上，但他们需要依靠特别的椅子来控制躯干，从而解放双手。他们可以在大人的帮助下，或者在有稳定的平面供他们用手推或拉的时候坐进椅子或离开椅子，顶多能在大人的监督下用助步器走一段很短的距离，但很难转身，也很难在不平的平面上维持身体的平衡。这些孩子在公共场所不能独自行走，能在动力轮椅的帮助下自己活动。

Ⅴ级：生理上的损伤限制了这些孩子对随意运动的控制以及维持身体和头部抗重力姿势的能力。他们各方面的运动功能都受到限制。特殊器械和辅助技术并不能完全补偿孩子在坐和站能力上的功能限制。这些第五级的孩子没有办法独立行动，部分孩子能使用进一步改造后的电动轮椅进行活动。

4～6岁

Ⅰ级：孩子可以在没有双手帮助的情况下离开或者坐在椅子上，可以在没有任何物体支撑的情况下从地板上或者从椅子上站起来，他们可以在室内室外走动，还能爬楼梯，正在发展跑和跳的能力。

Ⅱ级：孩子可以在双手玩东西的时候在椅子上坐稳，可以从地板上或者椅子上站起来，但是经常需要一个稳定的平面供他们的双手拉着或者推着。可以在室内没有任何助步器的帮助下行走，在室外的水平地面上也可以走上一小段距离。他们可以扶着扶手爬楼梯，但是不能跑和跳。

Ⅲ级：孩子可以坐在一般的椅子上，但是需要骨盆或者躯干部位的支撑才能解放双手。孩子坐在椅子上和离开椅子的时候需要一个稳定的平面供他们双手拉着或者推着。他们能够在助步器的帮助下在水平地面行走，在成人的帮助下可以上楼梯，但是长距离或者在室外不平的地面无法独立行走。

Ⅳ级：孩子可以坐在椅子上，但是需要特别的椅子来控制躯干平衡，从而尽量地解放双手。他们坐在椅子上或者离开椅子的时候，必须有大人的帮助，或在双手拉着或推着稳定平面的情况下才能完成。孩子顶多能够在助步器的帮助和成人的监视下走上一小段距离，但是他们很难转身，也很难在不平的地面上维持平衡。他们不能在公共场合自己行走，应用电动轮椅的话可以自己活动。

Ⅴ级：生理上的损伤限制了孩子对自主运动的控制，也限制了他们维持头部和躯干抗重力姿势的能力。这些孩子各方面的运动功能都受到了限制，即使使用了特殊器械和辅助技术，也不能完全补偿他们在坐和站的功能上受到的限制。第五级的孩子完全不能独立活动，部分孩子通过使用进一步改造过的电动轮椅可能进行自主活动。

6～12岁

Ⅰ级：孩子可以没有任何限制地在室内和室外行走并且可以爬楼梯。他们能表现出跑和跳等粗大运动能力，但是他们的速度、平衡和协调能力都有所下降。

Ⅱ级：孩子可以在室内和户外行走，能够抓着扶手爬楼梯，但是在不平的地面或者斜坡上行走就会受到限制，在人群中或者狭窄的地方行走也受到限制。他们最多能勉强达到跑和跳的平衡。

Ⅲ级：孩子可以使用助步器在室内和室外的水平地面上行走，可能可以扶着扶手爬楼梯。根据上肢功能的不同，在较长距离的旅行或者户外不平的地形上时，有的孩子可以自己推着轮椅走，有的则需要被帮助。

Ⅳ级：这些孩子可能继续维持他们在6岁以前获得的运动能力，也有的孩子在家、学校和公共场合可能更加依赖轮椅。这些孩子使用电动轮椅就可以自己活动。

Ⅴ级：生理上的损伤限制了孩子对自主运动的控制，也限制了他们维持头部和躯干的抗重力姿势能力。这些孩子各方面的运动功能都受到了限制，即使使用了特殊器械和辅助技术，也不能完全补偿他们在坐和站功能上受到的限制。第五级的孩子完全不能独立活动，部分孩子通过使用进一步改造过的电动轮椅可以进行自主活动。

4.脑性瘫痪的临床分度（见表2）

表2 脑性瘫痪的临床分度

分级	轻度	中度	重度
肢体障碍	单肢瘫	偏截瘫	三肢瘫／四肢瘫
粗大运动功能	1～2级	3级	4～5级
智能	无明显障碍	明显障碍	严重障碍
语言	能基本表达	简单日用	无语言能力
日常生活活动	基本自理	协助自理	完全不能自理
合并症	无	1～2种	多种

脑性瘫痪有哪些伴随障碍

脑性瘫痪患儿常伴有多种障碍，了解这些障碍及程度有利于在临床工作中全面制订治疗计划，促进患儿全方位发育。

1.健康和体力障碍

脑性瘫痪患儿的生长发育较正常儿差，重症更明显，营养亦较差；身体矮小，常有呼吸障碍和易患呼吸道感染疾病，影响健康与体力，成为身心发展的障碍；常有流口水，咀嚼、吞咽、吸吮困难等。

2.智能、情绪问题

并发智能低下者较多，约占30%，还有多动、情绪不稳、自闭（孤独倾向）亦多，智商测定困难，加上运动障碍的限制，发育期中生活实践较少，均影响了神经发育。

3.癫痫

伴发癫痫者很多，有的统计高达半数。适当地给予抗癫痫药物，控制其发作是非常重要的。若癫痫发作不断，患儿的运动障碍、语言障碍、智力低下会不断恶化。对于那些具有潜在性癫痫发作的患儿，也要积极地给予抗癫痫治疗，防止癫痫的发作。

4.语言障碍

脑性瘫痪患儿大多存在着不同程度的语言障碍，表现为发音不清或严重失语。造成的原因主要有：构音器官的运动障碍，语言中枢的障碍，构音器官和语言中枢同时存有障碍。语言障碍最开始的表现为吸吮困难及吞咽、咀嚼困难。随着年龄的增长，有的几乎不能发出任何声音，而有的只是略有障碍，在交流与理解方面没有明显障碍。语言障碍较多见于手足徐动患儿。

5.听觉障碍

新生儿重症黄疸所致手足徐动型脑性瘫痪大多伴有听觉障碍，其听觉障碍程度从高音到低音障碍不一，对于疑有听觉障碍患儿应做听觉诱发电位或电反应测听，应及早佩戴助听器。

6.视觉障碍

据统计，有20%的脑性瘫痪患儿有视觉的障碍，最引人注意的为内斜视、外斜视等眼球协调障碍，其次为眼震和凝视障碍，以及追视、上方视麻痹等。近视、远视、弱视者亦多，应尽早请眼科医生检查，及早进行矫治。

7.牙齿发育不良

脑性瘫痪患儿的牙齿多数发育不良，牙齿质地疏松、易折、易蛀，各种牙病的发生率较正常儿童高。

8.心理行为障碍

脑性瘫痪患儿个性较强，常表现为固执任性、情感脆弱、情绪波动变化大、善感易怒、不合群、注意力涣散、兴奋多动，有时持续某一动作，有的出现自我强迫行为。

脑性瘫痪的诊断要点

按2014年中国小儿脑性瘫痪康复指南讨论通过的标准，脑瘫定义为出生前到生后3岁内各种原因所引起的脑损伤或发育缺陷所致的运动障碍及姿势异常。诊断条件：（1）引起脑性瘫痪的脑损伤为非进行性；（2）引起运动障碍的病变部位在脑部；（3）症状在婴儿期出现；（4）有时合并智力障碍、癫痫、感知觉障碍及其他异常；（5）除外进行性疾病所致的中枢性运动障碍及正常小儿暂时性的运动发育迟缓。

诊断脑瘫的必备条件：

1.**中枢性运动障碍持续存在**：婴幼儿脑发育早期（不成熟期）发生抬头、翻身、坐、爬、站和走等大运动功能和精细运动功能障碍，或显著发育落后。功能障碍是持久性、非进行性的，但并非一成不变，轻症可逐渐缓解，重症可逐渐加重，最后可致肌肉、关节的继发性损伤。

2.**运动和姿势发育异常**：包括动态和静态，以及俯卧位、仰卧位、坐位和立位时的姿势异常，应根据不同年龄段的姿势发育而判断。运动时出现运动模式的异常。

3.**反射发育异常**：主要表现有原始反射延缓消失和立直反射（如保护性伸展反射）及平衡反应的延迟出现或不出现，可有病理反射阳性。

4.肌张力及肌力异常：大多数脑瘫患儿的肌力是降低的；痉挛型脑瘫肌张力增高、不随意运动型脑瘫肌张力变化（在兴奋或运动时增高，安静时减低）。可通过检查腱反射、静止性肌张力、姿势性肌张力和运动性肌张力来判断。主要通过检查肌肉硬度、手掌屈角、双下肢股角、腘窝角、肢体运动幅度、关节伸展度、足背屈角、围巾征和跟耳试验等确定。

脑性瘫痪的治疗方法

国内外的脑性瘫痪康复治疗方法较多，也各有其特点，了解这些方法将有助于治疗方案的选择。

1.国内治疗状况

①小儿脑性瘫痪的康复疗法。包括应用机器人、虚拟技术等进行物理治疗（physical therapy，PT），作业治疗（occupational therapy，OT），语言治疗（speech therapy，ST），水疗（hydrotherapy），经皮神经电刺激（TENS），生物反馈（biofeedback），骑马治疗（hippotherapy），体感振动音乐治疗（vibroacoustic therapy），教育康复（education for the rehabilitation），心理治疗（psychological therapy），音乐治疗（music therapy）等；还包括日常生活活动训练；手功能的技巧训练；职业前训练；从事社会活动和娱乐活动训练。

②物理因子疗法。包括经颅重复磁刺激疗法和神经电刺激疗法（痉挛治疗仪、低频脉冲激电刺激仪、经络导频仪、神经肌肉生物反馈治疗仪等），温热疗法，水疗，磁疗，光疗，超短波，激光等治疗。

③中医辨证施治、中药外治法及推拿按摩。

④针灸治疗（头针、体针、耳针）。

⑤穴位注射（躯体穴位、头、颈部特定区域的药物注射）。

⑥西药治疗（肉毒素注射疗法、莨菪类药、胞二磷胆碱、神经生长因子、神经节苷脂、苯海索等）。

⑦高压氧治疗。

⑧手术治疗。

⑨神经干细胞移植术。

2.国外脑性瘫痪治疗状况

自20世纪30年代以来，欧美大批学者对脑性瘫痪的康复进行了广泛深入的研究，创立了各自的康复治疗体系。其主要目的：促进和强化神经发育；抑制异常姿势和肌张力；促通性手法以促使患儿正常姿势和运动模式的建立。

（1）坦朴-菲（Temple-Fay）治疗法。由美国神经外科博士创立。

①方法的机制与目的：使被动运动逐渐转为主动运动，以解除小儿痉挛状态。

②方法：利用原始反射运动模式，设计一套治疗法。

（2）鲍巴斯（Bobath）治疗法。鲍巴斯为英国的神经病学博士。

①方法的机制与目的：认为脑性瘫痪患儿运动障碍主要由于脑受损后原始反射持续存在和肌张力改变，造成异常姿势和原始运动模式主导其整体运动，妨碍了正常的随意运动。恰当的刺激，可抑制异常姿势反射和运动模式，利用正常的自发性姿势反射、平衡反射等调节肌张力，使患儿体验正常的姿势与运动感觉，从而改善异常运动的控制力，诱发正确的动作。

②方法：抑制性手法，反射性抑制手法，抑制异常姿势和肌张力，常用以阻断痉挛；促通性手法，促使患儿正常姿势和运动模式的发展，阻断异常信号的传入和强化正常信号的传入，使患儿动作趋于正常化；感觉刺激法，采用

加压或控阻负重法、叩击法，提高肌张力，抑制不自主动作。

（3）**伏易特（Vojta）治疗法。**伏易特为德国的神经病学博士。

①**方法的机制与目的**：通过多次刺激诱发带，出现反射性运动模式，最终达到反射运动变为主动运动。

②**方法**：治疗师用手指按压脑性瘫痪患儿身体某特定部位，使患儿产生反射性翻身和匍匐爬行两种基本动作模式。他将匍匐爬行称为人体所有协调运动的先导。每天操作4次，每次10～15分钟。

（4）**配托（Peto）治疗法。**配托教授是匈牙利神经心理学家。这种治疗法属于神经心理学的教育训练方法，主要对脑性瘫痪患儿进行全面的康复训练，包括运动、感觉、智能、语言等。主要特点是采用引导式的系统教育方式，将运动等治疗与语言训练合成一体，强调以教育的方式达到治疗的目的；游戏与日常生活能力训练相结合；集体训练与分组训练相结合。该法对3岁以上手足徐动型脑性瘫痪患儿效果较好，优于鲍巴斯治疗法。

（5）**鲁德（Rood）治疗法。**又叫多种感觉刺激治疗法。

①**方法的机制与目的**：通过刺激相应感觉器官，反射性产生运动反应诱发有目的的动作。

②**方法**：软毛刷擦刷法（要求作用于肌群活动的表皮），快速擦法（3～5次/秒，持续30秒），可提高肌张力，治疗肌张力低下的脑性瘫痪；慢速擦法（1次/秒，持续30秒），降低肌张力，用以治疗痉挛性脑性瘫痪。叩击法，轻叩，使肌肉松弛，用以治疗痉挛脑性瘫痪；重叩，使肌肉收缩，用以治疗肌力低下型脑性瘫痪。抑制法，对关节、肌腱、肌群实施压、叩、拉、抚摸、按摩、振动等手法，用以治疗痉挛脑性瘫痪。

（6）**卡巴特（Kabat）治疗法。**医学博士卡巴特，美国的神经生理学家。

①**方法的机制与目的**：利用刺激本体感觉神经，促进肌群的收缩和痉挛肌肉的松弛，从而达到运动康复，简称本体促通技术（PNF）。

②**方法**：反复感觉刺激诱发某些动作，通过条件反射，经学习强化，从

而矫正一些异常动作模式；以对角线旋转（螺旋体）的组合动作模式进行训练；让患儿的某一肢体做抗阻活动，可诱发最大的肌力活动。

（7）**多曼-德莱托（Doman-Delecato）治疗法**。20世纪70年代创建于美国，主要对脑性瘫痪患儿进行全面康复和采取强化训练，也多用于脑瘫的早期干预。

（8）**费尔普斯（Phelps）治疗法**。费尔普斯是美国的骨科医师，他创导的方法主要有3方面的特点：选择某些肌群进行重点训练；应用矫形器矫正变形的部位；设计了15种治疗方法，被动运动、半助式运动、主动运动、抗阻运动、条件反射运动、松弛运动、平衡运动、交替运动、四肢运动、协调性运动、松弛后活动控制、按摩、日常生活运动、综合性活动和休息。

（9）**布朗斯壮（Brunnstrom）治疗法**。布朗斯壮是一位体疗师。

①**方法的机制与目的**：利用其抑制效应治疗偏瘫及其他中枢性瘫痪。一些原始反射、联合反应和共同模式阻碍了脑性瘫痪患儿的正常运动模式。

②**方法**：利用联合反应引起的共同运动效应，诱发上肢伸肌的协同动作，使上肢前伸、肩内收、内旋、前臂旋前，肘、腕和手指伸展开偏向尺侧，诱发下肢的屈曲，协同动作使髋屈曲、外展和外旋，膝屈曲，踝背屈和外翻，足趾背屈。

（10）**强制性运动疗法（constraint-induced movement therapy，CIMT）**。应用于脑瘫患儿和脑外伤所致的不对称上肢运动障碍的治疗，获得明显效果。近几年的研究表明，强制性运动疗法的机制可能是，强制性运动改变了患侧上肢的失用性强化过程，广泛的大强度的训练引起控制患肢的对侧皮质代表区的扩大和同侧皮质的募集，产生很大功能依赖性皮质重组。还有运动再学习（motor relearning programme，MRP），机器人训练与减重步行训练（weight support gait training，WSGT）等。大多数家长和专业人员都承认运动疗法对脑瘫病人是有益的。

（11）**悬吊训练疗法（sling exercise therapy，SET）**。在挪威发展了8年

多，SET技术不仅用于骨骼肌肉系统疾病的治疗，也用于脑卒中和其他神经病的治疗中，还用来达到儿童发展训练以及健康体能运动的目的。通过悬吊的无痛和不稳定的机能来缓解肌张力，缓解全身痉挛状态，改善关节活动度，增强肌力。

（12）**核心肌群稳定控制训练**。近年在运动疗法中受到学者及临床医师的重视。指针对身体核心区肌群进行的力量、稳定、平衡、协调和本体感觉等能力的训练，包括核心稳定性和核心专门性力量训练，有稳态下徒手训练、非稳态下徒手训练、稳态下自由力量训练及非稳态下自由力量训练4种。目的在于提高对核心肌群的控制能力；提高核心肌群的肌力和耐力；最终有利于促进平衡协调能力，促进站立、行走能力的获得，减少步行消耗。步行机器人训练与虚拟技术在脑瘫治疗应用中进展比较快。

（13）**作业治疗**（occupational therapy，OT）。应用于有目的、有选择的作业活动，对身体、精神、发育上有功能障碍或残疾以致不同程度地丧失生活自理和职业劳动能力的患者进行治疗和训练，使其恢复、改善和增强生活、学习和劳动能力。OT又分为功能性作业疗法、心理性作业疗法、精神疾患作业疗法、儿童患者作业疗法。对小儿脑瘫主要采用功能性作业疗法，治疗躯体功能障碍或残疾，改善上肢的活动能力。根据障碍的性质、范围、程度的不同有针对性地采用适当的作业运动，以增大关节运动范围，增强肌力，改善运动的协调性和灵活性，改善手部运动的灵活性，提高肌肉运动的耐力，改善对运动的调节控制，使其能完成日常生活和劳动必需的活动。儿童作业疗法是通过专门训练、游戏、文娱活动、集体活动等促进患儿感觉运动技巧的发展，掌握日常生活活动技能，提高社会生活能力。

（14）**语言治疗**（speech therapy，ST）。脑瘫患儿约有1/3存在语言障碍，其表现在发音功能障碍、语言表达功能障碍及语言发育迟滞。因此语言治疗在小儿脑瘫的康复中占重要地位。

①发音功能训练，包括舌的运动训练，唇功能训练，构音肌群功能障碍

的被动矫治训练。

②语言理解能力训练，包括言语性理解能力训练与非言语性理解能力训练。

③表达能力训练，包括言语性表达能力训练，认知训练，非言语性表达能力训练。

(15) **物理因子治疗**。研究和应用物理因子治病的方法被称为物理治疗或物理疗法，又称理疗。人工物理因子包括应用电、光、声、磁，冷、热水疗，蜡疗、超短波、激光、生物反馈、高压氧等治疗疾病的方法。目前用于脑瘫临床较多的有经颅磁刺激治疗、经络导频治疗仪、神经肌肉治疗仪、痉挛肌治疗仪、低频电治疗仪、超声波治疗仪、小脑顶核刺激治疗仪等，都对提高肌力、降低肌张力、缓解肌肉痉挛和改善脑功能发挥了显著的作用。俄罗斯的多森科（Dotsenko VI）认为，多导程序性肌肉电刺激或人工修正运动方式可以治疗脑瘫，电刺激对纠正人的病理性运动方式和巩固生理性的运动类型是一个很有用的技术，并认为该方法对脑瘫病人是首要必备的。关于高压氧疗法，国内外争议较大。有研究者采用双盲的方法进行研究，结果显示，儿童的自我控制、听觉注意和视觉工作记忆有明显的改善，然而两组间无统计学差异，而且对照组的康纳尔父母量表（Conners）中有8项明显改善，而治疗组仅1项，这些阳性改变大部分持续3个月，两组儿童的视觉注意力、处理速度等无改变。从神经病理学角度来看，6月龄以前使用有一定的价值。

(16) **手术治疗**。包括神经干细胞移植术、脑深层刺激手术（DBS）、选择性脊神经后根切断术（SPR）、颈总动脉周围交感神经网部分剥脱切除术（PVS）、肌腱延长术、骨科矫形术、内收肌切断术、闭孔神经前枝切断术等。神经干细胞移植术是一种具有广泛应用前景的治疗方法，但目前这项治疗技术还很不成熟，随着其研究的不断深入，神经干细胞将有望作为脑移植的供体细胞以及基因治疗的载体用于临床，对小儿脑瘫的治疗具有重要意义。神经干细胞增殖和定向诱导分化机制的最终阐明，将有赖于分子生物学、发育生物学、临床学等学科的相互协作和研究方法的进一步完善。对5岁以上智力正常的痉挛性脑瘫儿，可行SPR手术，如能在术前术后配合好功能训练，其效果更好。PVS手术可增加脑部血流量，从而改善痉挛状态，且可能改善部分患者流涎、斜视、言语不清、共济失调等症状，可在患儿1~5岁间手术，适用于痉挛型和以痉挛型为主的混合型脑瘫，手术创伤小，危险不大。周围神经选择性部分切断术（SPN），也称为选择性显微缩小术，显微缩小术是术中应用神经肌电生理刺激仪，选择性部分切断而非全部切断周围神经。该手术在欧美开展得较广泛，长期随访疗效确切，较SPR手术简单易行，更适于在基层推广。

（17）**肉毒杆菌毒素（BOTX-A）注射法。** 1993年，美国科曼（Koman）等人首次用BOTX-A选择性痉挛肌肉注射，矫正了脑性瘫痪的功能畸形，被动用力可恢复到正位。肉毒杆菌产生的毒素是双链的嗜神经毒，但超微剂量应用于临床，不会造成患者中毒。BOTX-A注入肌肉后，与突触前膜有很强的亲和作用，毒素很少有机会进入血液或通过血脑屏障，故不产生系统性和全身性临床副作用。其作用的部位是神经肌肉接头的突触结构，抑制了乙酰胆碱（ACH）的释放，肌肉发生失神经支配现象，肌张力减低，肌痉挛得以缓解。这种肌松时间可维持3~6个月。

（18）**蛛网膜下腔持续注入巴氯芬法**（continuing intrathecal baclofen infusion，CIBI）。也称巴氯酚泵蛛网膜下腔电子注射法。药物释放系统的组成与置入，有输药泵、贮药器、微型计算机、手持无线电棒。局麻下手术将输药泵经皮下导管与蛛网膜下腔（T11-L1）导管相连。注入椎管药物剂量由计算机控制，由手持无线电棒把药物转送至药泵内，微量的巴氯酚渗入脊髓灰质Ⅱ、Ⅳ层，需20~40分钟可抑制脊髓反射，消除肌痉挛，缓解肌张力。适用于痉挛型脑瘫治疗，年龄5岁以上，剂量根据病人敏感程度、肌痉挛解除持续时间而定。

脑性瘫痪的发病情况及预后

随着医学科技的发展及对脑性瘫痪发病机制认识的不断深入，脑性瘫痪的治疗也有了极大的发展，尤其是中医中药在本病的治疗中已显示出独特的作用。

研究表明，脑性瘫痪的发病率有上升趋势。欧美国家在1970年的发病率小于2‰，而1990年后发病率大于2‰。我国的情况也不容乐观，总体上仍呈上升趋势。林庆等在2001年的研究中报道，我国6省0～6岁小儿脑瘫患病率为1.92‰。胡继红等2016年在湖南省0～6岁小儿脑瘫流行病学现况调查及分析中报告湖南省0～6岁儿童脑瘫患病率为2.75‰，且各地区的脑瘫患病率集中在2.09‰～3.25‰。最近由黑龙江省小儿脑瘫防治疗育中心李晓捷教授牵头的卫生行业科研专项课题调查显示，我国12个省市323585例0～6岁儿童，确诊脑瘫794例，总患病率为2.46‰，其中青海省患病率最高（5.40‰），北京次之（1.98‰），山东省最低（1.04‰）。在2015年公布的《中国脑性瘫痪康复指南》中提到的患病率约为2.0‰～3.5‰，也就是说每1000个活产儿中有2.0～3.5个患病。在西方一些国家，小儿脑性瘫痪的治疗主要靠理疗作业、训练，没有药物及针灸治疗方法，但由于国外有60多年的训练治疗经验，故在小儿脑性瘫痪的运动功能训练方面有较先进、较丰富的经验。1934年，美国的费浦（Firps）研究出了小儿脑性瘫痪的治疗体系。1955年，高木宪次提出了克服训练疗法。德国的伏易特博士应用伏易特姿势反射法也取得了较好疗效。著名的脑性瘫痪治疗专家，英国的鲍巴斯夫妇创立的鲍巴斯训练治疗方法及日本大手前整肢圆的训练防治脑性瘫痪方法，均在小儿脑性瘫痪的物理作业治疗（非药物）方面取得了令人满意的疗效，但仅限于小年龄组。年龄越小治疗效果越好，以6～9个月治疗最佳。过去认为脑性瘫痪是"不治之症"，但近年来各国学者研究结果表明，如果能早期发现、早期诊断、早期治疗，除极严重者外，均可以治愈或正常化。伏易特本人收治的8个月以下的脑性瘫痪患儿207例，治愈199例，治愈率为96.1%。早期治疗之所以如此有效，是因为脑组织在婴儿早期（0～6个月），尤其是在新生儿期，尚未发育成熟，还处于迅速生长发育阶段，而脑损伤也处于初期阶段，异常姿势和运动还未固定化，所以，这一时期的可塑性大，代偿能力高，恢复能力强。在这一时期及时治疗，可得到最佳的治疗效果。多数国外专家认为，由于脑性瘫痪患儿脑的器质性损伤而使其病理性原始反射的存在，严重影响和阻碍了正常运动发育，从而产生了运动障碍和姿势异常，所以训练方法的关键，在于抑制或控制病态的异常运动和姿势，促进正常运动发育。逐步重新建立正常运动模式就是功能训练的有效原理。

近几年来，国内儿科医生在脑性瘫痪的康复方面也做了不少工作，有了较大的进展，除了吸纳国外的治疗方法外，还融入了传统医学疗法，如在头针治疗小儿脑性瘫痪方面取得了肯定的疗效，还有点穴治疗、推拿按摩、中医中药、水针治疗均取得了一定的疗效，显示出祖国医学在治疗小儿脑性瘫痪方面的独特作用。

第二章

小儿正常神经精神发育

•

我知道孩子在一天天长大，医学上称"长大"为"发育"，可我真的不知道发育还这么复杂，包括好多好多内容，还叫什么"神经精神发育"。只好再和书上对一下了，看看我的孩子到底有没有发育落后。

神经反射的发育

表3 反射发育项目及判定标准

项 目	说 明	表 现	标准（月）
拥抱反射	小儿受刺激后两上肢外展屈曲、内收，手指呈扇形展开（拥抱型），两上肢外展伸展落在床上（伸展型）		0～4.7 4.7～6.0
手把握反射	从尺侧刺激小儿手掌引起握持反应（3个月开始消失，6个月完全消失）		0～6
上肢移位	小儿腹卧位可将头转向一侧，并把颜面侧上肢移至嘴边		0～6
吸吮反射	将乳头或手指放入小儿口中，可引起吸吮动作		0～6
觅食反射	触碰小儿嘴边，可引起上下左右寻找乳头的动作		0～6
侧弯反射	刺激小儿背部（脊柱旁2厘米）可引起躯干左右弯曲		0～6
非对称性紧张性颈反射（ATNR）	仰卧位使头转向一侧，可见颜面侧上下肢伸直，后头侧上下肢屈曲		0～4

项　目	说　明	表　现	标准（月）
对称性紧张性颈反射（STNR）	俯卧位使头前屈时上肢屈曲，下肢伸展，头背屈时上肢伸展，下肢屈曲		0～4
紧张性迷路反射（TLR）	使小儿俯卧位，头稍前屈，四肢屈曲，两腿屈于腹下，臀高头低		0～4
眉间反射	轻叩眉间引起瞬目		0～2
张口反射	触碰或捏小儿手掌引起张口动作		0～2
跟骨反射	使下肢屈曲后叩打足跟，引起下肢伸展		0～2
交叉伸展	仰卧位使一侧下肢屈曲、内旋，并向床面压迫，可使对侧下肢伸展		0～2
耻骨上伸展	压迫刺激耻骨联合部位，可引起两下肢紧张伸展		0～2
手掌根反射	使上肢屈曲后叩击手掌根部，可引起该上肢伸展		0～2
磁石反射	以手指触碰足趾球部，可引起下肢伸展		0～2
逃避反射	刺激小儿足底，立即使下肢屈曲缩回		0
阳性支持反射	将小儿抱起，使足底触碰床面或检查者手掌，可引起下肢及躯干伸直		0～2

项　目	说　　明	表　现	标准（月）
自动步行	支撑小儿腋下，使足底着床后，将小儿前倾，可引起自动迈步动作		0~2
跨步反射	立位抱起后一手按住一侧下肢，使另一侧足背触碰床边，可引起迈步		0~2
足把握反射	刺激足趾球部，引起足趾屈曲；刺激足底外缘，使足扇形展开		0~12 0~4
日光反应	放在窗边，小儿可将颜面转向光线方向		1周~3周
视觉定向反射（OR）	出示光亮或玩具，引起瞬目或寻找反应（3个月开始出现，6个月必须出现）		3~终生
听觉定向反射（AR）	发出声响，小儿可瞬目或主动寻找声源		2周~终生
颈立直反射	仰卧位将头向一侧回旋，可见整个身体也一起回旋		0~2
迷路立直	蒙住小儿眼睛，前后左右倾斜，可见头始终保持立直		2~4
视性立直	不蒙眼睛做法同上，反应同上		4~终生
躯干立直	仰卧位使躯干向一侧倾斜，可见小儿主动将头抬起		3~终生
落下伞	头向下由高处接近床面，可见两上肢伸展呈支撑反应		6~终生
坐位前方平衡	两手在前方支撑而坐		6~终生
坐位侧方平衡	坐位向一侧推时，倾斜侧上肢支撑床面		7~终生
坐位后方平衡	坐位向后推，两上肢向后支撑床面		10~终生
立位前方平衡	立位使小儿前倾，主动向前迈步		12~终生

项 目	说 明	表 现	标准（月）
立位侧方平衡	立位使小儿侧倾，主动向侧方迈步		18～终生
立位后方平衡	立位使小儿后倾，主动向后方迈步		24～终生

表4 伏易特姿势反射项目及判定标准

项 目	说 明	标准（月）
拉起反射	头背屈，两下肢静止外展半屈曲	0～3.4
	头颈位于躯干延长线上，两下肢稍向腹部屈曲	2.1～5.1
	躯干进一步屈曲，下颌抵胸，大腿抵腹	4.2～6.4
	躯干屈曲消失，上肢用力主动拉起，两下肢半伸展位，略抬高	6.0～10.3
	以骶椎为支点，下肢伸展不动，主动拉起	8.4～12.0
俯卧位悬垂反射	头、颈、躯干、四肢迟缓屈曲	1.8～6.6 3.6～12.0
	颈椎对称，伸展躯干、四肢稍屈曲，胸、腰椎对称伸展，下肢屈曲（7～8个月）或伸展（9～12个月）	0～2.5
立位悬垂反射	两下肢迟缓屈曲	0～3.9
	两下肢主动向腹部屈曲	3.6～7.6
	两下肢自由伸展	6.4～12.0
科利斯（Collis）水平反射	上肢拥抱反射样，下肢屈曲	0～2.2
	上下肢迟缓屈曲，下肢踢蹬	1.9～5.8
	上肢对床面支撑，下肢屈曲，踢蹬消失	4.0～8.8
	上下肢支撑床面	6.2～12.0
倒位悬垂反射	上肢拥抱反射样，头颈无伸展	0～2.4
	两上肢90°外展，颈椎伸展，骨盆屈曲残存	1.6～4.5
	两上肢135°伸展，胸、腰椎伸展，骨盆屈曲消失	3.0～7.3
	两上肢180°伸展，可支撑桌面，腰骶椎伸展	5.5～7.0
	患儿主动抓检查者	7.9～12.0

大动作的发育

表5　俯伏爬行的发育顺序

年龄（月）	检查项目	表　现	测验方法
1.0	反复抬头至少3秒		许多婴儿出生后会自动轻微抬头，假如婴儿不能抬头，检查者应轻拍婴儿头后或友善地跟他说话
2.0	抬头30°～45°		观察婴儿抬头的角度，若与检查床成30°～45°已足够
3.0	用两肘支撑可抬头50°～90°		婴儿可用前臂的下部支撑自己，通常他的前臂都会放在胸部的前面，平衡状态还没有完整
5.0	可由一边转到另一边		将婴儿放在侧卧位置，脸部背向检查者或母亲，用友善的说话或摇铃鼓励他将面部转向另一侧
5.8	可以翻身（由俯卧至仰卧）		将婴儿放在俯卧位置，用有趣的玩具或者友善的说话来鼓励他翻身到仰卧位置
6.0	用伸展的双臂支持，可抬起头部和胸部至少90°		伸展双手，可长时间支撑颈椎及胸椎伸展，使头部及胸部抬起超过90°
6.1	可以翻身（由仰卧至俯卧）		在发育的这个阶段，很多婴儿都可以自发或者由他人用言语来鼓励他，由仰卧位转到俯卧位置，两边都应该检查

年龄（月）	检查项目	表现	测验方法
6.6	努力地尝试爬行但无实际进展		将婴儿放在俯卧位，并且用一些有吸引力的物件来诱导及鼓励他前进，婴儿一定会努力前进
7.2	放在地板上可向周围转动		将婴儿俯卧放在地上，婴儿可自发地、为了看玩具或者想拿玩具，而以他的腹部为轴心向周围转动
8.2	采取爬行体位		婴儿可以双掌及膝部为支撑，将腹部升高并且维持在一个较高的位置
8.6	向前向后移动		无论是向哪个方向或者是用哪种方法，婴儿确实可在地板上轻微移动
9.7	可用手和膝部爬行，并可用右手左脚或左手右脚交替前进		协调动作，右手左脚或左手右脚可同步前进

表6　爬行年龄

年龄（月）	爬行姿势
12	安定的四爬
11	可用两手、两膝交互动作（四爬）
10	1.用两手和两膝缓慢运动
	2.不协调的四爬
	3.股屈曲、躯干回旋，会从俯卧位坐起

年龄（月）	爬行姿势
9	腹爬
8	7~9月的移行
7	俯卧位，一侧上肢至少可抬高3秒钟（落下伞反射阳性）
6	1.两上肢伸展、手指半张或全张开，以两手掌支持
	2.在平板上，抬高侧下肢外展（平衡反应）
5	两上肢高举，腹部支撑，两下肢反复伸展，类似游泳运动
4	安定的肘支撑
3	1.抬头45°~90°
	2.头至少保持抬高1分钟
	3.用两肘支撑
	4.两股关节呈中度伸展
2	1.头至少抬高45°
	2.头至少保持高位10秒钟
1	头至少抬高3秒钟
新生儿期	1.头由中间位转向侧方
	2.四肢呈完全屈曲姿势
	3.反射性俯爬

表7　坐位的发育顺序

年龄（月）	检查项目	表现	测验方法
1.2	在坐位可保持头直立8秒钟		将婴儿轻轻放在膝上，使他坐好，然后观察婴儿能否支撑他的头部，婴儿可能在没有支撑的情况下保持头部直立几秒钟
3.7	拉他起坐时可抬头		将婴儿仰卧，然后轻拉他的手，使他由仰卧的位置起坐，婴儿会在牵拉的过程中抬头，但他并不能抬起胳膊

年龄（月）	检查项目	表现	测验方法
3.8	可持续保持头部直立		这个阶段的婴儿，头部或背部只需要稍微支撑，就能持续地保持头部直立。可以在婴儿坐在母亲膝盖上的时候观察到上述情况，检查者可再进一步轻轻将婴儿由一边倾向另一边，以观察他是否能维持平衡
5.0	拉他起坐时可抬起头部、肩部或腿部		由仰卧位轻拉婴儿的双手，婴儿可将自己轻微拉起并可抬起头部与肩部，将下肢靠近腹部，但他仍不能将自己拉起到坐位
6.1	可单独坐，但要自己用手支撑		在坐位的时候，婴儿可以单独坐一会儿并可弯腰向前靠，用手支撑着。许多婴儿在单独坐位开始时都会用此方法。当发育继续进行时，婴儿会逐渐减少依靠上肢的帮助
6.1	向前支持反应		在这个阶段，当处于坐位的婴儿被推向前时，他可用双手向前支撑自己
6.6	由仰卧位抬头至少5秒钟		把婴儿放在仰卧位的时候，他能反复自发地抬头，宛如努力起坐的样子。检查者可鼓励婴儿这样做
7.3	没有扶持的情况下独坐至少1分钟		婴儿可坐在地上至少1分钟，或坐在台上而不用手支撑自己，其中双下肢通常会处于屈曲和内收的位置。双手可自由地做其他动作。此项目表示了一个重要发育里程碑
8.0	侧面支持反应		当婴儿在无支撑情况下坐好，检查者轻轻将婴儿推向侧面，婴儿会向侧面伸手以支撑自己

年龄（月）	检查项目	表　现	测验方法
9.0	自行起立		当婴儿躺在婴儿床上，可将玩具放在他够不着的地方，鼓励他起坐，他可以用婴儿床的边做支撑自行起坐
10.0	没有靠着任何东西从坐位慢慢起来		婴儿可以慢慢起坐，他于坐位时常用的体位就是用手和膝部，并转动身体，只用一双手来接触支撑面并且慢慢起坐
11.2	后方支持反应		当婴儿在没有支撑的情况下，检查者把他轻轻向后推，他可以伸开双手向后来支撑自己，并且保持坐位，要特别注意，通过此项目比通过没有支撑下独坐要迟

表8　坐位年龄

年龄（月）	坐位姿势
11～12	伸腿坐稳定
10	1.从仰卧位抓住家具独自坐起
	2.伸腿坐（腰伸直、两下肢迟缓伸展独坐）
9	至少独坐1分钟
8	1.抓住检查者的手从仰卧位主动拉起
	2.后方支撑至少能坐5秒钟
7	1.从仰卧位主动向俯卧位翻身
	2.仰卧位抓两足玩（手足协调）
6	1.拉起时两上肢稍屈曲
	2.坐位时不管躯干哪个方向倾斜，头的稳定好
5	1.拉起时，头在脊柱延长线上抬高
	2.坐位躯干倾斜，头也可保持垂直位
4	拉起时头与承受轻度屈曲的下肢一起抬高

年龄（月）	坐位姿势
3	1.坐位时头至少可保持30秒钟的垂直位
	2.仰卧位水平托起，头也不后垂
2	让坐时，头保持垂直位，至少5秒钟
1	仰卧位头至少可保持中间位10秒钟
新生儿	1.头常转向一侧
	2.两足可交互踢蹬
	3.让坐时，头从前方反复抬起，1秒钟左右一次

表9　直立运动发育顺序

年龄（月）	检查项目	表现	测验方法
6.3	踏步反应，舞蹈动作		双手扶腋下，使婴儿处于站立位置，他可轻微跳动，并交替提起脚部，且常将一脚放于另一脚的脚背，然后位于下方的一脚再提起
8.3	扶持下可双脚站立		婴儿于站立位置时轻扶一侧或两侧腋下，或扶骨盆侧，他可用双脚支撑全身重量
9.2	自行起立，并可扶物继续站立		婴儿可用椅子、围栏或其他方便物件做支撑，自行起立，并可扶着物件继续站立。可用玩具诱导，鼓励完成此动作

年龄（月）	检查项目	表现	测验方法
10.0	可扶床栏或家具横向慢行		婴儿可扶着睡床围栏，并于睡床内沿围栏慢慢移动，或可扶着平稳的物件横向慢慢移步
10.6	牵着会步行		婴儿站立时，可拉着他的手（单手或双手），并可鼓励他行数步。母亲向婴儿伸开双手，他可向母亲行数步
12.9	会自己站立		将婴儿扶稳放于站立位置，然后慢慢移开双手，看婴儿是否能在无扶持或协助的情况下自己站立，并应该维持数秒
13.0	无扶持至少走3步		将幼儿放于站立位置，并远离可供扶持的物体，他可于不扶物的情况下自行迈出头3步。此项目属于重要的发育里程碑
14.6	走得好		幼儿已有信心来回走动，很少跌倒或失去平衡

年龄（月）	检查项目	表现	测验方法
14.7	不扶任何物件弯腰拾物		幼儿可不扶任何物件弯腰拾物，并再站起来（重要平衡技术）
15.4	可退后行		鼓励幼儿退后行走来拉动玩具，若他不愿做此动作，则他可能于其他有关方面表现出其退后行走的能力

表10 步行年龄

年龄（月）	步行姿势
12	1.扶家具慢步走
	2.牵单手走
11	1.抓住家具独自站起
	2.扶走或向侧方交互步行
	3.牵两手走
10	独自抓站
9	扶两手至少可支持体重站立30秒钟
8	7～9月的移行
7	支持躯干在硬的诊察台上跳跃
6	1.两下肢膝关节伸展，股关节稍伸展。至少支撑体重3秒钟
	2.有时全脚着床
5	用足尖支持
4	让足接触床面，可使膝足关节伸展，两下肢的屈位常中断
3	两下肢屈曲接触诊察台
2	移行相：支持反应及反射性自动步行逐渐消失
1	同新生儿
新生儿期	1.阳性支持反射
	2.阳性自动步行反射

精细动作的发育

表11　伸手取物及握持的发育顺序

年龄（月）	检查项目	表　现	测验方法
3.0	看着及玩自己的手指		视线可以集中于双手，两手的手指可以互相触摸。5个月以后，跟自己的手指玩通常是不正常的
3.0	双手主要是打开的		它的定义就是超过一半的检查时间里，婴儿的手都应该是打开的（当他没有握着任何东西时）。在整个测试时间里，应密切观察婴儿的双手
3.5	握持反射消失		当手掌受到刺激或者用手指向尺侧面按压手掌表面，婴儿的手指可以屈曲及紧握测试者的手指，可以自愿地打开。随着年龄的增长，会越来越难跟自愿的握持行为相区别
3.5	可以握环		将环递给婴儿，但不要接触他的手掌，以免引起掌反射，可以用环轻轻触碰婴儿的手，来吸引他的注意，婴儿一定可以很从容地自己握着圆环
4.6	当圆环拿近时，他可以伸手拿圆环握住，并将它送到口边		将圆环拿到距离婴儿双手大约5厘米处，他会伸手去拿并紧握圆环及保留它，而且可将它送到口边
5.0	桡侧手掌握持		婴儿可以用拇指与食指、中指、无名指做部分对掌功能锻炼来握持物件

年龄（月）	检查项目	表 现	测验方法
5.3	伸手拿悬挂着的圆环并紧握		摆动悬挂着的圆环，慢慢移进婴儿视野能触及的范围内，婴儿一定要看着圆环，可伸出一只手或双手拿着圆环并紧握之，能够紧握于短距离内的物件是重要的发育里程碑
5.6	能拿着两块积木至少3秒		当婴儿拿着一块积木时，再递给他另外一块积木，他会接过来而不丢下手上的积木，并且可拿着两块积木
6.2	抓自己的脚和玩自己的脚趾		当婴儿躺着的时候，可用单手或双手去触摸自己的脚，会看着并与自己的脚趾玩耍
7.0	可将玩具由一只手转到另外一只手		当婴儿熟练地使用一个玩具的时候，可以将玩具从一只手转到另外一只手，而不需用口、身体及桌子来帮助转移物件，是重要的发育里程碑
8.0	剪刀样握持		拿物时是用伸展的拇指内收到伸展食指的桡侧面，就好像剪刀的两个锋面一样
9.0	拇指、食指对捏		抓握持小物件时是用拇指、食指的掌面来完成的，即拇指和食指对捏完成
10.1	精巧指尖拈握		可用食指尖和拇指尖精巧地握持小物件，已经有完全的对捏动作。精细指尖握持是大脑皮质的精细动作进化到高级阶段的象征
10.4	用食指指物		婴儿现在可用食指指物

年龄 （月）	检查项目	表　现	测验方法
12.0	自愿释放		婴儿可以不需要任何辅助而放下物件，当被要求时或作为友善的表现时，他能递给你玩具。随着年龄增长，这个释放动作会越来越熟练
14.1	能堆两块积木的塔		在幼儿面前放一些积木，成人示范堆起两块积木，并叫他跟你一起做，幼儿能将一块积木放在另一块积木的顶上，并取得平衡

表12　把握年龄

年龄（月）	反握姿势
11～12	钳子握：用屈曲的食指及拇指指尖捏小物品
10	1.用伸展的食指及拇指捏小物品
	2.多次搭起两块立方体积木
9	故意扔掉物品
7～8	1.两手各抓握一块积木并短时的有意用力保持不扔掉
	2.用伸展的拇指及其他各指抓小圆板，不碰手掌
6	1.有意抓握玩具
	2.手掌握：用全手掌和伸展用拇指握
	3.两手交换玩具
5	伸手触摸玩具
4	1.两手半张开
	2.两手一起玩
	3.把玩具拿到口边（手口协调）
3	把半张开的手伸向出示的红色物品方向

年龄（月）	反握姿势
1~2	移行相：两手频繁半张开
新生儿期	1.两手紧握
	2.明显的手把握反射

视听觉的发育

表13　对听觉刺激的反应

年龄（月）	检查项目	表　现	测验方法
2.3	可用眼睛寻找声音的方向（铃声或会响的玩具）		在婴儿视野范围以外距离婴儿15厘米~20厘米处轻轻摇铃，首先在一侧，然后在另一侧，如果婴儿转眼向声音的方向，表示进展良好
3.3	可用头的活动来寻找声源		在此阶段，婴儿对铃声的反应与上同，并且可用头和眼睛转动来寻找声音的方向
3.5	大声笑		通过这个测试，婴儿一定要会大声发笑，例如：当友善地跟他讲话或者是和他一起玩的时候
4.0	从容地将头转到铃声的方向		大约在4个月的时候，婴儿的听觉成熟过程上会跨进一大步。各组肌肉的协调，使婴儿开始将头转向声音来源，但只能在侧面。婴儿定可从容地马上把头转向声音来源的方向（铃或发声玩具两边都要测试）

年龄（月）	检查项目	表　现	测验方法
4.2	头转向讲话的人		在此阶段，婴儿对于人的讲话很感兴趣，并且可马上好奇地将头转向周围寻找奇怪声音的来源，这反应可很轻易地观察到。尤其在检查开始，当他对检查者声音感到陌生的时候
5.0	专心聆听音叉响声		最好在婴儿背后慢慢接近他，尽量把音叉保持在婴儿视野范围以外，距离耳朵10厘米左右，两边都要测试。用有颜色的盒子来吸引婴儿的注意力，以防他的目光跟随着那些移动的人。为了通过这个测试，婴儿一定要表现出有聆听的征象，有些婴儿可马上听到并且将头转面
6.0	叫他有反应		当测试者轻叫婴儿的名字时，他应该可以转头朝测试者的方向看，这样已经足够通过检查
8.0	专心聆听秒表		检查时可将秒表放在婴儿视野范围以外，距离婴儿5厘米～10厘米处，开始测试，两边都要检查。检查者或母亲可用耳语（听得见的）来诱导婴儿达到一个聆听的情绪，婴儿一定要表现出有聆听的证据，并且至少可以做到将头转向声音来源的其中一边
9.0	会说"妈妈"或其他清楚的单词		通过这个测试，婴儿定要说出至少一个清楚的单词，而这个单词可以恰当地应用并且能符合相应的人和物，这就是说，婴儿说"爸爸"，他一定是用这个词来表示爸爸而不是妈妈

年龄（月）	检查项目	表现	测验方法
12.0	知道自己的名字		测试者自己或者是请妈妈叫婴儿的名字，婴儿对自己的名字有反应。为了进行比较，可用其他的名字来叫他，他可能不会有同样的反应
12.0	说3个清楚的单词		婴儿可清楚地说出含有3个单词的词句，并且能够使周围的人明白他所说的话，而且每个单词都运用适当
15.0	可用至少6个单词		幼儿现在可说出至少6个单词组成的词句，他能清楚、适当、一致地运用

表14　视觉的发育顺序

年龄（月）	视觉的反应
6岁	视深度已充分发育，视力可达1.0
5岁	已可区别各种颜色，视力一般为0.6～0.7
2岁～3岁	可区别垂直线与横线，能注视小物体及画面达50秒
18～24	两眼调节好，视力可达0.5
12～18	看到运动的物体，能明确做出反应，如闪烁的光、活动的球及活动的人脸等；容易注视图形复杂的区域、曲线和同心圆式图案；表现出对某些颜色的偏爱；能注视3米远处的小玩具
5～6	目光可随上下移动的物体垂直方向转动90°，并可改变体位，协调视力；颜色视觉基本功能已接近成人，偏爱红颜色；喜欢照镜子看自己；对复杂图形的觉察和辨认的视觉能力有了很大提高
3～4	已能对近的、远的目标聚焦，眼的视焦调节能力已和成人差不多；喜欢看自己的手，可随物体水平转动180°
2	最佳注视距离是15厘米～25厘米，太近、太远便不能看清楚；对复杂图形的觉察能力和辨认能力约为正常人的1／30；头可跟随移动的物体在水平方向转动90°
新生儿期	可看到距离约20厘米的物体，太近、太远均看不清楚；对人物脸谱感兴趣，能追随移动的物体

语言能力的发育

表15　言语年龄

年龄（月）	言　语
11～12	开始说出有意义的音节
10	正确模仿对话音节的声音
9	清晰发出复音节
8	自言自语
6～7	改变声音的强度和高度，一连说出种种明确的音节
5	连接有节律的音节
4	1.发出摩擦音（如"哒"）
	2.口唇闭塞音（如"木""不"）
	3.愉快的声音
3	1.连接最初的音节
	2."噜噜噜"的连接
2	发喉音："唉""库"
1	"唉""啊"之间的母音与长音连接，如"唉—唉""唉—啊"等
新生儿期	1.一旦感到不快就哭
	2.用力吸吮

表16　言语理解年龄

年龄（月）	言语理解
12	服从简单的命令和要求
11	对禁止的语言有反应，出现中断行为
10	对于询问，可转头去找已知的人和物

认识能力的发育

表17 智力发育项目及判定标准

项 目	说 明	标准（月）
凝视	在小儿眼前20厘米处出示光亮或玩具，可引起注意	0.9~1.6
追视90°	出示吊环，小儿可从一侧跟至中央或左右跟随45°	1.7~2.7
追视180°	追视可从一侧跟至另一侧	3.2~4.4
灵活追视	上下左右均可追视	4.1~5.4
哭	表情及言语的最初阶段	0.4~1.7
微笑	指自然的、无声的、无意义的笑	1.0~2.3
表情灵敏	对周围多加注意，反应敏捷	1.6~2.6
大声笑	指逗笑，笑出声，有意义的笑	3.6~5.3
注意声音和人脸	小儿对母亲的声音和人脸能引起注意（哺乳停止或动作减少）	0.7~1.0
叫名有反应	母亲叫小儿名字能引起反应	1.7~3.1
认母	母亲一出现，小儿有愉快的表情	3.1~4.1
认生人	生人出现，小儿不愉快或哭闹	5.9~6.9
与人再见	听到再见，会向人摆手	9.6~10.6
语言表情结合	指小儿懂亲、怒、禁止等表情	8.6~10.5
会逗人	可做一些逗人喜欢的小动作	12.0~13.1
表示要求	小儿可通过语言或手势表达自己的需要	1.5~14.2
执行命令	可按命令完成一些动作或任务	13.0~18.0
二人同玩	与同龄人一起玩游戏	18.0~36
不再缠住妈妈	可离开母亲独自游戏或外出	36~60
视物想抓	出示玩具引起注意想伸手抓	4.1~5.5
照镜子笑	出示小镜看到自己的形象而发笑	5.3~6.9
分辨玩具	可按命令指出相应的玩具	8.5~9.6

项　目	说　明	标准（月）
用杯喝水	指小儿可自己拿杯喝水	10.4～11.8
认识局部身体	可辨认眼、耳、头、手等身体部分	9.6～11.9
叠方木	指用手搭积木：搭2块 搭4块 搭8块	12.0～18.0 18.0～24 24～40
可乱画	小儿可拿笔在纸上乱画	13.0～18.0
画曲线	可画曲线	24～30
画圆	可画圆	24～36
画十字	可画十字	36～48
画四角形	可画四角形	48～60
画三角形	可画三角形	60以后
会脱外衣	指自己脱外衣	13.5～18.0
会洗手	自己洗手	18.0～36
会穿衣	自己穿衣服	36～60
大声叫	指小儿无意义地大声喊叫	4.5～6.1
发"爸""妈"单音	无意义地叫"爸""妈"	7.0～9.0
发"哒哒"复音	无意义地发出"哒哒"等复音	8.1～9.9
学话	可模仿、学习发音及说话	10.2～13.5
可说3个字的话	如"我吃饭""上街去"等	13.5～24
说出姓名	可说出自己的名字	24～36
同小儿对话	指同小儿在一起说话	36～51
说反义词	问上答下及高低、黑白等	51～60
数的概念	指理解数的含义：理解3 理解5	38～56 60
蒙脸试验	将手帕蒙在脸上表示不快	0.7～1.3
	两手慢抓	4.3～6.6
	单手抓	6.9～9.1

姿势的发育

表18　姿势发育项目及判定标准

项　目	说　明	标准（月）
俯腹卧位瞬间抬头	头可瞬间抬起或左右变换位置	0.7～2.0
臀比头高	两腿屈于腹下形成臀高头低的特殊姿势，也称紧张性迷路反射姿势	新生儿期
抬头45°	头颈延长线与床面成45°角	2.5～3.5
臀头同高	紧张性迷路反射消失，两下肢伸展，臀头与床同高	2.5～3.5
抬头45°～90°	大于45°，小于90°	3.2～7.0
两肘支撑	以肘为支点支撑抬头，使胸离床	4.0～6.0
抬头90°	头颈延长线与床面垂直	6.0～8.2
身体回旋	指俯卧位原地左右移动	6.0～7.0
腹爬	以两手和腹为支点的爬行	7.9～8.8
四爬	以两手和两膝为支点的爬行	8.9～9.8
高爬	以两手和两足为支点的爬行	10.2～12.2
两手支撑	以两手为支点的支撑抬头，使胸腹离床爬行	8.0～9.0
仰卧位头向一侧	指头向一侧倾斜	1.1～3.2
头正中	头可保持中间位	1.9～3.1
非对称性紧张性颈反射姿势	头向一侧倾斜时颜面侧上下肢伸展，后头侧上下肢屈曲	0～2.0
手入口	小儿可把手放入口中	2.0～3.0
四肢对称屈曲	四肢均持续保持对称屈曲位	1.0～5.3
四肢伸展	四肢经常保持自由伸展位	5.8～7.1
手口眼协调	仰卧位以手抓足入口	5.0～6.0
翻身	由仰卧位变为俯卧位	6.0～7.0
手紧握	两手持续握拳	新生儿期

项　目	说　明	标准（月）
手半张开	手半握半张	1.5~2.5
尺侧握	抓握的最初阶段，以小指侧抓握	2.5~3.5
能伸手抓	出示玩具，可主动伸手抓握	4.0~5.0
全手握	大把抓	5.5~6.5
桡侧握	抓握的成熟阶段，以拇指侧抓握	7.0~8.5
捏	拇指、食指对指功能	8.5~9.5
打开瓶盖	以手指把瓶盖打开	9.5~11.0
潦草地写	用笔在纸上乱画	11.0~12.5
抛球	上肢向后，经头上将球抛出	15.0~24
坐位全前倾	躯干极度前倾，前额着床	0.6~2.7
坐位半前倾	躯干前倾，前额不着床	1.5~3.3
扶腰坐	扶持腰部，可保持坐位	3.3~5.5
拱背坐	独坐开始阶段，两手在前方支撑而坐	4.6~6.5
直腰坐	躯干与床面垂直	6.0~9.0
扭身坐	坐位时可左右回旋	7.9~10.3
自由玩	坐位自由阶段	10.3~12.0
阳性支持反应	立位两下肢反射性伸直	0~2.0
不支持	立位不能支持体重	2.0~3.4
短暂支持	可片刻支持体重	2.0~3.8
支持	可支持体重	3.7~5.8
足尖支持	立位时以足尖支持体重	4.2~6.0
立位跳	一让站立便主动跳跃	4.7~7.0
扶站	需扶持方可站立	6.5~8.7
抓站	小儿主动抓物站立	7.9~10.8
独站	不用扶持及抓物，自己站立	10.0~11.5
牵手走	牵两手或一手，可迈步走	10.6~12.3
独走	不需扶持，可迈步走	12.2~13.7
踢球	会用脚踢球	16.0~18.0

项　目	说　明	标准（月）
跑	自己跑	18.0～30
跳远	指立定跳远	18.0～30
单腿站		30～42
单腿跳		42～56
跳绳		56～60

第三章

脑性瘫痪的诊断与鉴别诊断

●

　　医生说脑性瘫痪是个很复杂的病，有好多种类，还说
要与其他一些疾病鉴别一下，也不知是真的还是假的，还
是自己学习一下吧。

脑性瘫痪早期诊断的概念

早期及超早期诊断脑性瘫痪有助于减轻或防止神经后遗症，对于提高人口未来素质有着重要的意义。

脑性瘫痪早期诊断一般是指出生后0～6个月或0～9个月间的脑性瘫痪的诊断，其中0～3个月间的诊断又称超早期诊断。超早期诊断一般以中枢性协调障碍（ZKS）表示，当不能明确为哪一种类型脑性瘫痪或不能判定是不是脑性瘫痪时，只要有姿势反应性异常，可诊断为中枢性协调障碍。但在临床中单纯运动障碍和姿势异常者并不多见，只占20%左右。多数同时伴有智力低下、癫痫等，因此脑性瘫痪的早期诊断实际上是脑损伤儿的早期诊断，确切一点说是具有脑性瘫痪要素的脑损伤儿的早期诊断。以后究竟会发生脑性瘫痪，还是智力低下，还是脑性瘫痪加智力低下，在脑性瘫痪的早期是难以区分的，从早期治疗的角度，有统一诊断为脑损伤儿的必要。脑损伤儿又可分为智力低下的脑损伤儿和脑性瘫痪的脑损伤儿（即中枢性协调障碍）。如详细检查，认真分析，还是可以区别的，前者是以肌张力低、反应迟钝为主，后者是以伸张反射亢进、姿势反应性异常为主。对有危险因素的高危婴儿，要及时全面检查，以便做到早期发现、早期诊断，及早矫治是非常重要的。

脑性瘫痪的早期临床表现

脑性瘫痪患儿很早就会有一些异常表现，这些表现往往提醒家长要及早带患儿就诊，及早干预，以避免不良后果的发生。

1.新生儿期

哺乳困难：小儿出生后不会吸吮、吸吮无力或拒乳，或边吃边哭，或易呛奶，或表现为吸吮后疲劳无力，因而小儿多发生营养不良，体重不增加或增加缓慢。

哭声微弱：小儿出生后十分安静，哭声微弱或无原因的持续哭闹。

自发运动少：小儿出生后不动，呈无力状态。

肌张力低下：全身松软，肌肉松弛。

肌张力增强：小儿全身发硬，肌张力增高，好打挺，经常从襁褓中蹿出去，头背屈呈非对称性，有时头偏向一侧，双下肢硬直伸展。

新生儿痉挛：小儿易受惊，易抽搐、尖叫或呈烦躁不安状态。

原始反射减弱或增强：如拥抱反射，非对称性紧张性颈反射。

上肢内收、内旋，手握拳。

2.1～3个月婴儿

拇指内收、手紧握拳，或上肢内收、内旋。

不注意看人，不凝视。

头不稳定，颈不能竖直，头左右摇动。

俯卧位不能抬头。抬头动作标志抗重力肌的发育情况，正常时2～3个月可抬头45°～90°。

肌张力低下或肌张力过高，表现全身僵硬，躯干僵硬向后屈或全身发软，呈非对称性姿势。

3.4～5个月婴儿

不追视，不注意看人，眼睛不灵活。

表情呆板不自然，逗其玩时无反应。

不会翻身，俯卧位抬头小于90°。

身体逐渐变得僵硬，有轻度角弓反张或下肢交叉。

坐位呈前倾或后倾。

手不灵活，不伸手抓物或只用一只手抓物。

4.6～7个月婴儿

见不到手、口、眼协调姿势。

手抓物很快松开。

姿势呈非对称性。

头背屈，肩后伸，下肢有交叉表现。

肌张力增高，上肢有时内旋，手呈握拳状。

原始反射残存。

早期诊断的依据

1.妊娠、围产期的高危因素

除上述部分外，要特别注意在新生儿期有无呼吸暂停、惊厥发作、肌张力低下，是否缺乏拥抱反射或缺乏手、足抓握反射，若肯定，应视为重症障碍。

2.运动发育迟滞和异常

一般6个月是发现运动发育迟滞和异常的关键月，在体格检查时有异常运动：明显的左右两侧运动不对称，颈、躯干或四肢存在左右差异。非对称性紧张性颈反射肢位，颜面侧的上肢常取伸展位。俯卧位可以向仰卧位翻身，不能从仰卧位转向侧卧位。俯卧位抬头时，头不能保持在中央位。仰卧位双上肢不能拿到前正中方向。母亲抱着时手也不能伸展开；做蒙脸试验时手不能抓下蒙脸物品；玩具在30厘米高处时，不伸臂去抓取。下肢除了屈曲、伸展外不做其他运动；向坐位拉起时头仍后倾，不能以坐骨结节为支点，髋关节伸展不充分，骨盆后倾。坐位时，明显胸腰部脊柱后凸，不愿伸腿坐。立位时髋关节有内收、内旋和足外翻、尖足倾向。做不到手—手、手—足、口—足的协调动作。

3.姿势反射异常

除伏易特姿势反射外，可见新生儿期的原始反射残留，姿势反射为显示脑的发育阶段功能成熟度的一个侧面。

4.肌张力异常和病态姿势

4～5个月脑性瘫痪患儿可以看到病态姿势，如肌肉的异常收缩状态，表现为肌肉的过紧张、低紧张、动摇性，以及肌肉收缩不协调。如俯卧位时头不能抬，臂外展运动受限，下肢为伸展、外展、外旋受限的异常姿势。拥抱反射呈阴性时怀疑脑损伤；紧张性迷路反射可使舌突出而影响哺乳。非对称性紧张性颈反射的残留可致颜面侧屈肌减弱。后头侧屈肌紧张增强。侧弯反射阳性时说明躯干向左右侧不稳定，放置反应存在左右差别，并且超过3月龄仍呈阴性时要注意。

5.脑干诱发电位异常

诱发电位通常是指利用计算机将神经系统对感觉性刺激所产生的瞬间电反应进行平均处理，了解感觉传导通路完整性及其邻近区域的相关损害。由于刺激的感受器不同而分为脑干听觉诱发电位、视觉诱发电位和体感觉诱发电位。这些检查可选择性地观察特异性传入神经通路的功能状态。

6.脑干听觉诱发电位（BAEP）检查

有报道显示，脑瘫患儿约有2/3存在周围或中枢听路损害（尤其是前者），提示其病变主要涉及耳蜗和听神经远端纤维，极少数属单纯中枢性。由于脑瘫患儿主要表现对高音频听力丧失，不同程度保留一般讲话中低频音响反应，致使一些家长误认为患儿没有听力异常，而延误诊治。BAEP正是在高音频为主的短声刺激下诱发一系列反应波，因而能相当敏感地发现脑瘫患儿听觉神经通路中的损害，是超早期脑瘫诊断的重要标准之一，对尽早开展矫治具有重要意义，是头颅CT无法替代的检查。BAEP检查是反映由声音刺激引起的神经冲动在脑干听觉通路上传导功能的一项检查。有文献报道，脑瘫患儿脑干听觉诱发电位异常率为31.6%。

7.脑干听觉诱发电位的诊断意义

一般认为I波源于听神经，II波源于耳蜗核，III波源于上橄榄复合体，IV波源于外侧丘系核，V波源于中脑下丘，而VI波、VII波则分别代表着内侧膝状体及听放射的电位。因此上述这些部位的异常就可表现出听觉诱发电位的变化。

8.视觉诱发电位检查

视觉诱发电位检查可应用于脑性瘫痪儿、视网膜病、前视路病变、视交叉部病变的鉴别，特别提示视神经萎缩是超早期脑瘫诊断的重要参考指标。

9.体感诱发电位（SEP）检查

感觉通路和运动传导通路分别属于传入神经和传出神经，无论在中枢部位或在外周神经，两种神经传导束走行都很接近。运动传导通路的损害可能影响感觉传导通路的完整性。另外，正常运动功能产生与感觉传导功能，尤其与深感觉密切相关。因此，脑瘫患者虽然以四肢的运动与姿势异常为特点，SEP检查仍可对脑瘫的早期诊断有重要的临床价值。

临床所做的SEP检查一般是检测上肢正中神经的体感诱发电位。浙江残疾儿童康复中心的陈星所选取的SEP异常标准为：各波绝对潜伏期异常；某一波成分的消失或波幅较对侧低50%以上。天津市儿童医院的孔洁等确立SEP的异常判断标准为：以对照组为依据，凡PL及IPL大于对照组均值加上2.5个标准差者为延迟；N20波形缺失、分化不清或波幅峰值低于正常50%为异常。陈星对52例脑瘫患儿做了BAEP及SEP检查，前者的异常率为76%，后者的异常率为90%，后者明显高于前者。SEP主要反映了大脑皮层电位，对于病变累及大脑皮层后而出现各种电生理变化能够灵敏、准确地反映出来。并且，在实验中还发现脑瘫患者症状严重程度与各项检查的结果不成正比，与临床分型也无直接关系。结合临床康复治疗，发现凡是N20-P25潜伏期延长，或N20、P25、N35、P45等波形缺失或波幅过低，患儿的康复效果较差。

脑性瘫痪的临床表现

脑性瘫痪的临床表现多种多样，由于类型、受损部位的不同而表现各异。若同时存在两种类型，则表现更为复杂。即使单一类型，在不同年龄阶段，表现也不一样。虽然临床表现错综复杂，但脑性瘫痪患儿一般都有以下4种表现。

1.运动发育落后，主动运动减少

运动发育落后表现在粗大运动和精细运动两方面。判断运动发育是否落后的指标很多，每个动作在不同年龄表现又不一样，但一些主要指标在临床应用时应熟练掌握。正常小儿3个月时能抬头；4~5个月时能主动伸手触物，两手能在胸前相握，安静时能在眼前玩弄双手；6～7个月时会独自坐在较硬的床面不跌倒；8～10个月时会爬，爬时双上肢或下肢交替向前移动；1岁时能独自站立；1～1.5岁时能行走。脑性瘫痪患儿在上述年龄阶段一般都不能达到正常小儿水平。

脑性瘫痪患儿在新生儿时期常表现为动作减少，吸吮能力及觅食反应均差。正常3个月小儿仰卧位时常有踢腿、蹬踏样动作，而且为交替的踢蹬。脑性瘫痪患儿踢蹬动作明显减少，而且很少出现交替动作。正常4～5个月的小儿上肢活动很灵活，脑性瘫痪患儿上肢活动较少。

2.肌张力异常

肌张力是安静状态下肌肉的紧张度，通过被动地屈曲、伸直、旋前、旋后肢体，了解其肌张力。可握住婴儿的前臂摇晃手，根据手的活动范围了解上肢肌张力。测下肢肌张力可握住小腿摇摆其足，根据足活动的范围判断其张力，张力低时，摇晃手足时手足甩动的范围大；张力高时，活动范围小。

还可根据关节活动范围大小来判断，被动运动关节若活动范围大，说明肌张力低；关节活动范围小、活动受限，说明肌张力高。了解上肢肩关节活动范围可检查"围巾征"，观察肘关节与躯干正中线的关系，了解下肢肌张力可检查外展角、腘窝角、足跟触耳试验及足背屈角。

检查肌张力时还可以通过"牵拉试验"来了解，此项检查容易掌握。握住小儿双手，将其从仰卧位拉成坐位，观察头后垂的情况可了解颈背部肌肉张力。

肌张力的发育过程表现为新生儿时期屈肌张力增高，随着月龄增长，肌张力逐渐减低转为正常。所以一些不太严重的痉挛性脑性瘫痪，在6个月以内肌张力增高并不明显，有时造成诊断困难。但一些严重的痉挛型脑性瘫痪患儿仍可在6个月以内表现出肌张力异常增高。

痉挛性脑性瘫痪肌张力增高表现为"折刀式"，但需注意在检查时如反复连续多次屈伸肢体，则"折刀"的感觉逐渐不太明显。手足徐动型在1岁以内往往无肌张力增高，随着年龄的增加而表现出来。共济失调型肌张力不增高，肌张力低下型则表现为肌张力低下，关节活动范围增加，但腱反射活跃或亢进。检查肌张力时要注意，一些年龄较大、病程较长的患儿，由于关节挛缩，以致关节活动受限，不要误认为是肌张力增高。

3.姿势发育异常

脑性瘫痪患儿异常姿势有多种多样，与肌张力异常及原始延迟消失有关。

（1）俯卧位。婴儿时期（3～4个月以后）表现为俯卧位时屈肌张力明显增高，四肢屈曲，臀部高于头部或不能抬头，双上肢不能支撑躯干，肩部着床，臀部高举，或上肢内旋、屈曲，两手握拳，下肢伸直，内收内旋，足尖朝内。

（2）仰卧位。头后仰，下肢伸直，有时呈角弓反张姿势。由于不对称紧张性颈反射持续时间延长（正常小儿4～5个月时消失），表现为头转向一侧时，枕部的一侧上肢及下肢呈屈曲状，面部一侧上下肢伸直，有时呈拥抱反射状姿势，有时呈双下肢伸直。四肢肌张力低下，仰卧位时腕、肘、肩、髋、膝、踝等均可同时平置于床面，呈青蛙仰卧状。

（3）由仰卧位牵拉成坐位。小儿仰卧位，检查者握住小儿双手，缓缓从仰卧位拉成坐位，观察在牵拉过程中姿势的变化。正常小儿4～5个月时头即不再明显后垂，两上肢能主动屈曲。3～4个月以后的脑性瘫痪患儿可表现为躯干能拉起，但头后垂；一侧下肢伸直，足跖屈，双下肢均伸直伴足跖屈。

（4）直立位。正常3～4个月的小儿当扶其腋下呈直立悬空位时，表现为双下肢屈曲，6个月扶成直立位时，下肢能支持体重。脑性瘫痪患儿直立悬空位时往往两下肢内旋、伸直、足尖下垂，两下肢由于内收肌张力增高表现为两腿交叉呈剪刀状。脑性瘫痪患儿直立位时，头、脊柱、足跟往往不能保持在一条垂直线上，髋腰部侧弯；或表现为两大腿内旋，膝半屈，下肢呈"X"形，足尖着地。

4.反射发育异常

痉挛型脑性瘫痪患儿深反射（膝反射、肱二头肌反射、跟腱反射等）活跃或亢进，有时还可引出踝阵挛。脑性瘫痪患儿神经反射常表现为原始反射延缓消失、保护性反射减弱或延缓出现。

（1）**拥抱反射**。即莫罗反射（moro reflex），正常小儿出生后即出现，6个月时消失，如出生后3个月内不出现或6个月后仍不消失均属异常，痉挛型脑性瘫痪患儿此反射活跃，但若肌张力极度增高时，此反射也可能引不出。

（2）**交叉伸展反射**。小儿仰卧位，按住一侧膝部使下肢伸直，并刺激此侧足底，出现另侧下肢先屈曲后伸展的动作。此反射，出生后即出现，正常情况下1个月后消失。若2个月后仍存在，支持脑性瘫痪诊断。

（3）**非对称性紧张性颈反射**。正常情况下出生后1个月以内明显，4～5个月时消失。脑性瘫痪患儿持续时间明显延长，此反射的存在阻碍了患儿翻身动作的发育。例如当患儿向右翻身时，头转向右侧，但随之右臂外展伸直，以致不能向右翻身。

（4）**握持反射**。正常情况下2～3个月逐渐消失，痉挛型脑性瘫痪患儿持续时间延长，手经常呈握拳状。

脑性瘫痪的诊断

1.有围产期脑损伤的高危因素

如新生儿窒息，高胆红素血症，低体重儿，早产儿，多胎，新生儿呼吸困难，惊厥等。

2.运动发育迟缓

脑性瘫痪存在程度不等的运动障碍，所以可有运动发育迟缓。轻者大运动发育尚可，但有精细运动发育障碍者需要注意。

3.姿势发育异常与运动模式异常

有经验的医生，仅就小儿抱起或卧床的姿势即可判断有无异常。姿势分静止时与活动时两种。静止时姿势异常如紧张性颈反射姿势、四肢强直姿势、角弓反张姿势、偏瘫姿势等。活动时姿势异常在肌张力低下型、共济失调型与痉挛型最为常见，如舞蹈样手足徐动及扭转痉挛、痉挛性偏瘫步态、痉挛性截瘫步态、小脑共济失调步态等。

4.姿势反射发育异常

在生长发育过程中的小儿如果出现反射异常，及伏易特姿势反射异常，对脑性瘫痪的诊断十分重要。

伏易特博士认为，脑性瘫痪的本质是原始反射残存及中枢性协调障碍所引起的，正常反射途径被阻断，而异常反射途径被固定下来的姿势和运动异常。

反射异常包括两部分内容，一是某月龄该消失的反射继续存在，二是反射异常。重度脑性瘫痪患儿的原始反射如紧张性颈反射、紧张性迷路反射、握持反射多在3～6个月还持续存在。

5.肌张力异常

脑性瘫痪患儿所见到的肌张力异常有肌张力低下、肌张力亢进、肌强直及肌张力不协调。肌张力低下时肌肉松弛无力，易受重力影响而下垂，被动活动时没有抵抗的感觉。主要见于周围神经损伤、小脑损伤及肌肉系统疾病。肌张力亢进时肌肉发紧发硬，被动活动时有折刀样或齿轮样抵抗感觉，前者主要见于锥体束损伤，后者主要见于锥体外系损伤。肌张力亢进可导致明显的姿势异常，往往是脑性瘫痪的典型表现，如交叉腿，即两下肢内收肌肌张力亢进所致。肌强直是肌张力明显亢进并持续存在，类似抽搐，往往是重症脑性瘫痪的表现。肌张力不协调指伸肌屈肌张力不平衡，往往造成手足徐动。

头颅影像学检查在脑瘫诊断中的价值

1.脑瘫患儿头部CT扫描检查

头部CT扫描又称颅脑CT，就是用X线围绕头部进行断层扫描，将颅内不同结构的X线吸收值通过检测器记录下来，输入计算机处理后，转变成图像显示出来。这样，颅骨、脑、脑室及病变组织就以黑、白、灰等深浅不同的灰阶和形态区分开来。CT的图像质量好、密度分辨率高，解剖关系明确，病变的检出率和诊断准确率也随之增高。曾有专家对137例脑瘫患儿进行颅脑CT检查，异常率为63.5%。磁共振（MRI）显示脑瘫病灶的敏感性为95%，对神经系统的肿瘤、外伤、感染及脑血管病变都具有十分重要的诊断价值，而且具有快速、安全、无痛苦的优点，现已广泛应用于临床。CT和MRI均可为脑瘫患儿提供客观的颅脑形态学改变证据，且MRI分辨率高于CT，对病灶显示有更好的价值，有助于脑瘫的早期诊断和治疗。脑性瘫痪的诊断主要依靠病史及体格检查、CT及MRI等。CT及MRI能了解颅脑结构有无异常，对探讨脑性瘫痪的病因及判断预后可能有所帮助，但不能据此肯定或否定诊断。

2.磁共振功能成像在小儿脑瘫诊断中的应用

广义的磁共振功能成像包括弥散、灌注、磁共振波谱分析（MRS）及皮层激发。这些检查方法已成功地应用于儿童神经系统的检查及处理，对患者早期诊断起着很大作用。

（1）小儿脑髓鞘化发育。小儿脑髓鞘化发育是脑成熟的重要标志，其进程从出生5个月开始持续到6岁，有规则、有序地进行，即从背侧到腹侧，从中央到外围，从尾部到头部。但常规MRI观察髓鞘化进程无论是T1WI还是T2WI，都是通过髓鞘化进程中脑化学物质和水含量的变化从信号上推测。这样观察髓鞘化进程只能限于2岁以内，2岁以后髓鞘化的情况就不能分辨。运用磁共振弥散张量成像（DTI）技术，检查脑性瘫痪儿童锥体束的扩散特征，方法采用Functool2和DTIStudio软件处理原始图像，采用脑白质纤维束示踪法显示三维锥体束，分别在大脑脚、内囊及放射冠层面测量患儿锥体束的平行于锥体束方向的扩散率、垂直于锥体束方向的平均扩散率、扩散系数，对患儿锥体束在大脑脑白质的发育有重要临床意义，可对脑瘫患儿运动功能障碍做出客观评价。磁共振弥散张量成像（DTI）及白质纤维束成像（FT）在评价缺氧缺血性脑损伤后脑内主要白质纤维束变化方面有较高的应用价值。弥散张量成像能提示纤维束的髓鞘化进程的延迟，可反映儿童发育中脑白质微观结构的改变，在对脑室旁白质软化症（PVL）患儿的随访观察中具有较大的潜力。

MRS能敏感地反映小儿脑发育的代谢变化，观察脑不同部位代谢产物浓度的变化，发现尚未出现形态学异常的早期改变，测定出神经元轴突丧失或损害最大的部位。

（2）脑室旁白质软化症（PVL）。这是早产儿、新生儿缺氧缺血脑病的常见并发症，是引起脑瘫的重要原因之一。PVL神经系统表现运动功能障碍，如双侧肢体瘫或四肢瘫，一般认为与下行的皮质脊髓束及锥体束损伤有关。由于MRI对于白质纤维束的分辨率较低，许多临床症状的出现影像上不能得到合理的解释，磁共振弥散张量成像（DTI）及白质纤维束成像（FT）可完整地显示神经纤维束的分布与走行。

（3）儿童脑白质疾病。磁共振FA图包含纤维结构的完整性信息，因而可以通过发现FA图的改变预计儿童脑白质疾病患者的功能异常，这是目前任何其他活体检查技术都不能替代的。儿童脑白质疾病患者脑白质纤维的弥散特征中，最显著的变化是白质损伤区FA值减低。儿童脑白质疾病患者脑白质纤维束FA值的减低可能与受累白质纤维走行范围内髓鞘化不完全、轴突生长障碍以及轴突数量减少等因素有关。在有运动功能障碍的儿童脑白质疾病患儿中接收来自下行CST纤维的内囊后肢FA值明显减低，可提示运动功能障碍与下行CST损伤有关。儿童脑白质疾病经常继发胼胝体萎缩，DTI彩色图可明确显示胼胝体受累的程度。

（4）颞叶癫痫。海马硬化是其主要的改变，神经元萎缩、细胞外间隙增宽及正常组织结构消失等病理改变均会导致短暂或持久的分子运动变化。在儿童海马硬化时，患侧海马ADC值明显高于对侧，反映海马结构水分子弥散运动增强，对手术前定位有意义。

3.脑瘫患儿脑功能成像

功能性磁共振成像（fMRI）是脑功能成像的检查方法，利用18FDG-PET和fMRI-BOLD脑功能成像方法，获取脑瘫患者大脑葡萄糖代谢和脑血流变化的有关数据，利用统计参数图（SPM）和感兴趣区图像分析方法（ROI），获得脑功能变化的可视性分析依据，可了解脑葡萄糖代谢和脑血流中枢神经功能变化。正电子发射计算机断层成像（PET）能在无损伤情况下整体测量脑的活动，实现三维空间成像，但目前其空间分辨率和时间分辨率还较低，对皮层活动的空间定位能力较差。用正电子发射计算机断层成像（PET）和单光子发射计算机断层成像（SPECT）虽然可以从脑的耗氧量和新陈代谢角度间接判定脑功能状态，但由于PET和SPECT在时间分辨率上的有限性，都无法直接测定脑的瞬时功能状态变化。脑磁图（MEG）则能直接反映神经细胞的活动状态，实时观察脑内信息处理的动态过程，为了解脑功能的瞬时反应提供医学影像信息。

4.脑磁图在儿童神经研究与临床中的应用

脑磁图（MEG）检测是用一种临床诊断仪器无创伤性测定脑电活动的方法，其测定的是神经元兴奋时产生的电流所伴随的磁场变化。人脑神经细胞内、外带电离子迁移能产生微弱的电流，这些电流可产生微弱的磁场。MEG检测对人体是完全无接触、无侵袭、无损伤性的，因此对病人来说，可在无危险的情况下进行重复多次测量。随着设计制作技术及数据解析技术的不断进步，MEG已成为用于神经科学研究及诊治神经系统疾病的一项重要工具。随着全头形脑磁图测量系统数量的增加和在临床应用中的普及，MEG在各方面的应用也将迅速增加，充分利用其认识脑功能和神经系统疾病的应用研究是今后此方向研究的主要课题，在脑功能影像诊断方面受到高度重视。MEG和MRI的结合使用，可观测神经解剖和功能的动态反应。

脑性瘫痪的鉴别诊断

临床上，很多疾病与脑性瘫痪症状有相似之处。例如：进行性肌营养不良、小儿麻痹症、先天性肌弛缓、进行性脊肌萎缩症、运动发育迟缓、佝偻病、狭颅症、脑积水、脑畸形、脑瘤、先天性髋关节脱位等，但是它们在本质上是不同的。它们的鉴别要点如下：

1.进行性肌营养不良症

指肌肉处于一种逐年逐月变得无力的状况。这种患儿占瘫痪儿童的2.86%左右，大多由遗传因素造成，常常在3~5岁时出现早期症状，动作显得笨拙、迟缓，或由于脚无法放平而开始踮着脚走路，易摔跤。随后几年内，病情逐渐恶化，出现肌肉无力，最终变得无法行走，亦会出现关节的挛缩或畸形等。在体检时，腱反射不易引出，没有病理性反射。常见的早期表现为：患儿从地上爬起时，常需用手撑在大腿上才能站起。

2.小儿麻痹症

主要是由于病毒感染所致，发病年龄主要在8～24个月，发生瘫痪的肢体多见于下肢，其膝腱反射或其他腱反射皆减弱或消失。此种瘫痪表现为弛缓型。另外，此症一般不影响患儿的智力、思维、感觉系统，亦不会加重。

3.先天性肌弛缓

患儿生后即有明显的肌张力低下、肌无力、深反射减弱或消失。平时常易并发呼吸道感染。本病有时误诊为肌张力低下型脑性瘫痪，但后者腱反射一般能引出。

4.进行性脊肌萎缩症

婴儿型脊肌萎缩症，于婴儿期起病，肌无力呈进行性加重，肌肉萎缩明显，腱反射减退或消失，常因呼吸肌功能不全而反复发生呼吸道感染。肌肉活检可助确诊。

5.脑发育畸形

脑容易发生种种畸形，也可和颜面、脏器等畸形同时发生。其中，狭颅症患儿的头颅比同龄儿小，大脑亦相应小，表现为重症智力低下和痉挛型四肢瘫，并常常并发癫痫。脑畸形通常以智能低下为主，时而并发脑性瘫痪，通过CT可以确诊。

6.GM₁神经节苷脂病

本病分3型，Ⅰ型（婴儿型）属全身性GM₁沉积病，出生后即有肌张力低下、吸吮无力，运动发育落后，晚期肌张力增高，呈去大脑强直状态，有时可能与脑性瘫痪相混。但本病病情进展迅速，且有特殊外貌，表现为前额突出、鼻梁凹陷、耳位低、舌大、人中长、面部多毛，病儿发育迟缓，不能注视，有眼震，听觉过敏，惊吓反射明显。早期就出现严重惊厥，约1/2病儿在视网膜黄斑部有樱桃红点。6个月以后出现肝脾肿大，脊柱后弯，关节挛缩。晚期呈去大脑强直状态，对外界反应消失，多在2岁以内死亡。

GM₁神经节苷脂病Ⅱ型只侵犯神经系统，可有运动发育落后，走路不稳，腱反射亢进，有时需与脑性瘫痪鉴别。但本病在婴儿期起病，病前发育正常，此点与脑性瘫痪的病程明显不同。本病常表现听觉过敏，惊吓反射增强，多有智力低下及惊厥，但本型无特殊容貌，肝脾不肿大，眼视网膜黄斑部无樱桃红点。

7.异染性脑白质营养不良

此病又称硫脂沉积病，是脑白质营养不良中常见的一种类型。主要病变是中枢神经系统广泛脱髓鞘，脑白质受累严重，临床按起病年龄分为3型，其中起病于1～2岁的晚婴型需与脑性瘫痪鉴别。此型起病后逐渐出现肌张力低下，腱反射减弱，智力逐渐倒退，反应迟钝，语言消失，随病情进展逐渐出现肌张力增高，腱反射亢进，巴氏征阳性，多伴有视神经萎缩及惊厥。终末期表现为去大脑强直状态，痴呆逐渐加重，多于学龄前期死亡。本病与脑性瘫痪鉴别要点是在1～2岁发病前运动发育正常，而且病情呈进行性加重。实验室检查：肌电图可见神经传导速度减慢，脑干诱发电位异常，脑脊液常有蛋白质升高，脑电图晚期可有痫样放电。白细胞或皮肤成纤维细胞中芳香硫脂酶，A活性明显降低是本病的特异性诊断指标。

8.先天性韧带松弛症

本病主要表现为大运动发育落后，尤其是独自行走迟缓，走不稳，易摔倒，上下楼费力。有时误认为是脑性瘫痪，但本病主要表现为关节活动范围明显增大，可过度伸展、屈曲、内旋或外旋，肌力正常，腱反射正常，无病理反射，不伴有智力低下或惊厥。有时有家族史。随年龄增大症状逐渐好转。

9.孤独症谱系障碍

有些孤独症小儿行走时使用脚尖着地，有时误认为是脑性瘫痪痉挛型。但体检可发现跟腱不挛缩，足背屈无障碍，腱反射不亢进，无病理反射，这些特点都可与脑性瘫痪鉴别。

10.先天性肌病

包括中央轴空病（central core disease）、杆状体肌病（nemaline myopathy）和肌管性肌病（myotubular centronuclear），均以非进行性运动发育障碍为主要表现，出生后运动发育迟缓，肌张力极低，反射存在，智力正常。病情逐渐好转，运动多在10岁以前恢复正常，靠肌活检确诊。

11.家族性痉挛性瘫痪

又称遗传性痉挛性瘫痪，70%呈常染色体显性遗传。患儿学走路较晚，两下肢无力，僵硬，肌张力增高，呈剪刀步态。下肢腱反射亢进，巴氏征阳性。病情发展时双上肢也可受累，病人出现吞咽困难、失语与言语障碍。本病多有家族史，病情呈缓慢性进展过程，据此可与脑性瘫痪鉴别。

12.线粒体脑肌病

指因遗传基因的缺陷导致线粒体的结构和功能异常，细胞呼吸链及能量代谢障碍的一组多系统疾病。由于不同线粒体上有着各种不同的功能异常，并由此导致临床表现多样性。线粒体脑肌病常见的临床综合征包括线粒体肌病、线粒体脑肌病伴高乳酸血症和卒中样发作、伴破碎红纤维的肌阵挛癫痫、卡恩斯-赛尔综合征（Kearns-Sayre syndrome）、皮尔逊综合征（Pearson syndrome）、慢性进行性外眼肌麻痹、利氏综合征（Leigh syndrome）、莱伯遗传性视神经病（Leber's hereditary optic neuropathy）、沃尔弗拉姆综合征（Wolfram syndrome）。对于本病的诊断除根据特定的症状和体征、脑CT和MRI的一些特征性改变以及母性遗传的家族史外，肌肉活检、血和脑脊液内乳酸和丙酮酸水平测定、线粒体DNA分析是诊断线粒体疾病比较可靠的方法。

部分类型线粒体脑肌病自婴儿期即可起病，且表现为肌力、肌张力低下，因此应当注意鉴别。需要注意鉴别的综合征有：

①线粒体肌病：主要表现为以四肢近端为主的肌无力伴运动耐受不能。任何年龄均可发病。本病肌无力进展非常缓慢，可有缓解复发，可伴有呼吸困难、乳酸中毒。

②利氏综合征：又称亚急性坏死性脑脊髓病。于出生后6个月～2岁内发病。典型症状为喂食困难，共济失调，肌张力低下，精神运动性癫痫发作以及脑干损伤所致的眼睑下垂，眼肌麻痹，视力下降和耳聋。临床上见到幼儿出现反复发作的共济失调、肌张力降低、手足徐动及呕吐症状应考虑此病。

除了临床症状可资与脑性瘫痪鉴别外，实验室检查也有重要价值：部分病人的血清磷酸肌酸激酶（CPK）和（或）乳酸脱氢酶（LDH）水平升高，血乳酸和丙酮酸含量高于正常，血乳酸/丙酮酸比值升高（比值小于20为正常），均有助于诊断。血乳酸、丙酮酸最小运动量试验，即上楼梯运动5分钟后测定血乳酸、丙酮酸含量，出现含量增高及比值异常的阳性率高，对诊断更为敏感。针极肌电图多数呈肌原性损害特征。

13.维生素D缺乏性佝偻病

这是在婴儿期由于维生素D缺乏引起体内钙、磷代谢紊乱，而使骨骼钙化不良的一种疾病。除肋骨"串珠""手、足镯、方颅"等体征外，可表现为易激惹等神经精神症状、肌张力降低、生长发育迟缓，许多脑性瘫痪患儿在婴儿早期被诊断为本病，因此应注意鉴别。本病多有日照不足、未及时补充维生素D、生长发育较快等病史，血清25-（OH）D在早期即明显降低，不伴有肌张力增高及姿势明显异常，予补充维生素D治疗后上述症状可改善，可鉴别。

14.先天性髋关节（半）脱位

先天性髋关节（半）脱位是小儿比较常见的先天性畸形之一，以后脱位为多见，出生时即已存在，病变累及髋臼、股骨头、关节囊、韧带和附近的肌肉，导致关节松弛、半脱位或脱位。有时可合并有其他畸形，如先天性斜颈、脑积水、脑脊膜膨出。早期诊断、早期治疗可以避免手术。多数先天性髋关节脱位的患儿伴有运动发育落后，许多患儿可被误诊。若发现患儿肢体不正常，应引起对本病的警惕。本病典型症状有：关节活动受限，患侧肢体缩短，臀部、大腿内侧或腘窝的皮肤皱折、加深或不对称，可在牵动患肢时有弹响声或弹跳感，予行X线片即可做出诊断。

15.多巴有效性小儿肌张力不全

又称濑川综合征（Segawa syndrome），本病起病早，可于新生儿期起病，多表现为步态异常，走路发僵，内翻足，用脚尖走路，肌张力高，腱反射亢进，呈慢性进行性，下肢受累渐加重。本病在婴儿期起病时，常被误诊为脑性瘫痪，需要注意本病症状为下肢（或四肢）肌张力不全，有显著日夜差别，清晨时症状轻微甚至消失，可以行走，到下午症状加重，休息后可又有好转。对步态异常的患儿均应想到有本病的可能，可予小量左旋多巴治疗，如为本病，很快生效。

16.运动发育落后/障碍性疾病

发育指标/里程碑延迟（developmental delay/delayed milestone）包括单纯的运动发育落后（motor delay）、语言发育落后（language delay）或认知发育落后（cognition delay）。

运动发育落后包括粗大运动和精细运动。最新的研究认为该病也应包括睡眠模式变化的落后。小儿6周龄时对声音或视觉刺激无反应、3月龄时无社交反应、6月龄时头控仍差、9月龄时不会坐、12月龄时不会用手指物、18月龄时不会走路和不会说单字、2岁时不会跑和不能说词语、3岁时不能爬楼梯或用简单的语句交流时应进行评估。爬的动作可能因孩子不需要进行而脱漏，故不应作为发育里程碑的指标。单纯一个方面发育落后的小儿90%不需要进行医疗干预，将来可以发育正常。大约10%的患儿需要进行医疗干预。早期筛查、早期干预，有利于预后。

17.全面性发育落后（global developmental delay，GDD）

5岁以下处于发育早期的儿童，存在多个发育里程碑的落后，因年龄过小而不能完成一个标准化智力功能的系统性测试，病情的严重性等级不能确切地被评估，则诊断GDD。但过一段时间后应再次进行评估。发病率为3%左右。常见的病因有遗传性疾病、胚胎期的药物或毒物致畸、环境剥夺、宫内营养不良、宫内缺氧、宫内感染、创伤、早产儿脑病、婴幼儿期的中枢神经系统外伤和感染、铅中毒等。

18.发育协调障碍（developmental coordination disorder，DCD）

①运动协调性的获得和执行低于正常同龄人应该获得的运动技能，动作笨拙、缓慢、不精确；②这种运动障碍会持续而明显地影响日常生活、学业、工作，甚至娱乐；③障碍在发育早期出现；④运动技能的缺失不能用智

力低下或视觉障碍解释，也不是由脑瘫、肌营养不良和退行性疾病引起的运动障碍所致。

19.其他常见的遗传代谢病

遗传代谢病指的是有代谢功能缺陷的一类遗传病，包括氨基酸、有机酸、脂肪酸等先天性的代谢缺陷。除上述的脑白质营养不良、GM_1神经节苷脂病、GM_2神经节苷脂病等疾病外，较常见的有苯丙酮尿症、甲基丙二酸血症、半乳糖血症、果糖不耐症、糖原累积病、乳酸及丙酮酸酸中毒、枫糖尿症、异戊酸血症、同型胱氨酸尿症等。遗传代谢病种类繁多，危害大，尤其常在早期即累及神经系统。表现为运动障碍，易被误诊为脑性瘫痪。本类疾病除神经系统症状如智能障碍、激惹或淡漠、惊厥、运动障碍、嗜睡昏迷、肌张力改变外，多有其他系统症状，如消化系统：喂养困难、食欲不振、恶心呕吐、黄疸肝大、腹胀腹泻、肝功异常；代谢紊乱：低血糖、高氨血症、代谢性酸中毒、酮中毒、乳酸酸中毒等。此外还有特殊气味、容貌怪异、皮肤和毛发异常、眼部异常、耳聋等。如怀疑为此类疾病，应行酶学检测，尿液气相色谱—质谱联用仪（GC/MS）、血串联质谱仪（MS/MS）等检查。

第四章

脑性瘫痪的早期干预

 幸亏我每个月都要带孩子去医院进行发育评估，医生说我发现得早，通过早期治疗，孩子康复至正常的希望很大。早期干预？这又是什么东西？

 脑性瘫痪的早期诊断实际上是对脑损伤儿的早期诊断，确切一点儿说是对具有脑性瘫痪要素的脑损伤儿的早期诊断。因此，对于有脑损伤危险因素的高危儿，要及时全面检查，以便做到早期发现、早期诊断、早期治疗。

高危儿定期随访

脑损伤儿将有可能发生脑性瘫痪、智力低下等后遗症，而早期干预则可以减轻或修复脑组织病变，促进大脑发育，因此早期发现、早期诊断显得尤为重要。

1.何为高危儿

高危儿是指在胎儿期、分娩时、新生儿期具有各种可能导致脑损伤高危因素的婴儿，他们可能在婴儿期表现出临床异常，但还不足以诊断脑性瘫痪；也可能临床表现正常。他们发生功能障碍后遗症或发育落后的风险较没有高危因素的婴儿高，因此，对这一特殊群体进行早期监测、随访管理，必要时给予早期干预十分重要。

2.何为高危因素

高危因素是指在胎儿期、分娩时、新生儿期对新生儿的身心发育（尤其是脑发育）有不良影响的因素。可分为胎儿期因素、分娩时因素、新生儿期因素。

①胎儿期因素（产前因素）：包括年龄16岁以下和40岁以上孕妇的分娩，初产妇35岁以上；既往妊娠分娩史有异常；妊娠早期的性器官出血；妊娠3个月以内病毒感染；吸烟习惯；放射线照射腹部；内分泌疾病史；肥胖；妊高征；妊娠中的感染；妊娠中的重症疾病；长期用药；贫血等。

②分娩时因素（产时因素）：包括产程长；胎盘早剥；羊水异常；脐带异常；胎儿呼吸窘迫；糖尿病；双胎、多胎、前置胎盘；剖宫产、产钳助产；臀位、高位中位产钳分娩等。

③新生儿期因素（产后因素）：包括早产、过期产；低出生体重儿，巨

大胎儿；窒息1分钟阿氏评分4，新生儿重症病理性黄疸、呼吸暂停、青紫发作、畸形、产伤、颅内出血，重症贫血、感染（颅内）；低血糖、缺氧缺血性脑病、酸中毒、电解质紊乱等。

3.高危儿有何不良预后

在胎儿期、分娩时、新生儿期存在各种危险因素，均可能由于脑发育不良、缺氧缺血性脑损伤或产伤而产生脑损伤，其后果有可能发生小儿脑损伤性疾病，如中枢性协调障碍、脑性瘫痪、智力低下、行为异常、语言障碍、听力障碍、视力障碍、癫痫、行为异常、感知觉障碍等，而目前无法正确判断高危儿是否存在脑损伤及其程度。因此，对每一个高危儿都应该进行医学观察，定期随访，对脑损伤儿做到早期诊断，早日进行康复治疗。

4.如何定期随访

对于从出生前至出生后28天内的新生儿（高危儿），在出生后应进行相应的治疗和检查（新生儿行为神经测定），并填报"高危儿报告卡"，定期来医院由熟悉婴儿正常神经发育的保健科及儿科医生进行运动发育、神经反射、姿势、肌张力、感知觉发育等方面的检查。出生后6个月内每个月检查1次，6个月后每3个月检查一次，发现异常情况可增加检查次数，同时进行相应干预措施。

5.随访的内容及意义

主要应检查运动发育、神经反射、姿势、肌张力、感知觉发育。由于目前还不能在出生前、出生时及新生儿期早期预测各种高危因素将对婴儿带来多大的危害，也无法正确判断高危儿是否存在脑损伤及其程度，因此，通过定期随访，可早期发现脑损伤的表现，如新生儿行为神经测定（NBNA）≤35分，伏象姿势反射异常或有肌张力异常等，尽早开始康复治疗，促进脑结构的修复和脑功能代偿，最大限度地减少脑损伤的危害，使小儿能正常生长发育。

脑损伤儿早期干预

早期干预是指对发育偏离正常或可能偏离正常的高危儿的有组织、有目的的综合康复治疗活动。由于新生儿及婴儿脑功能发育不完善，即使有脑损伤，也不一定很快出现神经系统症状，对高危儿的定期随访检查可早期发现某些异常神经系统症状，指导脑损伤儿尽早开始干预治疗。

1.干预目的

抓住脑发育及智能发育的关键时期，利用药物或环境刺激的方法减轻或修复脑组织病变，阻断神经细胞凋亡，从而减轻或防止神经后遗症，提高未来人口的素质。

2.干预内容

包括药物干预及非药物干预。

①**药物干预**：常用的有脑神经营养药物治疗，胞二磷胆碱等脑代谢药物，神经营养因子类药物，复方丹参注射液，各种维生素、微量元素等。

②**非药物干预**：

◆ **早期教育**：主要根据0～3岁婴幼儿体格、动作、感知觉、语言、注意、记忆、思维以及情绪、情感的发育规律，分阶段对婴幼儿进行个别化针对性教育训练。

◆ 多曼-德莱托治疗法：由物理治疗师多曼（Doman）与教育心理学家德莱托（Delecato）合作，于20世纪70年代创建于美国，主要通过对视觉、听觉、触觉、浅触觉、平衡觉、温度觉6个通道的全面康复及强化训练，促使患儿全面发育。

◆ 伏易特诱导疗法：由伏易特博士创导应用，有反射性翻身及反射性腹爬两种基本手法，对促进小儿正常运动反射和纠正异常姿势有良好效果。

◆ 其他还有传统医学治疗，矫形器具、手术治疗，物理因子治疗等方法。

3.干预疗程

脑损伤的恢复依赖于脑细胞功能的可塑性和代偿性，运动功能、智力的康复也有赖于神经功能的恢复，这些都需要长期的康复治疗才能达到目的。

脑性瘫痪的早期治疗

脑性瘫痪是造成儿童运动功能障碍的主要原因之一，常并存有智力低下、癫痫、视听障碍、语言障碍等。因此当诊断为脑性瘫痪后，应立即开始治疗，而早期治疗则可以最大限度地减轻脑损伤程度，获得最佳的治疗效果。早期治疗指出生后6个月内的治疗，3个月以内的治疗又称超早期治疗。

1.目的

促进脑细胞的发育和髓鞘形成；发展正常姿势反射和抗重力肌的肌张力，促进正常运动功能的形成和发育，防止异常姿势反射和异常肌张力的发展；预防由于姿势及运动异常引发的继发性损害（关节挛缩、肌肉萎缩、肢体变形等）。

2.早期治疗的重要意义

小儿是生长发育中的机体，脑组织在出生时尚未发育成熟，大脑皮质较薄，细胞分化较差，神经髓鞘未完全形成。3岁时神经细胞才基本分化完成，神经纤维至4岁时才完成髓鞘化。出生后6个月内，大脑处于迅速生长发育阶段，神经细胞数目增加不多，主要是体积增大、树突增多，以及神经髓鞘的形成和发育，而脑损伤也处于初期阶段，异常姿势和运动还未固定化，治疗后运动功能较易恢复。在这一时期及时治疗，可得到最佳的治疗效果。

3.方法

目前国内外均采用综合康复治疗，主要包括物理疗法、躯体训练疗法、药物疗法、推拿按摩疗法、康复护理等。

①**物理疗法**：是以粗大运动及下肢功能训练为主，利用机械的、物理的刺激针对脑性瘫痪遗留的各种运动障碍及异常姿势进行一系列的训练。目的在于改善功能，抑制不正常的姿势反射，诱导正常的运动发育。国内外目前较常用的方法主要包括：物理治疗（PT）、作业治疗（OT）、语言治疗（ST）、音乐治疗（MT）等。

②**药物疗法**：西药治疗主要选用营养脑细胞、改善脑代谢的药物；中药治疗主要选用舒筋通络、醒脑开窍、健脾益肾等功效的药物；还可选用中药制剂来进行药浴以调节肌张力，促进肌力提高，缓解肌肉痉挛。

③**按摩疗法**：是根据传统中医的经络学说，采用循经取穴法进行按摩治疗的方法。主要手法有节段性按摩法、捏脊治疗法、促肌力按摩法、关节活动度按摩法、异常姿势矫正法等。

脑性瘫痪的运动发育干预

运动发育异常是脑性瘫痪的主要障碍，同时也影响着智力、语言等功能的发育。运动发育干预可有效促进运动功能恢复，带动患儿身心健康、全面发展。

鲍巴斯治疗法是由英国学者鲍巴斯夫妇共同创立的，主要是根据儿童神经发育的规律，采用抑制异常姿势运动、促进正常的姿势反射及运动发育的手法治疗脑性瘫痪的方法。其概念为：认为小儿脑性瘫痪的康复治疗是神经发育学的治疗，由于脑损伤妨碍了脑的正常发育，从而使运动发育落后停滞；由于异常姿势反射活动的释放而出现了异常姿势及异常运动模式，并阻滞了正常运动发育。所以治疗的重点在于抑制异常反射活动，促进正常运动的出现。

1.目的

①提高抗重力、保持正常姿势与控制运动姿势的能力。

②控制异常姿势反射及异常姿势紧张的增长。

③通过游戏和训练的方式，发展儿童的能力，使儿童在日常生活中能够自己完成动作。

④预防关节挛缩和变形，从而达到康复。

2.方法

鲍巴斯治疗法认为异常姿势的存在是影响正常运动发育的最大障碍，其治疗的基本原则是抑制异常姿势运动和促通正常运动模式，主张康复治疗应贯穿到脑性瘫痪儿童的日常生活中去，注意日常护理的每一个体位，围绕脊柱这条中线，时刻保持对称居中。

抑制异常姿势运动主要包括3个方面。抑制异常姿势反射，如非对称性紧张性颈反射（ATNR）、对称性紧张性颈反射（STNR）、紧张性迷路反射（TLR）；抑制异常姿势，如消除过度紧张，减轻尖足、剪刀步态等；抑制异常运动模式，如双上肢前方跪位伸展支撑模式（图1）、双下肢硬直模式（图2）、角弓反张模式（图3）、整体运动模式。

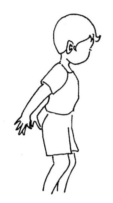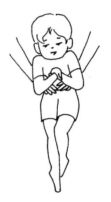

图1　双上肢前方跪位伸展支撑模式　　图2　双下肢硬直模式

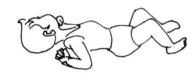

图3　角弓反张模式

促通正常运动模式是指使患儿获得正常的反应和自发动作，最大限度诱发患儿潜在能力的方法。主要是指坐位立直、站位立直等立直反射的出现及平衡反射的促通，以达到最基本动作翻身、坐、爬、站、走的完成。

3.运动发育干预方案（按发育规律进行运动功能康复训练）

①0～3个月：

◆ 主要目标：视、听、触觉发育，前庭功能训练，身体翻转，头部控制，手握物。

◆ 主要方法：

视、听、触信息刺激　觉醒时用语言、玩具、图卡、音乐等进行视、听刺激；用亲切的目光注视，一直伴有语言的交流也是以后各项训练的基础；

注视红球不好的，每天多次用红光手电引导注视；听反应差的加强声音刺激；触觉刺激主要采用抚触、捏脊、婴儿体操等。视、听、触信息刺激不仅是提高智能、建立良好情绪的重要方法，也是运动功能训练的基础。

前庭功能训练：可采用悬吊被单内左右侧翻、荡悠，举高高，摇篮/摇床，转椅，充气大球训练等。这个月龄充气大球训练可进行俯卧及仰卧球上的颠、滚。孩子俯卧球上，操持者俯压双大腿，亦可由助手协助扶持双臂。颠弹大球同时和孩子亲切交流，待孩子放松后，上下、左右、顺时针、逆时针滚动大球3～5分钟，再翻成仰卧同时进行。俯卧/仰卧球上的颠、转，不仅可向前庭系统输入水平头正位各方向转动的信息，也可促进头部控制及躯干抗重力伸展。

身体翻转及头部控制：扶持双腿/双臂由仰卧翻到侧卧，用语言、玩具引导孩子翻成俯卧，左右交替；翻成俯卧后引导肘支撑及头部控制。头部控制训练还可采用拉坐及抱立位等。

手握物：扶持双手中线相碰，将小物放在手中促手握、放。

可扶持立位踏步训练：每日5～10分钟。

◆ 相关研究：

前庭功能训练：我国感觉统合失调小儿比例较高，如有报告显示，1622名学龄儿童中感觉统合严重失调者占12.9%，脑损伤、脑性瘫痪者感觉统合失调的比例就更高。感觉统合训练多与游戏相结合，不仅正常孩子愿意接受，更是需要长期训练的脑损伤、脑瘫孩子的理想途径。欣喜游戏可以激发孩子放松地参加，反复进行训练。美国出版的脑瘫专著已将感觉统合治疗（sensory integrative therapy）列为脑瘫主要治疗项目之一。

感觉统合失调是多因素促成的，婴儿发育早期各种感觉信息输入不够是主要因素之一。在科学育婴中，目前我国对视、听、触及本体觉的信息刺激已比较重视，前庭觉信息的输入还不够，因此在育婴中应加强前庭信息的输入。前庭系统由内耳的两个前庭感受器、脑干、小脑、前庭神经核组成，和大脑也密切相关。内耳的两个前庭感受器是重力感受器和运动感受器。当头的位置发生变化时，重力感受器中的小碳酸钙结晶体就离开原来的位置，运动感受器三对半规管中液体就流动，将信息传至小脑、大脑。如果在婴儿期头部各种位置变化的前庭信息输入充分，脑的统合功能就强，孩子就会有好的平衡及其他功能。前庭觉不仅与平衡有关，还参与机体多方面功能的完善，如前庭功能不好的孩子，眼肌、颈肌运动亦有障碍，眼不能很好地注视和随物移动，手眼协调功能也差。还有报告，电生理检测显示以阅读、书写和拼写颠倒等障碍为特征的综合征，主要是小脑—前庭系统功能障碍或病变。研究也显示，前庭—小脑功能也影响情绪及认知能力的完善，情绪不稳、注意力欠佳、学习障碍、语言能力不足、自闭等，前庭—小脑功能缺陷是原因之一。

已有不少研究证实，前庭信息的输入不仅能增强平衡功能，也可促进婴儿多方面发展。有人用抱婴儿坐转椅的方法观察到，每周4次转椅刺激4周后，该组比不坐及坐而不转两个对照组反应、运动的发育都好，在坐、爬、站、走方面尤其明显。还有学者证实，接受额外前庭刺激的早产儿体重上升快、不易哭闹、睡眠好。充气大球协助的各种运动，可输入包括头下位等各种体位及运动的前庭信息，同时也输入触觉、本体觉、视觉、听觉等信息，是提高婴儿前庭功能、感觉统合能力和运动功能的理想方法。在婴幼儿期，其他感统项目都不能安全输入头下位的前庭信息，这使大球运动更加珍贵。

踏步训练：有学者对出生后1周的孩子开始研究，1组每天10分钟抱成立位，脚踩桌面练习踏步反射；2组每周测一次踏步反射；3组每天仰卧做拉腿踏步体操；4组无任何检查或干预。结果2、3组第8周踏步反射减退；1组踏步反射保持且踏步次数增加，比2、3组早走1个月，比4组早走2个月。研究观察到，2～6个月婴儿踏步反射消失后，抱成立位躯干浸入浴盆，又会引出踏步反射；在踏步反射未消失前，脚上加重可消失。统计还表明，体重相对高的踏步反射消失早，显示踏步反射消失与体重增加有关。我们临床观察到，脑瘫儿早期进行踏步训练对肌张力过高的孩子可诱发尖足、剪刀步提前显现，但同时进行按摩、牵拉等治疗可阻抑异常步态，踏步训练可将下肢强直样发紧的发展趋势引导到踏步动作上。我们体会到，异常早暴露比晚暴露更易控制，不仅可预防肌肉关节的二级损伤，而且较易在脑中以正确模式代替错误模式。国外亦有学者提出，尽早干预错误模式有助于正确模式形成。他们观察到，3个月开始训练的孩子走得更早，并且是稳定的步态。虽然踏步反射延迟消退可以是脑瘫征象之一，但研究证实，许多原始反射都与以后某些功能有关，踏步反射就是以后行走的基础，脑瘫时延迟消退与肌张力过高等因素有关。对肌张力低的脑损伤、脑瘫儿，常引不出踏步动作，宜先仰卧扶持双小腿做踏步体操。

②4～6个月：

◆ 主要目标：主动翻身，促独坐、伸手抓物，继续前庭等感统训练，开始良好习惯和情绪的培养并贯彻在以后的训练中。

◆ 主要方法：用语言、玩具引导翻身。用语言、玩具引不出翻身的加穴位刺激促进翻身。扶成侧卧后加头后仰压推双风池穴，或者按压上侧肩井或环跳穴。拉双臂由仰卧至坐位，训练控头及独坐；扶持坐或独坐弓背较显时可按压双腰眼穴。用小玩具在孩子手、眼前引导其伸手抓。抱位髋关节屈伸训练。5个月时可抱住孩子骨盆直立位面朝前，用玩具、语言引导弯腰及抬起动作。感统训练中球上运动在先前动作基础上增加侧卧上下滚：侧卧球上，扶大腿及肩部上下滚，左右交替。侧卧球上的滚动，不仅可向前庭系统输入水平头位滚动的信息，也促进躯干的侧弯功能。6个月加俯卧前后滚时用玩具、语言引导双手交替向前够物，不仅可向前庭系统输入头下位的信息，也促进保护性降落伞反射形成。扶坐垫弹并向前倾倒，引导坐位倾倒时的双手保护性支撑。6个月加扶持孩子双腋部成直立位，在球面蹦跳，训练下肢持重及膝、髋关节屈伸运动，为走、跳打下基础。

◆ 相关研究：翻身与爬相比，是成年以后还有的动作，是此阶段的重点项目。超过此年龄段还不会翻身，往往障碍造成翻身的异常在脑中形成较固定的模式，较难被正确模式取代。必须对抗异常于早期，引导正常运动于该出现时，翻身及其他功能均是如此。

③7～9个月：

◆ 主要目标：俯爬、膝手爬，开始立位训练，向立位过渡的体位转换，拇指/食指捏小物，咀嚼及发音训练，感统训练增加新项目。

◆ 主要方法：用语言、玩具引导俯爬。穴位刺激促进俯爬。俯卧肘支撑位，一前臂稍向前，手背向上，固定该手同时按压该侧肩井穴，引发上肢用力；同时或稍后屈对侧下肢，扶足拇指蹬地同时按压该侧涌泉穴。左右交替、刺激俯爬。推足/推位/俯爬模式促进俯爬。会俯爬后可用爬过妈妈大腿等方法向膝手爬过渡。用扶持蹦跳、扶站、靠站等锻炼下肢持重。不能持重的用立板捆站协助站立。经过一段捆站训练后，用玩具引导弯腰取物，训练髋关节屈伸运动。坐起训练锻炼髋、膝关节屈伸，下肢持重，坐立位转换。完成不好可用坐起椅。蹲起训练。蹲起姿势异常或完成不好，应予扶持，一人扶持双臂协助做蹲下、起来动作，另两人坐于垫上用双足、双手扶持固定踝、膝关节在正确位置上运动。扶迈步足跟不着地加扶蹲足前后重心转换。引导/扶持由卧/坐位向半跪位—立位转换。引导/扶持拇指/食指捏小物。口腔运动。面对面示范发音及咀嚼，用手帮助下颌活动，按揉咀嚼肌及相关穴位或用手指做口腔内按摩，利用"磨牙饼干"等促进咀嚼、吞咽、发音等。感统训练中球上运动增加。扶坐颠弹并左右倾倒，引导作为倾倒时的双手保护性支撑。扶持孩子双腋部呈自立位，在球面蹦跳，训练下肢持重及膝、髋关节屈伸运动，为走、跳打下基础。侧卧颠弹大球时，一手扶骨盆，一手扶肩，交替做肩、骨盆向相反方向的牵拉，左右侧卧交替，锻炼体轴回转。扶持孩子蹲于球面，颠弹大球同时做从足跟到足掌的重心转换，促进正确的迈步时足跟先着地的正确动作。

◆ 相关研究：爬行不仅是更协调的移动，是以后立位移动和其他协调动作的基础，也有助于认知能力的提高和情绪改善。美国哈佛地区调查显示，较晚会走的孩子多没有经过爬。临床总结出，会爬后爬行量不宜过多，一方面由于此阶段也是开始立位训练的月龄，时间有限；另一方面膝手爬过多可致手腕关节变形。一般每日爬行总量50米～100米较为适宜。1岁后不会爬、走的孩子，主要应进行立位训练。咀嚼等口腔运动是易被忽视的第三方面运动，咀嚼训练不仅有助于牙齿及齿槽骨发育，有助于营养改善，也给正确发音打下基础。

④10～12个月：

◆ 主要目标：独站、扶走/独走，手眼协调，伸手抓物。

◆ 主要方法：扶站、靠站、保护下独站；牵手走、扶平行杆走，保护下独走。不能独站、扶走或扶走姿势异常的，继续上述训练，并加捆站跨步站、捆站踢物等。进行上述训练时，有足内/外翻的用适宜楔形板矫正，有尖足的楔形板垫于前脚掌；有膝反张的捆站时膝后加垫；坐起椅训练起立时膝内弓的膝间加垫。立位训练必须在矫正异常姿势的基础上，立位训练与矫正同时进行不仅可增强肌力和骨关节稳定性，也有助于姿势异常的纠正。感统训练中球上运动增加。背靠球枕颈贴球站立，缓慢撤动球并用语言引导头前倾立直。面朝球站立/扶立，双手扶球，向前滚球引导手前伸扶球的保护性反射。

脑性瘫痪的早期药物治疗

由于脑性瘫痪患儿颅脑CT、MRI检查有脑萎缩、局限性脑软化灶、髓鞘发育不良等结构学异常者占56%～80%，又有脑局部血流灌注不足，颅内血流动力学为高阻低速，表现为脑微循环障碍，所以慎重地选用一些能改善这种病理生理状态又可帮助脑结构学异常恢复的药物是非常有必要的。

1.目的

改善颅内供血障碍，促进脑细胞代谢，促进神经细胞的再生与修复，减轻和防止神经后遗症的产生。

2.方法

常用的药物有以下几类：

①改善脑微循环药物：胞二磷胆碱注射液，用法及剂量：每日50毫克～200毫克，用5%或10%葡萄糖注射液稀释至150毫升～200毫升，缓慢静脉滴注，每日一次，20日为一疗程。

东莨菪碱注射液，用法及剂量：每日0.03毫克/公斤～0.06毫克/公斤，用5%或10%葡萄糖注射液稀释至50毫升～100毫升，缓慢静脉滴注，每日一次，20日为一疗程。

最好在多部位微循环显微镜的监测下用药，根据患儿微循环障碍的程度及耐受性逐步递增用量。

②营养脑细胞、改善脑代谢药物：本类药物多为含必需氨基酸及低分子多肽的药物，可直接进入脑的神经细胞，促进病损的脑细胞功能恢复。

脑活素注射液，用法及剂量：每日5毫升～10毫升，溶于生理盐水100毫升～250毫升中静滴，每日一次，15～20日为一疗程。

③促神经细胞的生长与修复药物：目前临床常用的有神经生长因子。

神经生长因子，用法及剂量：1000～2000u/d（单位/日），肌注或穴位注射，每日一次，30日为一疗程。根据患儿病情也可选用神经节苷脂静脉滴注。

④维生素及微量元素制剂：多种维生素及微量元素为神经细胞发育所必需。可根据患儿病情选用促脑发育的DHA制剂等。

⑤调节肌张力药物：主要有苯海索、巴氯芬、艾司唑仑等肌紧张松弛药物。

⑥手足徐动型脑性瘫痪常配合应用多巴胺类药物：主要有美多巴、左旋多巴、苯海索等。

⑦合并癫痫者给予抗癫痫药物：主要有丙戊酸钠、托吡酯等。

⑧中药：脑性瘫痪患儿运动功能障碍的关键是胎气怯弱，先天禀赋不足，多导致患儿肝肾两虚、精血不足、脾气亏损、肌肉软弱无力，而产生"五软""五迟"。中医治疗原则应以补益先天肾气、填精益髓为主，兼顾培育后天脾胃之气，调理饮食。可用补中益气汤加六味地黄汤，根据临床症状进行辨证施治。脑瘫伴有智力障碍者也可选用我们30多年来研发的益肾健脑、通络开窍的中药经验方——益智康复丸，临床有较好的效果。

脑性瘫痪的家庭早期教育干预

1.概念

早期教育一般是指在孩子0~6岁这个阶段，根据孩子生理和心理发展的特点以及敏感期的发展特点，进行有针对性的指导和培养，为孩子多元智能和健康人格的培养打下良好的基础。

2.目的

通过早期教育可以促进脑性瘫痪患儿全面、均衡发展，一方面是生存能力的发展，从不会主动活动，到学会抬头、翻身、坐、爬、站、走，原来不会动手，到手的能力越来越强，基本活动能力得到了发展；另一方面是关于学习能力的发展，孩子一出生就有了学习的能力，并发展了创新能力。

3.方法

目前国内应用较多的早期干预方法有戴氏法、鲍氏法、詹氏法等。

①**戴氏法**：北京大学第一附属医院戴淑凤教授在研习美国南加州大学艾尔丝博士关于"儿童感觉统合失调治疗"的理论体系，并借鉴北京大学第六附属医院相关的研究成果基础上提出了以"感觉教育"为理论核心的早期教育理念。感觉教育包括触觉、视觉、听觉、嗅觉和味觉等感官的训练。触觉训练在于帮助幼儿辨别物体是光滑还是粗糙，辨别温度的冷热，辨别物体的轻重、大小、厚薄、长短以及形状。她认为，由于幼儿总是通过触觉来认识周围事物，所以，在各种感觉训练中，触觉练习是其主要方面。视觉训练则在于帮助幼儿提高鉴别度量的视知觉，鉴别形状、颜色、大小、高低、长短及不同的几何形体；听觉训练主要使幼儿习惯于辨别和比较声音的差别，使他们在听声训练过

程中，培养起初步的审美和鉴赏能力；嗅觉和味觉训练注重提高幼儿嗅觉和味觉的灵敏度。

②**鲍氏法**：由我国著名儿科专家鲍秀兰教授负责的国家级课题"0～3岁早期教育和窒息儿、早产儿早期干预"的研究成果，主要根据0～3岁婴幼儿体格、动作、感知觉、语言、注意、记忆、思维以及情绪、情感的发育规律，结合婴儿操及按摩操，分阶段对婴幼儿进行教育训练。

干预内容包括运动发育、认识能力、语言发育和交往能力4个方面。

◆ 出生后2个月开始在视觉、听觉、触觉、味觉、嗅觉、运动等方面给予婴幼儿丰富的刺激。

◆ 1岁以内，以感知和动作训练为主。

◆ 对发育明显落后的小儿除了系统的综合训练外，还给予穴位针灸、营养神经等治疗干预措施。采取1岁以内每个月指导一次，1岁以后每2～3个月一次，可以是面对面的指导。

③**詹氏法**：由中南大学湘雅二医院詹莉博士经过多年的潜心研究和实践，提出了开发新生儿、婴幼儿智力潜能的新方法——汉字—同步感觉组合刺激（Chinese charactor and sense organs Stimulations，CCSOS），新生儿、婴儿游泳水疗法和CCSOS婴幼儿智能开发阅读识字法。

这是研究者根据近几年来国际上对新生儿、婴儿发展心理学、脑科学、神经分子生物学和儿科保健临床研究的最新成果，结合中国汉字的基本属性建立的一套有完整理论支持、具有中国特色、可操作性强、收效好的智能开发方法。

CCSOS强调从新生儿开始聆听莫扎特前奏小夜曲等古典乐曲；强调从新生儿开始进行触摸和爬行训练及感觉统合和身体柔韧的训练，提高宝宝的注意力、记忆力和协调能力；从新生儿开始开发宝宝智力潜能。人有待开发的7大智能，包括语言智力、逻辑智力、图画智力、音乐智力、体能智力、人格智力和自我智力。

CCSOS婴幼儿全脑开发的方法包括同步感觉组合刺激新生儿、婴儿游泳，从出生开始进行促智婴儿抚触，促进原始反射游戏及刺激其视觉、听觉、触觉、味觉、嗅觉等感觉刺激和朗读有韵脚的儿歌，看世界名画，听古典音乐等。CCSOS提倡从新生儿期开始，以阅读汉字为主，同时辅以图片、音乐、动作等多种组合刺激来打通婴幼儿脑神经通道，建立优质的神经回路，达到早期开发智力潜能的效果；从新生儿期开始进行调节情绪的面部表情模仿和追物游戏。

主张对新生儿视觉刺激物是黑白相间（黑白块近于6厘米×6厘米）的具体物体，如动物玩具。强调从新生儿期开始游泳运动，在游泳时，要特别注意母子互动，包括水中按摩，朗读有韵脚的儿歌，与宝宝对话等。对3个月以内的婴儿，强调图片离婴儿眼睛20厘米～30厘米的距离，与眼睛水平，从婴儿的左边到右边，一边移动图片或汉字，一边大声念出文字。每张卡片以约1秒的速度移动，每次看卡片不超过6张，每天3～4次，每次都是相同的那6张，但看图片的顺序要变化。每2～4周按CCSOS卡片分类换新卡，不断往复、重复。随着婴儿年龄的增长，卡片离幼儿的距离增加到40厘米左右，仍是平行移动，每次不超过10张卡片。当婴幼儿不愿意学习时，不要勉强，每次学习完后要亲吻宝宝，表扬宝宝。从婴儿4～6个月开始用红点图片进行教学能力的"模式学习"训练。婴幼儿期进行数学能力培训，可促进宝宝对数学的兴趣，促进宝宝掌握有关体积、分类、排序的概念，识别和重复各种模型的技能，有利于促进宝宝观察力、注意力、想象力等思维能力的发展。强调由发育儿科学保健专家、婴幼儿发展心理学专家、婴幼儿营养学专家、认知脑神经学专家、先学前教育专家联手，从新生儿期开始对婴儿进行全面的发育、发展的综合促进，对婴儿体格发育心理发展的亚健康及婴儿常见疾病的防治、全面均衡营养的指导。同时，进行符合婴幼儿发育发展规则的、适当的多种感觉刺激和认知训练。

第五章

脑性瘫痪的康复评定

·

医生经常来检查孩子，还拿个表过来让我和孩子做，说是叫什么评估，对脑性瘫痪的诊断和治疗特别重要。既然这样，我也要了解一下。

小儿重要反射的评定

表19　小儿的重要反射及反应

反　射	正常持续时间	刺　激	反　应
吸吮反射	0~3个月	把指头放入小儿口中	唇颚出现吸吮动作
握持反射	0~3个月	将手指或合适的物体放于小儿掌心靠内侧处	手指屈曲紧握物体，头部移至身体正中
格兰身体侧弯反射	0~6个月	小儿平躺，将头及上半身扶起，然后突然放手使头部往后仰	小儿惊吓，将手臂向外伸手张开，若将他抱起，手臂往内收
非对称性紧张性颈反射	0~6个月	小儿平躺，头保持中立，手脚伸直，然后将头转向一侧	与脸部同侧之手脚伸直，对侧手脚屈曲
对称性紧张性颈反射	0~6个月	小儿四肢跪地或趴于医师膝上，然后将头向下压；小儿姿势如上将头部往上抬起	手部屈曲或伸肌张力增加，腿部伸直或伸肌张力增加；手部伸直或屈肌张力增加，腿部屈曲或屈肌张力增加
紧张性迷路反射	0~4个月	仰卧，头正中，手脚伸直；仰卧，姿势同上	手脚被动屈起时全身伸肌张力同时增加；头无法抬起，肩向后缩，身体及手脚伸直
翻正反射	1~2个月至终生	蒙起眼睛，抱起，仰式、俯式，身体倾向左方、右方	头自动抬起，保持脸部垂直，口在水平线上
两栖类式反射	6个月~终生	俯卧，头保持正中，手伸直放于头两侧，腿伸直然后抬高一侧骨盆	同侧的肘、髋、膝关节均自动弯曲起来
颈立直反射	0~2个月	仰卧位将头向一侧回旋	可见整个身体也一起回旋
迷路立直	2~4个月	蒙住小儿眼睛，前后左右倾斜	可见头部始终保持立直
视性立直	4个月~终生	不蒙住眼睛，做法同上	同上
躯干立直	3个月~终生	仰卧位使躯干向一侧倾斜	可见小儿主动将头抬起
落下伞	6个月~终生	头向下由高处接近床面	可见两上肢伸展呈支撑反应

粗大动作与精细动作完成的评定

小儿脑性瘫痪的主要障碍是运动发育落后，随意运动障碍，所以粗大动作与精细动作完成的评定在小儿脑性瘫痪康复评定中可视为评价的核心内容。

运动年龄评价（motor age test，MAT）是以0～72个月的正常儿童动作能力为标准，与障碍儿的动作能力进行比较的评价方法，可以用运动指数（motor quotient，MQ）来表示。据中国正常儿童运动能力发育年龄标准（见表20）来测出脑性瘫痪患儿治疗前后的MQ值，也可以用经典的格塞尔婴幼儿发育评定方法，测出发育商数（developmental quotient，DQ）来表示。用DQ粗大动作的商数与DQ精细动作的商数反映其发育水平。为了更具体地反映患儿的康复状况，日本的深津时吉、岸胜利发表了上肢运动发育指数（UMQ）和下肢运动发育指数（LMQ）的评定方法，可较客观地量化评定脑性瘫痪患儿四肢运动功能的状况。

表20　中国儿童粗大运动能力的发育标准

筛查项目	50%及格年龄（月）	90%及格年龄（月）
俯卧举头90°	2.2～3.3	3.1～4.6
俯卧前臂撑起	3.0～3.5	4.5～4.9
翻身	4.6～6.1	6.9～7.0
腿能支持部分体重	3.5～3.8	5.0～5.5
拉坐头不后垂	3.1～3.8	4.6～5.5
稳坐不用支持	5.9～6.0	7.8～8.0
握住支持站立	5.8～7.4	8.0～9.1
自握能站立	5.8～10.5	8.2～11.9
自己会坐下	7.4～10.6	9.4～12.0
独自站立片刻	9.0～12.0	11.9～14.5
扶着行走	7.9～11.7	10.7～13.3

筛查项目	50%及格年龄（月）	90%及格年龄（月）
独自站立不扶物	11.1～13.3	11.5～13.6
能弯腰直起	12.8～13.6	14.8～16.4
走得好	13.1～14.2	15.6～16.2
能向后退	12.8～14.7	17.5～24.4
能走楼梯	16.1～16.8	20.4～26.4
踢球	14.4～19.2	23.3～24.0
抛球	16.0～16.8	21.9～25.2
并足跳	25.6～26.1	32.4～33.7
单足站1秒	26.7～28.0	34.8～34.9
单足站5秒	35.5～43.5	48.7～51.3
跳远	28.6～30.0	35.7～40.8
抓住跳跃的球	50.1～54.6	64.5～69.0
单足跳	42.8～44.4	49.7～53.4
足尖、足跟向前行	47.0～48.6	56.7～70.4
足尖、足跟向后退	51.1～56.4	59.8～76.8

表21　中国儿童精细运动能力的发育标准

筛查项目	50%及格年龄（月）	90%及格年龄（月）
视线跟着过中央线	0.7～1.1	1.8～2.3
两眼能跟随180°	1.8～2.7	3.2～4.1
手握着手玩	2.9	4.0～5.0
握着摇荡鼓	2.7	2.5～3.7
握住2块小方木	4.9～5.8	6.8～7.6
方木从一手递交另一手	6.8～7.1	8.1～9.7
手握2块小方木向桌面敲击	7.5～8.8	10.6～11.4
叠起2块小方木	13.6～14.4	15.6～17.3
从瓶中倒出小丸（示范后）	12.7～13.5	15.0～21.4
模仿乱画	14.7～14.9	21.2～22.5

筛查项目	50%及格年龄（月）	90%及格年龄（月）
叠起4块小方木	16.1～16.3	21.5～21.9
从瓶中倒出小丸（自发地）	16.5～19.3	24.4～30.3
叠起8块小方木	22.2～30.0	29.1～44.0
画圆形	34.5～39.0	43.9～50.4
画十字形	38.8～41.4	48.4～51.9
模仿画方形	47.6～48.6	56.4～62.0
画人体3部分	48.6～51.4	56.3～64.5
画人体6部分	53.5～54.2	59.0～67.5

表22　儿童上肢功能的评定

年　龄	检查项目
4个月	握哗啦棒
7个月	双手握积木，会模仿对击积木，积木倒手
10个月	用拇指与另一手指准确捏起直径0.6厘米的串珠
12个月	捏起串珠放入5厘米口径瓶内
	垒积3.7厘米股块（2个）
18个月	垒积3.7厘米股块（3个）
21个月	垒积3.7厘米股块（5个）
2岁	垒积3.7厘米股块（6个）
	翻书页（6页中的4页）
	穿直径1.2厘米的串珠
2岁半	垒积3.7厘米股块（8个）
	手握蜡笔画画
3岁	垒积3.7厘米股块（9个）
	将珠子放入5厘米口径的瓶中（10个，30秒）
4岁	将串珠放入瓶中（10个，25秒）
	用铅笔画圈
	依次按3个排成品字形的电钮（利手10秒内共9次）
	依次按3个排成品字形的电钮（非利手10秒内共8次）
	用镊子夹45根木钉子（180秒）（木钉长4厘米，直径2毫米）

年　龄	检查项目
5岁	用铅笔画四角形
	将串珠放入瓶中（20秒，10个）
5岁半	缠线（20秒）（轴直径2.5厘米，线长180厘米）
	用镊子夹45根木钉子（140秒）
	用镊子夹5根木钉子（60秒）
	依次按3个排成品字形的电钮（利手10秒内共10次）
	依次按3个排成品字形的电钮（非利手10秒内共9次）
	依次按一字形排列的2个电钮（10秒内6次）
	依次按垂直排列的2个电钮（10秒内6次）
	拧大螺丝（利手55秒）
	拧大螺丝（非利手60秒）
6岁	用铅笔画五角星
	缠线（15秒）
	用镊子夹45根木钉子（130秒）
	用镊子夹5根木钉子（35秒）
	依次按3个排成品字形的电钮（利手10秒内共11次）
	依次按3个排成品字形的电钮（非利手10秒内共10次）
	依次按一字形排列的2个电钮（10秒内8次）
	依次按垂直排列的2个电钮（10秒内7次）
	拧大螺丝（利手50秒）
	拧大螺丝（非利手55秒）

表23　儿童下肢功能的评定

月　龄	检查项目	月龄累加值
4	坐（依靠着）	2
	头不动	2
7	坐（不依靠1分钟）	3

月　龄	检查项目	月龄累加值
10	翻身（向两侧）	1
	扶东西站立（30秒）	1
	爬行（也可蹭行，1分钟 ，1.8米以上）	1
12	匍匐爬行，上下肢左右交替（15秒，1.8米以上）	1
	扶东西站起，按原样扶东西站立的姿势	1
15	迈步（走6步），站着停止	3
18	跑步（15米）	1
	上下楼梯（用什么方法都可以）	1
	坐在有扶手的椅子上	1
21	走着下楼梯（只支撑平衡）	1.5
	走着上楼梯（双手或单手扶着扶手）	1.5
24	快跑（15米，不跌倒）	1.5
	走着下楼梯（双手或单手扶着扶手）	1.5
30	两脚同时原地跳跃	6
36	两脚交替上下楼梯（不用辅助，6阶）	3
	从15厘米台阶跳下，两脚一致保持平衡	3
42	单脚站立（2秒，只做一侧就可以）	3
48	跑步跳远（30厘米）	3
	原地跳远（15厘米）	3
54	单脚跳（向前方4次，只做一侧就可以）	6
60	交替单脚跳（跳着走）（3米）	2
	单脚站立（8秒，只做一侧就可以）	2
	在宽2.5厘米的画线上行走（3米）	2
72	从30厘米台阶上跳下	6
	闭目单脚站立，原地与另一只脚交替	6

肌张力的评定

生理学上肌肉的张力是指被动拉长或牵拉肌肉时所遇到的阻力；临床上肌张力是指被动活动肢体或按压肌肉时所感觉到的阻力。这种阻力的产生可以来自肌肉或结缔组织内部的弹性，反射性肌肉收缩。患有脑性瘫痪的儿童绝大部分有肌张力阻碍，或肌张力增高，或肌张力降低，或主动肌与拮抗肌不协调收缩，肌张力时高时低。临床上表现为姿势异常，或异常运动模式，或异常姿势反射。因此，肌张力的评价对小儿脑性瘫痪康复效果的评估比较重要。

临床肌张力分级是一种定量评定方法，检查者根据被动活动肢体时所感觉到的肢体反应或阻力将其分为0～4级（见表24）。

表24 肌张力临床分级

等　级	肌张力	标　准
0	软瘫	被动活动肢体无反应
1	低张力	被动活动肢体反应减弱
2	正常	被动活动肢体反应正常
3	轻、中度增高	被动活动肢体有阻力反应
4	重度增高	被动活动肢体有持续性阻力反应

痉挛分级，传统方法主要是根据痉挛（spasticity）的程度，分为轻度（S）、中度（SS）、重度（SSS）3个等级，目前较少应用。现大多采用改良阿什沃思痉挛量表（modified Ashworth scale，MAS）进行临床肌张力等级评价，共分0～4级（见表25）。

表25　改良阿什沃思痉挛量表

等级	标　准
0	肌张力不增加，被动活动患侧肢体在整个范围内均无阻力
1	肌张力稍增加，被动活动患侧肢体到终末端时有轻微的阻力
1⁺	肌张力稍增加，被动活动患侧肢体在前1／2ROM中有轻微卡住的感觉，后1／2ROM中有轻微的阻力
2	肌张力轻度增加，被动活动患侧肢体在大部分ROM内均有阻力，但仍可以活动
3	肌张力中度增加，被动活动患侧肢体在整个ROM内均有阻力，活动比较困难
4	肌张力高度增加，患侧肢体僵硬，阻力很大，被动活动十分困难

注：ROM（range of motion）为关节活动度，指关节活动时可达到的运动最大弧度。

综合痉挛量表（composite spasticity scale，CSS）主要应用于脑损伤和脊髓损伤后下肢痉挛的评定，特别是踝关节的阵挛，内容包括跟腱反射、踝跖屈肌群肌张力及踝阵挛。评分标准如下：

①跟腱反射：0分，无反射；1分，反射减弱；2分，反射正常；3分，反射活跃；4分，反射亢进。

②踝跖屈肌群肌张力：0分，无阻力；2分，阻力减低；4分，正常阻力；6分，阻力轻到中度增加；8分，阻力重度增加。

③踝阵挛：1分，无阵挛；2分，阵挛1～2次；3分，阵挛2次以上；4分，阵挛持续超过30秒。

共分4个等级（见表26）。

表26　综合痉挛量表

等　级	标　准
无痉挛	0～7分
轻度痉挛	8～9分
中度痉挛	10～12分
重度痉挛	13～16分

肌力的评定

肌力是肌肉在收缩或紧张时所表现出来的能力，以肌肉最大兴奋时所负荷的重量来表示。由于脑性瘫痪患儿长期的四肢、躯干自主运动障碍，大多数患儿有不同程度、不同部位的肌力降低。脑性瘫痪患儿能否恢复其自主运动，与其四肢、躯干肌力能否恢复正常是分不开的，所以脑性瘫痪康复评估中肌力评价是非常必要的。

1.徒手肌力检查分级法

目前儿科较普遍应用的是1936年英国巴尔的摩儿科医院治疗师亨利（Henry）和弗洛伦斯（Flerence）创立的一种肌力百分数分级的方法，以抗重力运动幅度和抗阻力运动幅度为依据，将肌力分为6个等级。

表27　徒手肌力检查分级法

分　级	标　准	正常肌力（%）
0	没有肌肉收缩	0
1	肌肉有收缩，但无关节运动	10
2	关节不抗重力全范围活动	25
3	关节抗重力全范围活动	50
4	关节抗部分重力全范围活动	75
5	关节抗充分重力全范围活动	100

2.定量肌力检查

有电子肌力图仪等，通过负重传感器记录系统描绘出髋、膝、腕伸屈肌的肌力曲线图。其优点是所测结果准确客观，不受检查者主观意识所影响；但这些仪器的构造复杂，不易搬动，造价昂贵。

关节活动度的评定

由于脑性瘫痪患儿肌肉痉挛，或肌腱挛缩，或被动非正常姿势及异常运动模式的长期存在，会导致四肢关节活动度障碍，关节活动度障碍又会严重影响脑性瘫痪患儿的自主运动，因此脑性瘫痪康复评价中关节活动度的评价也十分重要。

关节活动度（ROM）评定可发现阻碍关节活动的因素，判定障碍的程度，提示治疗方法，作为治疗训练的评价手段。其方法有：用角度计在关节活动的前后测量其活动度，通过测量了解患儿自力能够移动的关节活动度（主动）、用外力能够移动的关节活动度（被动）。渡边英夫还介绍了日本1～15岁不同年龄儿童的关节活动度正常值，包括肩关节、肘关节、腕关节、髋关节、膝关节、踝关节的屈曲、伸展、外展、内收、外旋、内旋的正常角度参考。评价内容见表28。

表28　1～15岁儿童关节活动度正常值

		男 女 合 计									T检验
		测量数	平均数	可信区间	测量数	平均数	可信区间	测量数	平均数	可信区间	
肩关节	前屈	313	179	0.6	268	181	0.7	581	180	0.5	**
	后伸	310	85	1.0	256	88	1.1	575	86	0.8	**
	外展	313	188	0.9	268	189	0.9	581	188	0.6	
	内收	313	0	0	268	0	0	581	0	0	
	外旋	310	113	1.8	268	115	1.7	578	114	1.2	
	内旋	313	87	1.7	268	88	1.8	581	87	1.2	
	水平屈曲	308	146	0.7	255	146	1.0	563	146	0.6	
	水平伸展	310	85	1.6	256	87	1.4	566	86	1.1	

		男 女 合 计									T检验
		测量数	平均数	可信区间	测量数	平均数	可信区间	测量数	平均数	可信区间	
肘关节	屈曲	314	151	0.7	270	152	0.6	584	151	0.4	*
	伸展	311	7	0.6	270	8	0.7	581	7	0.4	*
前臂	旋前	310	91	0.7	266	92	0.7	576	92	0.5	
	旋后	311	92	0.8	266	93	0.8	577	93	0.6	*
腕关节	背屈	316	89	0.7	268	89	0.7	584	89	0.5	
	掌屈	317	92	0.7	268	93	0.9	585	92	0.6	
髋关节	前屈	303	142	0.9	262	144	1.1	565	143	0.7	**
	后伸	298	23	0.8	262	23	1.0	560	23	0.7	
	外展	308	60	0.9	262	65	1.1	565	62	0.7	**
	内收	293	30	0.6	256	31	0.8	549	31	0.5	
	外旋	295	52	2.3	260	66	2.3	555	48	1.7	**
	内旋	295	53	1.9	262	65	1.8	557	59	1.4	**
	外旋（屈曲位）	302	68	1.4	262	70	1.7	564	69	1.1	
	内旋（屈曲位）	301	54	2.0	262	66	2.1	563	60	1.5	**

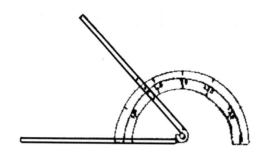

关节角度尺

表29　上肢关节活动度测量方法（180°方式）

关节	运动	测量姿位	固定点	固定臂	移动臂	0点	正常值
肩关节	屈伸	解剖位背贴立柱站立	肩峰	腋中线	肱骨长轴	两尺相重	屈180°
	外展	同上	同上	同上	同上	同上	伸50°
	风外旋	仰卧肩外展肘屈曲90°	鹰嘴	铅垂线	尺骨茎突	同上	各90°
肘关节	屈伸	解剖位	肱骨外上髁	自肩峰的沿线	前臂中线	两尺成一直线	屈150°伸0°
腕关节	屈伸	解剖位	桡骨茎突腕关节中点	前臂纵轴同上	第二掌骨头	两尺成一直线	屈90°伸70°
	尺桡屈				第三掌骨头		桡屈25°尺屈60°

表30　下肢关节活动度测量方法（180°方式）

关节	运动	测量姿位	量角器放置方法			正常活动范围
			轴心	固定臂	移动臂	
髋	屈	仰卧或侧卧，对侧下肢伸直	股骨大转子	与身体纵轴平行	与股骨纵轴平行	0°～125°
	伸	仰卧，被测下肢在上	股骨大转子	与身体纵轴平行	与股骨纵轴平行	0°～15°
	内旋、外旋	仰卧	髂前上棘	左右髂前上棘的连线	髂前上棘至髌骨中心的连线	各0°～45°
	内旋、外旋	仰卧，两小腿于床缘外下垂	髌骨下端	与地面垂直	与胫骨纵轴平行	各0°～45°
膝	屈、伸	俯卧、仰卧	股骨外侧髁	与股骨纵轴平行	与股骨纵轴平行	屈0°～150°伸0°
踝	背伸屈	仰卧或坐立，膝屈曲，踝处于中立位	腓骨纵轴线与足外缘交叉处	与腓骨纵轴平行	与第五趾骨纵轴平行	背伸0°～20°屈0°～45°

表31 正常1岁以下小儿的关节活动度

关节活动度	1～3月	4～6月	7～9月	10～12月
内收肌角（外展角）	40°～80°	70°～110°	100°～140°	130°～150°
腘窝角	80°～100°	90°～120°	110°～160°	150°～170°
足背屈角	60°～70°	60°～70°	60°～70°	60°～70°
足跟耳试验	80°～100°	90°～130°	120°～130°	140°～170°

表31中的内收肌角（外展角）是小儿仰卧，检查者握住其双膝关节使下肢保持伸直位，然后缓慢向两侧展开双下肢至尽可能大的程度，测量两大腿之间的角度。腘窝角是小儿仰卧，屈曲大腿呈膝胸位，然后展开小腿使其尽量伸直，骨盆不离开床面，测量小腿与大腿之间的角度。足背屈角是检查者用拇指抵住小儿足底，其他手握住小腿及足跟，将足向小腿方向背屈，观察足背与小腿前面的角度。足跟耳试验是小儿仰卧，扶小儿足部向同侧耳方向尽量牵拉，骨盆不离开桌面，测量足跟与髋关节的连线与桌面的角度。

小儿的内收肌角、腘窝角及足跟耳角度大于表中数值时，提示肌张力偏低；小于表中数值时提示肌张力偏高。足背屈角则相反，大于60°～70°为肌张力增高，小于60°～70°为肌张力减低。

生活自理能力的评定

生活自理能力（activities of daily living，ADL）是指人们为独立生活而每天必须反复进行的、最基本的、具有共性的身体动作群，即进行衣、食、住、行、个人卫生等的基本动作和技巧。广义的ADL是指人们在家庭生活中、在工作中和在社区中的活动，包括日常生活活动能力、判断能力，与他人的交流能力，执行社会任务的能力，以及在经济上、社会上和职业上安排自己生活方式的能力。对于小儿脑性瘫痪的康复目标，家庭及社会对其康复最基本的要求是患儿可以生活自理。因此ADL的评定在小儿康复医学中越来越受到重视，在脑性瘫痪的康复评定中同样也占有主导地位。目前儿童多用的ADL评定量表是胡莹媛修订的（表32），该量表包括9个部分：个人卫生动作、进食动作、更衣动作、排便动作、器具使用、认识交流动作、床上动作、转移动作、步行动作，共50项，评分按完成的程度每项有2分、1.5分、1分、0.5分、0分共5个评定级别，满分100分。该量表可以较全面地反映脑性瘫痪患儿治疗前后粗大动作、精细动作、手眼协调动作、肌力及肌张力的情况，但缺乏对脑性瘫痪患儿异常姿势、异常姿势反射、认知的量化评价。

表32 脑性瘫痪患儿生活自理能力（ADL）评定表

动　作	得　分
一、个人卫生动作	
1.洗脸、洗手	
2.刷牙	
3.梳头	
4.使用手绢	
5.洗脚	
二、进食动作	
1.用奶瓶吸吮	
2.用手进食	
3.用吸管吸引	
4.用勺叉进食	
5.端碗	
6.用茶杯饮水	
7.削水果皮	
三、更衣动作	
1.脱上衣	
2.脱裤子	

动　作	得　分
3.穿上衣	
4.穿裤子	
5.穿脱袜子	
6.穿脱鞋	
7.系鞋带、系扣子、拉拉链	
四、排便动作	
1.能控制大小便	
2.小便自我处理	
3.大便自我处理	
五、器具使用	
1.电器插销使用	
2.电器开关使用	
3.开、关水龙头	
4.剪刀的使用	
六、认识交流动作	
(7岁后)	
1.书写	
2.与人交谈	
3.翻书页	
4.注意力集中	
(7岁前)	
1.大小便会示意	
2.会招手打招呼	
3.能简单回答问题	
4.能表达意愿	
七、床上动作	
1.翻身	
2.仰卧位、坐位	
3.坐位、膝立位	
4.独立坐位	

动　作	得　分
5.爬	
6.物品料理	
八、转移动作	
1.床、轮椅或步行器	
2.轮椅、椅子或便器	
3.操作手闸	
4.乘轮椅开关门	
5.在轮椅上移动前进	
6.在轮椅上移动后退	
九、步行动作（包括辅助器）	
1.扶站	
2.扶物或步行器行走	
3.独站	
4.单脚站	
5.独自行5米	
6.蹲起	
7.能上下台阶	
8.独行5米以上	
总分	
检查者签名	
评分标准	50项满分100分
能独立完成	每项2分
能独立完成，但时间较长	每项1.5分
能完成，但需辅助	每项1分
两项中完成一项或即便辅助也很困难	每项0.5分
不能完成	每项0分
轻度障碍	75～100分
中度障碍	50～74分
重度障碍	0～49分

脑性瘫痪粗大运动功能评定

前面已介绍的有关评定方法，从不同的角度对小儿脑性瘫痪进行康复评定。从目前国内外小儿康复医学进展看，对小儿脑性瘫痪实施全面综合康复是一种大的趋势，包括运动、生活自理能力、心理、认知、神经反射等综合评定。对于脑性瘫痪患儿大运动功能评估，我们采用的是粗大运动功能测试量表。

1.粗大运动功能测试量表

粗大运动功能测试量表（gross motor function measure，GMFM）是1989年拉塞尔（Russell）等人设计的反映小儿脑性瘫痪临床运动功能改变的量表，已成为国际公认的脑瘫粗大运动功能测试工具，具有正常运动功能的儿童在5岁内能完成所有项目。量表有GMFM－88及GMFM－66两个版本，经修订后应用于小儿脑性瘫痪的疗效评估，其方法简便实用。该量表共分5个功能区：卧位运动与翻身；爬与跪的运动；坐位运动结合平衡反射建立；站位运动；走、跑、跳及攀登运动。共计88项，评分标准按完成的程度评为0～3分。其适应年龄在0～6岁，以功能区分、总分来测量脑瘫儿童的粗大运动功能状况随时间或由于干预而出现的运动功能改变。该量表5个功能区可以将脑性瘫痪的主要功能障碍、姿势异常、异常姿势反射的康复情况反映出来，既可以评估小儿运动发育，又可以对重要反射进行评估，某些功能区也反映肌力、肌张力的变化情况。因此该量表基本上可以较全面地评价小儿脑性瘫痪康复状况。

GMFM－88包括88项评定指标，A区：卧位与翻身；B区：坐位；C区：爬与跪；D区：站立位；E区：行走与跑跳。每项均采用4级评分法，其中A区总分为51分（17项）；B区总分为60分（20项）；C区总分为42分（14项）；D区总分为39分（13项）；E区总分为72分（24项）。

表33 GMFM-88评价方法

A.卧位与翻身
1.仰卧位：头正中位，在四肢保持对称的情况下旋转头部 　0头不能维持于中线 　1头能维持于中线1～3秒 　2头能维持在中线，转头时四肢不对称 　3完成
2.仰卧位：把双手纠正到中位，手指相接触 　0双手没有向中线移动 　1双手开始向中线移动 　2手能放在身体前面，但不能手指相对 　3完成
3.仰卧位：抬头45° 　0颈部没有屈曲 　1颈部有屈曲，但不抬头，抬不起来 　2抬头小于45° 　3完成
4.仰卧位：右侧髋、膝关节能在全关节范围内屈曲 　0右侧髋、膝关节没有屈曲 　1右侧髋、膝关节有屈曲 　2局部屈曲右侧髋、膝关节 　3完成
5.仰卧位：左侧髋、膝关节能在全关节范围内屈曲 　0左侧髋、膝关节没有屈曲 　1左侧髋、膝关节有屈曲 　2局部屈曲左侧髋、膝关节 　3完成
6.仰卧位：右上肢过中线抓玩具 　0没有向中线移动的迹象 　1开始伸手向中线移动 　2伸出右臂，但手不能过中线 　3完成
7.仰卧位：左上肢过中线抓玩具 　0没有向中线移动的迹象 　1开始伸手向中线移动 　2伸出左臂，但手不能过中线 　3完成

A.卧位与翻身

8.仰卧位：向右翻身成俯卧位
   0没有翻身的迹象
   1开始翻
   2部分翻，不成俯卧
   3完成

9.仰卧位：向左翻身成俯卧位
   0没有翻身的迹象
   1开始翻
   2部分翻，不成俯卧
   3完成

10.俯卧位：竖直抬头
   0没有抬头的迹象
   1开始抬头，但下巴不能离垫
   2抬头，没有竖起，前臂承重
   3完成

11.肘支撑成俯卧位：头抬高，肘部伸展，胸部离开床面
   0没有抬头的迹象
   1抬头，下巴不能离垫
   2抬头，没有竖起，前臂承重
   3完成

12.肘支撑成俯卧位：右肘支撑躯体，朝前完全伸展左臂
   0右前臂没有支撑体重的迹象
   1右前臂承重，左臂不支撑，但没有向前伸展
   2右前臂承重，左臂部分向前伸展
   3完成

13.肘支撑成俯卧位：左肘支撑躯体，朝前完全伸展右臂
   0左前臂没有支撑体重的迹象
   1左前臂承重，右臂不支撑，但没有向前伸展
   2左前臂承重，右臂部分向前伸展
   3完成

14.俯卧位：向右翻身成仰卧位
   0没有翻身的迹象
   1开始有翻身的迹象
   2部分向仰卧位翻身
   3完成

A.卧位与翻身

15.俯卧位：向左翻身成仰卧位
  0没有翻身的迹象
  1开始有翻身的迹象
  2部分向仰卧位翻身
  3完成

16.俯卧位：使用四肢向右侧旋转90°
  0没有向右旋转的迹象
  1开始用肢体向右旋转
  2用四肢向右旋转<90°
  3完成

17.俯卧位：使用四肢向左侧旋转90°
  0没有向左旋转的迹象
  1开始用肢体向左旋转
  2用四肢向左旋转<90°
  3完成

B.坐位

18.仰卧位：检查者握孩子双手，拉孩子到坐位，头部控制好（头与脊柱成直线或稍向前倾）
  0拉到坐位时，头不能控制
  1拉到坐位时，头部有控制的迹象
  2拉到坐位时，头能控制部分时间
  3完成

19.仰卧位：向右侧翻身，坐起
  0没有向右翻身坐起的迹象（先成俯卧然后坐起不给分）
  1向右侧翻，开始有坐起的动作
  2向右侧翻，部分坐起
  3完成

20.仰卧位：向左侧翻身，坐起
  0没有向左翻身坐起的迹象（先成俯卧然后坐起不给分）
  1向左侧翻，开始有坐起的动作
  2向左侧翻，部分坐起
  3完成

21.坐在垫子上：检查者支撑孩子胸部，头部竖直保持3秒
  0头部没有抬起的迹象
  1开始有抬头的迹象
  2抬头但不能竖直维持3秒
  3完成（头部到垂直位并维持3秒）

B.坐位

22.坐在垫子上：检查者支撑孩子胸部，头正中位保持10秒
    0没有抬头的迹象
    1开始抬头，但不在中线
    2头抬起位于中线，保持小于10秒
    3完成

23.用上肢支撑坐在垫子上：保持5秒
    0手臂不能支撑
    1保持小于1秒
    2保持1~4秒
    3完成

24.坐在垫子上：没有上肢支撑保持坐位3秒
    0不能保持坐位，除非手臂支撑
    1单个手臂支撑下保持坐位
    2没有上肢支撑保持坐位小于3秒
    3完成

25.坐在垫子上：前面放置小玩具，身体前倾触摸玩具，没有上肢支持返回直立坐位
    0没有向前倾的迹象
    1倾向前，但不返回
    2倾向前，触摸玩具，在手臂支持下回到直立坐位
    3完成

26.坐在垫子上：触摸右后方45°放置的玩具，返回开始姿势
    0没有触摸玩具的迹象
    1开始伸手，但达不到后面
    2伸到后面，但没有触及玩具或没有回到原地（手伸到大垫子外）
    3完成

27.坐在垫子上：触摸左后方45°放置的玩具，返回开始姿势
    0没有触摸玩具的迹象
    1开始伸手，但达不到后面
    2伸到后面，但没有触及玩具或没有回到原地（手伸到大垫子外）
    3完成

28.右侧横坐：没有上肢支持保持5秒
    0不能保持右侧横坐
    1右侧横坐，双手支撑5秒（肘部必须离开垫子）
    2右侧横坐，右臂支撑5秒（肘部必须离开垫子）
    3完成

B.坐位

29.左侧横坐：没有上肢支持保持5秒
　　0不能保持左侧横坐
　　1左侧横坐，双手支撑5秒（肘部必须离开垫子）
　　2左侧横坐，左臂支撑5秒（肘部必须离开垫子）
　　3完成

30.坐在垫子上：有控制地降低身体成俯卧位
　　0没有在控制下降低身体至俯卧位的迹象
　　1有在控制下降低身体至俯卧位的迹象
　　2降低身体至俯卧位，但有碰撞（失去控制的动作）
　　3完成

31.足向前坐在垫子上：身体向右侧旋转成四点支撑位
　　0没有转成四点位的迹象
　　1开始有向右转成四点位的动作出现
　　2部分完成向右翻成四点位
　　3完成

32.足向前坐在垫子上：身体向左侧旋转成四点支撑位
　　0没有转成四点位的迹象
　　1开始有向左转成四点位的动作出现
　　2部分完成向左翻成四点位
　　3完成

33.坐在垫子上：不使用上肢帮助旋转90°
　　0没有开始旋转的迹象
　　1开始旋转
　　2靠手臂帮助旋转90°
　　3完成

34.坐在凳子上：上肢及双足不支撑保持10秒
　　0不能在凳子上保持坐姿
　　1保持，手臂支撑，脚支撑10秒（坐于凳子）
　　2保持，手臂放松，脚支撑10秒（坐于凳子）
　　3完成

35.站立位：落座小凳子
　　0没有坐上小凳子的迹象
　　1开始坐凳子（有上凳子的企图）
　　2部分坐上凳子
　　3完成

B.坐位

36.从地面：落座小凳子

　　0没有坐上小凳子的迹象

　　1开始坐凳子（有上凳子的企图）

　　2部分坐凳子（靠凳子站立或以凳子为支撑基本达到站立位）

　　3完成

37.从地面：落座大椅子

　　0没有坐上大椅子的迹象

　　1开始坐椅子（有上椅子的企图）

　　2部分坐椅子（靠椅子站立或以椅子为支撑基本达到站立位）

　　3完成

C.爬与跪

38.俯卧位：向前方腹爬1.8米

　　0没有匍匐向前的迹象

　　1匍匐向前小于0.6米

　　2匍匐向前0.6米～1.5米

　　3完成

39.四点支持位：用手与膝支撑身体10秒

　　0手和膝不能持续承重

　　1手和膝能承重，维持小于3秒（有企图保持姿势现象）

　　2手和膝能承重，维持3～9秒

　　3完成

40.四点位：不用上肢支撑成坐位

　　0没有坐的迹象

　　1开始尝试变成坐位

　　2变成坐位，但需手臂支撑（有1～2个手臂支撑）

　　3完成

41.俯卧位：成四点位，手和膝承重

　　0没有成四点位的迹象

　　1开始尝试变成坐位

　　2变成坐位，但需手臂支撑（有1～2个手臂支撑）

　　3完成

42.四点位：右上肢向前伸出，手的位置高于肩部

　　0右手臂没有伸出向前的迹象

　　1右手臂开始向前伸出（<10%）

　　2右手臂部分向前伸出（10%～90%）

　　3完成

C.爬与跪
43.四点位：左上肢向前伸出，手的位置高于肩部 　　0左手臂没有伸出向前的迹象 　　1左手臂开始向前伸出（<10%） 　　2左手臂部分向前伸出（10%～90%） 　　3完成
44.四点位：向前四点爬或蛙跳1.8米 　　0没有向前用膝、手爬或蛙跳的迹象 　　1向前四点爬或蛙跳小于0.6米 　　2向前四点爬或蛙跳0.6米～1.5米 　　3完成
45.四点位：向前交替性四点爬1.8米 　　0没有向前交替性四点爬的迹象 　　1向前交替四点爬小于0.6米 　　2向前交替四点爬0.6米～1.5米 　　3完成
46.四点位：用手和膝/脚爬上4级台阶 　　0没有爬台阶的迹象 　　1用手和膝/脚爬1级 　　2用手和膝/脚爬2～3级 　　3完成
47.四点位：用手和膝/脚退着爬下4级台阶 　　0没有退着爬下楼梯的迹象 　　1退着爬下1级 　　2退着爬下2～3级 　　3完成
48.坐在垫子上：先使用上肢帮助孩子成高跪位，然后不用上肢支撑保持10秒 　　0当被放置在高跪位时，孩子不能抓着凳子维持该姿势 　　1当被放置在高跪位时，孩子能抓着凳子维持10秒（开始位置：把孩子放置在高跪位并抓住凳子） 　　2孩子抓着凳子成高跪位并维持10秒（开始位置，坐于垫子，前面放凳子） 　　3完成（从垫子上的任何坐姿开始）
49.高跪位：先使用上肢帮助转成右膝半跪位，然后不用上肢支撑保持10秒 　　0当被放置在半跪位置时，孩子不能抓着凳子维持该姿势 　　1当被放置在半跪位置时，孩子能抓着凳子维持10秒（开始位置：把孩子放置在右膝半跪位并抓住凳子） 　　2孩子抓着凳子成半跪位置，并维持10秒（开始位置：跪于垫子，前面放置凳子） 　　3完成（开始位置：在垫子上成高跪位）

C.爬与跪

50.高跪位：先使用上肢帮助转成左膝半跪位，然后不用上肢支撑保持10秒

    0当被放置在半跪位置时，孩子不能抓着凳子维持该姿势

    1当被放置在半跪位置时，孩子能抓着凳子维持10秒（开始位置：把孩子放置在左膝半跪位并抓住凳子）

    2孩子抓着凳子成半跪位置，并维持10秒（开始位置：跪于垫子，前面放置凳子）

    3完成（开始位置：在垫子上成高跪位）

51.高跪位：不用上肢支撑向前跪走10步

    0没有跪着向前走的迹象

    1需两手拉着向前跪走10步（可以使用本测试中任何器械用来抓握，如小凳子或者平行杆，但不可以拉着人跪走）

    2需单手拉着向前跪走10步

    3完成

D.站立位

52.地面：抓着大凳子拉自己站起

    0不能

    1完成<10%

    2完成10%~90%

    3完成

53.站立：不用上肢支持保持3秒

    0不能抓着凳子等维持站立

    1两手抓着，维持站立位3秒（可以前臂靠器械或部分躯体碰到器械）

    2一手抓着，维持站立位3秒（除了单手以外躯体任何部分不能靠器械）

    3完成

54.站立：单手抓住大凳子，抬起右脚，保持3秒

    0右脚没有抬起的迹象

    1两手支持，抬起右脚小于3秒（开始位置：两手拉凳子）

    2两手支持，抬起右脚达到3秒（开始位置：两手拉着凳子）

    3完成

55.站立：单手抓住大凳子，抬起左脚，保持3秒

    0左脚没有抬起的迹象

    1两手支持，抬起左脚小于3秒（开始位置：两手拉凳子）

    2两手支持，抬起左脚达到3秒（开始位置：两手拉着凳子）

    3完成

D.站立位
56.站立：不用上肢支持保持20秒 0手臂不支撑时不能保持站立 1手臂不支撑，维持站立位小于3秒 2手臂不支撑，维持站立位3～9秒 3完成
57.站立：抬起左脚，不用上肢支持保持10秒 0手臂不支撑时不抬左脚 1手臂不支撑，抬左脚小于3秒 2手臂不支撑，抬左脚3～9秒 3完成
58.站立：抬起右脚，不用上肢支持保持10秒 0手臂不支撑时不抬右脚 1手臂不支撑，抬右脚小于3秒 2手臂不支撑，抬右脚3～9秒 3完成
59.坐在小凳子上：不用上肢帮助站起 0没有站起的迹象 1开始有站起的动作 2在上肢支持下站起来（达到站立位时手要放开） 3完成（在姿势转换过程中不能有手/臂的帮助）
60.高跪位：通过右侧半跪位站起，不用上肢帮助 0没有站的迹象 1开始有站的动作 2在上肢支持下站起来（可以不使用半跪位） 3完成（手臂不能放在垫子或身体上进行协助，在从高跪位到站立的转换过程中必须使用半跪位）
61.高跪位：通过左侧半跪位站起，不用上肢帮助 0没有站的迹象 1开始有站的动作 2在上肢支持下站起来（可以不使用半跪位） 3完成（手臂不能放在垫子或身体上进行协助，在从高跪位到站立的转换过程中必须使用半跪位）
62.站立位：有控制地降低身体坐到地面，不用上肢帮助 0拉着器械不能降低身体到地面 1能够降低身体到地面，但是有撞击（中途失去控制） 2在手臂帮助下或者拉着器械降低身体坐到地面（手臂可以用来维持平衡或者撑在地面或身体上） 3完成（运动有规律，有方向性）

D.站立位

63.站立位：成蹲位，不用上肢帮助

　　0没有蹲的迹象

　　1开始有蹲的动作（可以依靠手臂或器械帮助）

　　2在手臂帮助下或者拉着东西蹲（手臂可以用来维持平衡或者撑在地面或身体上）

　　3完成

64.站立位：不用上肢帮助，从地面拾物再返回成站立位

　　0不从地面上拾物

　　1开始从地面上拾物（可以依靠器械帮助）

　　2手臂支持，从地面上拾物

　　3完成

E.行走与跑跳

65.站立：两手扶大长凳，向右侧横走5步

　　0不走

　　1向右横走小于1步

　　2向右横走1~4步

　　3完成

66.站立：两手扶大长凳，向左侧横走5步

　　0不走

　　1向左横走小于1步

　　2向左横走1~4步

　　3完成

67.站立：牵两手向前走10步

　　0不走

　　1向前走小于3步

　　2向前走3~9步

　　3完成

68.站立：牵单手向前走10步

　　0不走

　　1向前走小于3步

　　2向前走3~9步

　　3完成

69.站立：向前走10步

　　0不走

　　1向前走小于3步

　　2向前走3~9步

　　3完成

E.行走与跑跳
70.站立：向前走10步，停止，转180°，返回 　　0向前走10步，停止会摔倒 　　1向前走10步，停下，没有开始转身 　　2向前走10步，停下，转身小于180° 　　3完成
71.站立：后退10步 　　0不后退 　　1后退3步 　　2后退3～9步 　　3完成
72.站立：两手提大物向前走10步 　　0拿大物，不走 　　1单手拿大物走10步 　　2双手拿大物走10步 　　3完成
73.站立：在20厘米间隔的平行线之间连续向前走10步 　　0不走 　　1连续向前走小于3步 　　2连续向前走3～9步 　　3完成
74.站立：在2厘米宽的直线上连续向前走10步 　　0不走 　　1连续向前走小于3步 　　2连续向前走3～9步 　　3完成
75.站立：右脚领先跨越膝盖高度的木棒 　　0不跨越 　　1右脚领先跨过5厘米～8厘米高度的木棒 　　2右脚领先跨过齐小腿中部高度的木棒 　　3完成
76.站立：左脚领先跨越膝盖高度的木棒 　　0不跨越 　　1左脚领先跨过5厘米～8厘米高度的木棒 　　2左脚领先跨过齐小腿中部高度的木棒 　　3完成

E.行走与跑跳
77.站立：跑4.5米，停止，返回 　0不启动 　1快走启动跑 　2跑小于4.5米 　3完成
78.站立：右脚踢球 　0不启动 　1抬右脚但不踢 　2用右脚踢球，但跌倒 　3完成（踢球时不倒下）
79.站立：左脚踢球 　0不启动 　1抬左脚但不踢 　2用左脚踢球，但跌倒 　3完成（踢球时不倒下）
80.站立：两脚同时跳高30厘米 　0不跳 　1两脚同时跳小于5厘米高 　2两脚同时跳高5厘米～28厘米 　3完成
81.站立：两脚同时跳远30厘米 　0不向前跳 　1两脚同时向前跳小于5厘米远 　2两脚同时向前跳5厘米～28厘米 　3完成
82.右脚单立：在60厘米直径的圆内，右脚跳10次 　0右脚不跳 　1在60厘米圈内用右脚跳小于3次 　2在60厘米圈内右脚跳3～9次 　3完成
83.左脚单立：在60厘米直径的圆内，左脚跳10次 　0左脚不跳 　1在60厘米圈内用左脚跳小于3次 　2在60厘米圈内左脚跳3～9次 　3完成

E.行走与跑跳
84.扶一侧栏杆站立：上4级台阶，扶栏杆，交替出步 　0扶住栏杆，不向上跨步 　1扶住栏杆向上走2级，同一脚起步 　2扶住栏杆向上走4级，交替不稳定 　3完成
85.站立：抓着扶手，下4级台阶，抓一侧扶手，交替出步 　0抓住一侧扶手，没有向下跨步的迹象 　1抓住一侧扶手走下2级，持续用同一只脚先下 　2抓住一侧扶手走下4级，不是一直两脚交替 　3完成
86.站立：上4级台阶，交替出步 　0手臂不支撑，不往上走 　1往上走2级，持续用同一个脚先上 　2往上走4级，不是一直两脚交替 　3完成
87.站立：下4级台阶，交替出步 　0手臂不支撑，不往下走 　1往下走2级，持续用同一个脚先下 　2往下走4级，不是一直两脚交替 　3完成
88.站在15厘米高的台阶上：两足同时跳下 　0双足不同时往下跳 　1双足同时跳下，但跌倒 　2双足同时跳下不跌倒，但需要用手撑在地上防止跌倒 　3完成

2.评分标准与结果

GMFM-88的每一项都为4级评分，具体标准：0分：动作还没有出现的迹象；1分：动作开始出现——只完成整个动作的10%以下；2分：部分完成动作——可以完成整个动作的10%~90%；3分：整个动作可以全部完成。

评分结果见表34：

表34 评分结果

	次数（ ）		次数（ ）		次数（ ）	
	百分比	目标区	百分比	目标区	百分比	目标区
A	/51 = %		/51 = %		/51 = %	
B	/60 = %		/60 = %		/60 = %	
C	/42 = %		/42 = %		/42 = %	
D	/39 = %		/39 = %		/39 = %	
E	/72 = %		/72 = %		/72 = %	
总分	＋ ＋ ＋ ＋ /5=		＋ ＋ ＋ ＋ /5=		＋ ＋ ＋ ＋ /5=	
目标分	/ = %		/ = %		/ = %	

- ◆ 根据检查顺序和完成情况把所有项目合并为5个运动功能区
- ◆ 仰卧位、俯卧位结合翻身，原始反射残存及直立反射建立
- ◆ 四点位、跪结合爬
- ◆ 坐结合平衡反射
- ◆ 站
- ◆ 走、跑、攀登

评分时先按运动功能区评判：

①功能区得分：患儿得分/最大评分×100；

②总的评分：每一功能区的百分数相加／5。

智力的评定

见表35。

表35 常用的智力测试方法

项　目	适应人群	内容简介	评估结果	特　点
格塞尔智测法	4周~3岁	以发育商表示小儿的智能发育水平，主要包括社会适应、个人社交、大动作、精细动作、语言5个功能区	正常：100±15 临界：76~85 轻度智力障碍56~75 中度智力障碍36~55 重度智力障碍21~35 极重度智力障碍≤20	有时发育商并不能准确反映儿童的神经精神发育完善状况，测试需由专业人员一对一操作，为诊断性测验
韦氏学龄前儿童智力量表	4~6.5岁	主要得出言语智商及操作智商和总智商	正常：100±15 智力低下：<70	内容多，方法难掌握，测试时间较长，为诊断性测验
韦氏学龄儿童智力量表	7~16岁	同上	同上	同上
婴幼儿发育测验量表（CDCC）	0~3岁	以精神发育指数表示小儿智能发育水平，从大动作、精细动作、认知能力、语言、适应性及个人—社会交往等方面测量	130非常优秀 110~129优秀 90~109中等 80~89中下等 70~79边缘状态 ≤69智能缺陷	为诊断性量表
希内智测法	3~16岁	所测结果为智龄同，再转换成智商	≥130优秀 110~129良好 90~109一般 70~89较差 <70极差	适用于有听力障碍或语言障碍儿童
瑞文智测法	6岁以上	通过换算标准分来分析智力水平	≥95优秀 75~94良好 25~74中等 5~24中下 <5低下	适用年龄及范围广，可适用于聋哑儿童、文盲、孤独症患儿

能力低下儿童评定量表

能力低下儿童评定量表（pediatric evaluation of disability inventory，PEDI）是由斯蒂芬（Stephen）等人在1992年编制出版的针对能力低下儿童的功能评定专业量表。能力低下儿童是指由于多种原因造成的，包括行动、认知、语言、社会机能等多方面能力落后于正常儿童的群体。PEDI主要是针对6个月到7.5岁的能力低下儿童以及基本能力低于7.5岁正常水平的大年龄儿童，评价其自理能力、移动能力和社会机能，现已被康复界用于检测能力低下儿童的功能水平、制订康复计划和疗效评估。

PEDI量表由功能性机能及介助者援助两大板块组成。功能性机能项目用于反映儿童当前功能性机能的水平，介助者援助项目用于判断儿童在完成复杂的功能活动时所需的援助量，而调整项目反映儿童需要多少的调整量来支持他们的行为活动。其中每个板块又分为自理、移动和社会机能3个领域，一共有197项功能性机能项目和20项介助者援助和调整项目。自理能力领域采用以下几个技能来表达：进食、梳洗、更衣、洗刷和如厕等，通过对食物形态的种类、仪器的使用、饮料容器的使用、刷牙、整理头发、鼻腔护理、洗手、洗身体/脸、穿套衫/开衫、扣扣、穿裤子、穿鞋/袜、厕所动作、排尿管理、排便管理等项目来评估患儿饮食起居生活的能力。移动领域是以移乘动作和室内外移动技能为对象，以厕所移乘、椅子/轮椅的移乘、向车内移动、床移动/乘移、移乘至浴槽、屋内的移动方法、屋内行走的距离和速度、屋内移动中牵拉搬运物体、屋外移动的方法、屋外移动的距离和速度、屋外不同路面的移动、登阶梯、下阶梯等项目来评估患者的移动能力水平。社会机能领域是评定儿童的交流能力，包括社会交流、家庭内与地区内进行事务的能力，通过对语言理解、理解句子和文章的复杂性、交流机能的使用、表达复杂的交流、问题的解决、社会交流、同龄人之间的交流、用物品游玩、关于自己的情报、时间的定位、家庭工作、自我防卫、在社区内的机能等项目来评定患者的社会技能能力水平。介助者对儿童的援助和调整在自理能力领域方面是通过对进食、梳洗、入浴、上半身更衣、下半身更衣、上厕所、排尿管理、排便管理等项目来评分；移动领域是通过椅子/厕所的移乘、车子的移乘、床的移动和移乘、浴槽的移乘、室内移动、室外移动、阶梯项目来评定；社会机能领域是通过理解机能、表达机能、共同解决问题、与小朋友游玩、安全性等项目来评定。

PEDI量表可由治疗师、家长或护理者完成评估。在评分上，社会机能的每项评估项目均采点记分，通过者记1分，未通过者记0分，最后累计分数查阅标准值。介助者援助项目记分以0～5分制记分，援助越少，所获得的记分越多，最后以累计分数查阅标准值。

表36　能力低下儿童评定量表（PEDI）

第一部分：机能和技能									
自理能力领域									
A：食物种类	1		2		3		4		
B：使用容器	5		6		7		8		9
C：使用饮料容器	10		11		12		13		14
D：刷牙	15		16		17		18		19
E：整理头发	20		21		22		23		
F：鼻腔护理	24		25		26		27		28
G：洗手	29		30		31		32		33
H：洗身体/脸	34		35		36		37		38
I：穿套衫/开衫	39		40		41		42		43
J：扣扣	44		45		46		47		48
K：穿裤子	49		50		51		52		53
L：穿鞋/袜	54		55		56		57		58
M：厕所动作	59		60		61		62		63
N：排尿管理	64		65		66		67		68
O：排便管理	69		70		71		72		73
								合计	

第一部分：机能和技能										

移动领域

A：厕所移乘	1		2		3		4		5	
B：椅子/轮椅移乘	6		7		8		9		10	
C：向车内移动	11		12		13		14		15	
D：床移动/移乘	16		17		18		19			
E：移乘至浴槽	20		21		22		23		24	
F：屋内的移动方法	25		26		27					
G：屋内行走的距离和速度	28		29		30		31		32	
H：屋内移动中牵拉搬运物体	33		34		35		36		37	
I：屋外移动方法	38		39							
J：屋外移动的距离和速度	40		41		42		43		44	
K：屋外移动的路面	45		46		47		48		49	
L：上阶梯	50		51		52		53		54	
M：下阶梯	55		56		57		58		59	

合计

社会机能领域

A：语言理解	1		2		3		4		5	
B：理解句子、文章复杂性	6		7		8		9		10	
C：交流机能的使用	11		12		13		14		15	
D：表达复杂的交流	16		17		18		19		20	
E：问题解决	21		22		23		24		25	
F：社会交流、游玩（与成人）	26		27		28		29		30	
G：同龄人之间的交流	31		32		33		34		35	
H：用物品游玩	36		37		38		39		40	

第一部分：机能和技能									
I：关于自己的情报	41		42		43		44		45
J：时间的定位	46		47		48		49		50
K：家庭工作	51		52		53		54		55
L：自我防卫	56		57		58		59		60
M：在社区内的机能	61		62		63		64		65
								合计	

第二部分：介助者对儿童的援助和调整									
自理能力领域									
A：进食	5	4	3	2	1	0	N	C	R	E
B：梳洗	5	4	3	2	1	0	N	C	R	E
C：入浴	5	4	3	2	1	0	N	C	R	E
D：上半身更衣	5	4	3	2	1	0	N	C	R	E
E：下半身更衣	5	4	3	2	1	0	N	C	R	E
F：厕所行动	5	4	3	2	1	0	N	C	R	E
G：排尿管理	5	4	3	2	1	0	N	C	R	E
H：排便管理	5	4	3	2	1	0	N	C	R	E
援助合计					调整合计				
移动领域									
A：椅子/厕所的移乘	5	4	3	2	1	0	N	C	R	E
B：车子的移乘	5	4	3	2	1	0	N	C	R	E
C：床的移动/移乘	5	4	3	2	1	0	N	C	R	E
D：浴槽移乘	5	4	3	2	1	0	N	C	R	E
E：屋内移动	5	4	3	2	1	0	N	C	R	E
F：屋外移动	5	4	3	2	1	0	N	C	R	E
G：阶梯	5	4	3	2	1	0	N	C	R	E
援助合计					调整合计				
社会机能领域									
A：理解机能	5	4	3	2	1	0	N	C	R	E

第二部分：介助者对儿童的援助和调整										
B：表达机能	5	4	3	2	1	0	N	C	R	E
C：共同解决问题	5	4	3	2	1	0	N	C	R	E
D：与小朋友游玩	5	4	3	2	1	0	N	C	R	E
E：安全性	5	4	3	2	1	0	N	C	R	E
援助合计						调整合计				

得分一览							
领域	部分	原始分	基准标准分	标准差	尺度化分	标准差	适合分
自理能力	机能						
移动	机能						
社会机能	机能						
自理能力	援助						
移动	援助						
社会机能	援助						

调整频度											
自理能力（8项）				移动（7项）				社会机能（5项）			
没有	儿童	康复	广泛	没有	儿童	康复	广泛	没有	儿童	康复	广泛

儿童功能独立检查量表

儿童功能独立检查量表（the functional independence measure for children，WeeFIM）是由纽约州立大学格兰杰（Granger）等人根据美国医疗康复统一数据系统的内容修订，从成人功能独立检查量表演变而来，是针对残障儿童行动、自理、认知、社交等功能的专业评定量表，目前已被许多国家的康复学界广泛用于检测残障儿童功能水平、制订康复计划以及评估疗效。

WeeFIM主要的评估对象是6个月到7岁正常儿童以及6个月到21岁的功能残障或发育落后者。它包括18个项目，分为3个区，6个板块：自理区（自理、括约肌控制）；移动区（移动、行动）；认知区（交流、社会认知）。其中自理区和移动区又组成运动部分（共13项）；其余为认知部分（共5项）。每个项目分1～7级，按顺序从7级：完全独立完成任务→6级：有条件的独立完成→5级：在监督或提示下完成→4级：最小程度的依赖辅助完成（自己完成大部分，75%～99%）→3级：中等程度的依赖辅助完成（自己完成一半或更多一些，50%～74%）→2级：最大程度的依赖辅助完成（自己完成一半不到，25%～49%）→1级：完全依赖辅助（几乎不能完成任务，如果能完成一点儿也低于25%）。测试者可以通过现场观察或询问看护者来进行评估。

WeeFIM具有全面、简明的特点，能测量儿童功能残障的程度以及看护者对儿童进行辅助的种类和数量，是用来评价残障儿童在家庭和社会中生活能力的量表（见表37）。

表37　儿童功能独立检查量表内容介绍（WeeFIM）

自理区：1.进食
当饭做好并放在孩子面前以后观察以下几点： 使用适当的餐具（调羹、叉、杯子） 把食物和液体送进嘴里 准备和移动食物与液体；为吞咽做准备并且吞咽 评估时提问："我希望了解当你准备好食物并放在你孩子面前时，他是怎样吃的？"

自理区：2.梳洗
梳洗包括以下所有的任务： 口腔护理（刷牙） 清洁和擦拭头发 弄湿、洗干净并擦干手 弄湿、洗干净并擦干脸 评估时提问："我希望了解你的孩子怎么刷他的牙齿，怎么梳理他的头发，怎么弄湿、洗干净并擦干他的脸和手？"

自理区：3.沐浴

沐浴包括以下所有的任务：

用水弄湿脖子以下的身体（不包括背后和头）

洗干净脖子以下的身体（不包括背后和头）

擦干脖子以下的身体（不包括背后和头）

沐浴可以盆浴、淋浴或者用海绵浴床

评估时提问："我希望了解你的孩子在盆浴、淋浴或者使用海绵浴床时，怎么弄湿、洗干净并擦干脖子以下除了背和头发的部分？"

自理区：4.穿上半身衣服

穿衣服包括以下所有的任务：

穿腰以上部分的衣服

脱腰以上部分的衣服

适当的时候可以提供或撤掉一些弥补

评估时提问："我希望了解你的孩子怎么穿脱他的腰部以上的衣服？"

自理区：5.穿下半身衣服

穿衣服包括以下所有的任务：

穿腰以下部分的衣服

脱腰以下部分的衣服

适当的时候可以提供或撤掉一些弥补

评估时提问："我希望了解你的孩子怎么穿脱他的腰部以下的衣服？"

自理区：6.上厕所

包括以下所有的任务：

在上厕所之前整理衣服

能完成会阴区卫生（自己擦）

在上厕所之后整理衣服

评估时提问："我希望了解你的孩子怎样擦他自己的'屁屁'，并在上厕所前后整理衣服？"

自理区：7.膀胱控制

包括完全有意识地控制泌尿的膀胱，并且如果有必要，使用设备或作用物帮助膀胱控制

评估时提问："我希望了解你的孩子的裤子或者床在白天和晚上是不是湿的，以及你需要给你的孩子提供多少帮助，帮助控制膀胱？"

自理区：8.直肠控制

包括完全有意识地控制直肠运动，并且如果有必要，使用设备或作用物帮助直肠控制

评估时提问："我希望了解你的孩子的裤子或者床在白天和晚上是不是被大便弄脏，以及你需要给你的孩子提供多少帮助，帮助控制直肠？"

移动区：9.从椅子/轮椅上转移

包括一个孩子移动上和移动下成人规格的椅子或轮椅所需要的所有任务

评估时提问："我想知道你的孩子怎样上下普通的椅子或他的轮椅？"

移动区：10.如厕转移 　　包括移动上和移动下厕所所需要完成的任务 　　评估时提问："我想知道你的孩子怎样上下标准厕所？"
移动区：11.盆浴/淋浴转移 　　包括移动进和出浴盆或淋浴所需完成的任务 　　评估时提问："我想知道你的孩子怎样进出最常使用的浴盆或淋浴池？"
移动区：12.走/使用轮椅/匍匐前进 　　包括走——在站立位，或者使用轮椅——在坐位，或是爬——在水平位 　　走：包括走，就是在站立位，在水平面上，最少一次走50米 　　使用轮椅：包括安全使用轮椅（手动或动力发动的），在身体没有危险的情况下一次最少前行50米 　　爬：包括爬行或自己移动（例如打滚），在身体没有危险的情况下一次移动50米 　　评估时提问："我希望了解你的孩子大部分时间是怎样到处走动的。他移动的时候用爬或轮椅吗？"
移动区：13.上下楼梯 　　上下至少12～14级（一段）室内楼梯 　　评估时提问："我希望了解你的孩子是否能上下至少12～14级（一段）室内楼梯？"
认知区：14.理解 　　包括孩子对交流说话或者视觉表现理解得怎样。这包括理解说话、字、手语、手势或者图示等信息。一个迹象可以表明孩子理解所给的信息，它就是孩子听从指令的能力 　　评估时提问："我希望了解你的孩子怎样理解语言或者视觉信息？"
认知区：15.表达 　　包括理解交流的意图（基于需要和想法）。这包括容易被大多数人理解的语言，还包括通过写字、姿势、手语或一种交流方法表达意图 　　评估时提问："我希望了解你的孩子在他们的环境中表达他的想法，表达得怎么样？"
认知区：16.社交 　　包括在独自或与多人一起玩的情况下（治疗的或日常生活的）的相关技巧。它表现为孩子怎样处理自己的需要及他人的需要 　　评估时提问："我希望了解你的孩子怎样与其他孩子相处，他是怎样参加活动的？包括了解规则和轮流。"
认知区：17.解决问题 　　包括解决日常生活问题的相关技巧。这包括认识到对问题做合理、安全和及时的决定开始，排序及自我调整任务以解决问题 　　评估时提问："我希望了解你的孩子怎样认识并解决日常生活中的问题？"
认知区：18.记忆 　　包括日常活动中与认知、记忆相关的技巧。它包括储存和找回信息的能力，是视觉和听觉的加工。记忆力的不足减弱了学习和完成任务的能力 　　评估时提问："我希望了解你的孩子是否能认得熟悉的人，以及记得熟悉的情境和事件？"

儿童脑瘫训练适量评定

见表38。

表38　儿童脑瘫训练适量评定表

	0分	1分	2分
自我感觉	稍累	累	筋疲力尽
肌肉酸痛、肌力低下硬度增加	休息后恢复	第二天恢复	第二天不恢复
心率增高10次以上	休息5分钟恢复正常	休息5分钟不恢复	第二天不恢复
磷酸肌酸激酶（CPK）	正常	增高	是正常时的2倍

注：总分小于2分为不足，3～4分为正好，超过5分为过量。

第六章

脑性瘫痪患儿的护理

·

什么？说我不会护理，我可是母亲呀，又受过产前产后的培训，还说我的日常生活护理不当导致了孩子病情加重，也不知有没有搞错。不过为了自己的孩子，只好再次接受教育了。

脑性瘫痪患儿的康复是一项长期艰苦的工作，对患儿的父母来说，做好日常生活的护理是至关重要的。脑性瘫痪患儿的康复靠的是三分治疗七分护理，在抱患儿和患儿进食、穿衣、睡眠、如厕、营养、教育等方面，家长该如何进行正确、良好的护理，对脑性瘫痪患儿的全面康复有着不可替代的重要作用。

脑性瘫痪患儿的抱法

不能独坐、站、走的脑性瘫痪患儿，母亲常将其抱在怀里。如果抱的姿势不正确，异常姿势得以强化，阻碍了正确姿势的形成，会影响患儿的康复效果。

以下介绍几种抱脑性瘫痪患儿的正确方法（见图4～图8）和注意事项。家长每次抱患儿的时间不宜过长，以便使患儿有更多时间进行运动康复等训练。抱患儿时要抑制其异常姿势，使患儿头、躯干尽量处于或接近正常的位置，双侧手臂不受压。

怀抱患儿时，应避免其面部靠近家长胸前，防止患儿丧失观察周围环境的机会。头控差而双手能抓握的患儿，可令他用双手抓住家长的衣服，搭在家长的肩、颈部。

痉挛型下肢瘫患儿，家长可一手托住患儿臀部，一手扶住他肩背部，将患儿竖直抱在怀里，将其两腿分开，分别搁置在家长两侧髋部或一侧髋部的前后侧，从而达到牵张下肢痉挛的内收肌的目的（见图4）。

怀抱软瘫患儿时，同样要使他头、躯干竖直，家长用双手托住患儿臀部，使其背部依靠在家长胸前，以防日后发生脊柱后突或侧弯畸形，也有利于

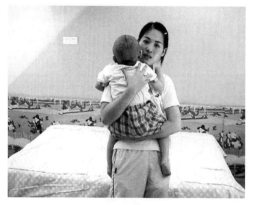

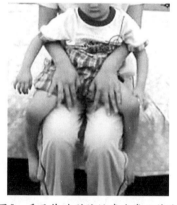

图4　痉挛型脑性瘫痪患儿抱法　　　　图5　手足徐动型脑性瘫痪患儿抱法

训练患儿的正确躯干立直姿势（见图6）。患儿仅头和躯干的侧面得到依靠的抱姿，由于患儿身体获得的支持面积小，有助于自己逐渐学会维持躯干平衡的能力（见图8）。

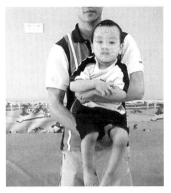

图6　弛缓型脑性瘫痪患儿抱法

　　将患儿抱起和放回床上的方法是否恰当，对是否强化或抑制异常姿势反射影响很大（见图9）。例如，抱起伸肌张力增高的患儿时，先将他头和身体侧转，面部朝向家长，然后将他抱起，以防患儿在被抱起过程中，伸肌张力进一步增高。同样原因，将患儿放回床上时，也应采取先将小儿转换成侧方悬空位，然后再放下的方法。

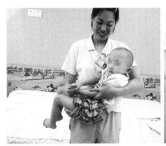

图7　所有脑性瘫痪患儿均可用的抱法

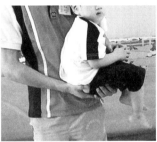

图8　弛缓型脑性瘫痪患儿抱法

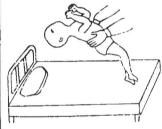

图9　对伸展型患儿的错误抱起方法

脑性瘫痪患儿的睡眠姿势

　　正常儿童可以随心所欲地躺在床上，而脑性瘫痪儿童由于紧张性颈反射的影响，头很难摆在正中位，常常是倾向一面，并且头紧紧地贴在枕头上，长久地保持这种异常姿势将会发生脊柱关节的变形，所以不良的睡眠姿势会影响脑性瘫痪患儿的正常发育。

　　痉挛型脑性瘫痪患儿睡眠一般不宜长期采用仰卧姿势。由于仰卧位姿势会导致患儿运动不对称，加重肌肉痉挛，所以痉挛型脑性瘫痪患儿以侧卧位姿势较好（见图10）。这种姿势不仅令痉挛肌肉的张力得到改善，也有利于动作的对称。采用侧卧位姿势的患儿可以比较容易地将双手放在身体前面，且可在患儿的前方放置一些带响声或色彩鲜艳的玩具，这样患儿可以看到并用手玩这些玩具，使患儿经常受到声音和颜色的刺激。手足徐动型的患儿睡眠时紧张消失，在床上活动多，通常盖被子困难，所以可以穿长袖睡衣或在毛毯上系带子固定在床上。

　　对于有些患儿在仰卧位时容易出现耸肩屈肘，髋关节和膝关节屈曲，如长期保持这种体位，会有导致这种姿势硬性固定的危险。所以对屈曲性痉挛重的患儿，让他俯卧位睡，在其胸前部放一个低枕头，使其双臂向前伸出，当患儿头能向前抬起或能转动时，可以撤去枕头，取俯卧位姿势睡（见图11）。

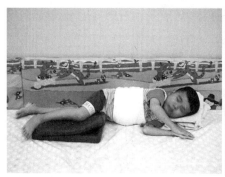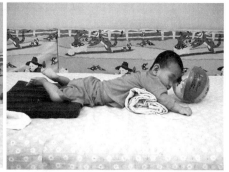

图10　痉挛型脑性瘫痪患儿的侧　　　　图11　屈曲性痉挛患儿的俯卧
　　　卧位睡姿　　　　　　　　　　　　　位睡姿

　　对于身体和四肢以伸展为主的脑性瘫痪的婴幼儿，除了上述侧卧位姿势外，也可采用仰卧位，但必须将患儿放置在特殊的悬吊床内，悬吊床中间的凹陷形状能够使他们躯干及四肢过度伸展的情况得到改善。同时它还限制了

患儿的头部向侧后方向旋转，保
持头部在中线位置。为避免患儿的
视野狭窄，可在床上方悬挂一些玩
具，来逗引患儿，使患儿的头部保
持在正中位置，双手放到胸前来，
有利于上肢及手部的功能恢复（见
图12）。

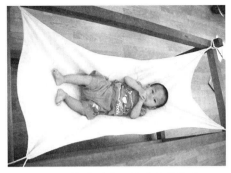

图12　伸展型患儿悬吊床的使用

脑性瘫痪患儿的进食方法及护理

　　给正常的婴儿喂食几乎是每一个做妈妈的必修课。但妈妈们也许很少会
过问，正确的喂食对患儿的正确生理发育有什么关系，其实，正确的喂食方式
是患儿以后语言发育的重要基础。

　　对于脑性瘫痪患儿的母亲来说，给患儿喂食会遇到种种麻烦，特别是那
些颜面部肌肉痉挛，口腔闭合困难，咀嚼、吞咽运动不能很好完成的患儿，喂
食时更是困难重重。那么给这样的患儿喂食要注意些什么呢？首先要注意的是
给脑性瘫痪婴幼儿喂食的姿势，图13所示是一
个错误的喂食姿势。在这种姿势下患儿的头部
后仰，全身肌肉肌张力升高、痉挛，姿势不对
称，吞咽动作肯定不能很好地完成。图14所示
是一个正确的喂食姿势。患儿在母亲的怀里处
于半卧位，患儿的头部搁在母亲的胳膊肘上，
肩背部由母亲的前臂承托，患儿的双手被放在
身体的前面，整个身体姿势显得相对对称，这

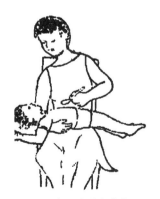

图13　错误的喂食姿势

样患儿全身的肌张力可相对正常些，喂食也就比较容易进行。

　　如果患儿已具有一定的头部控制能力和躯干直立能力，母亲可以让患儿坐在自己的一条大腿上，患儿的膝关节屈曲并搁在母亲的另一条大腿上。为了使患儿的膝关节也保持充分的屈曲，母亲的一只脚下可垫置1～2块木板（见图15）。母亲的一只手可以根据需要扶住患儿的肩部或者髋部。这样的姿势既有利于喂食，又有利于患儿正确姿势的发育。

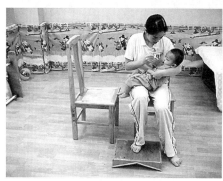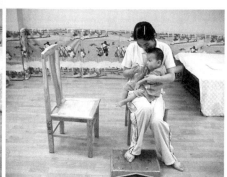

图14　正确的喂食姿势　　　　图15　具有一定的头部控制能力患
　　　　　　　　　　　　　　　　　　儿的喂食姿势

　　对于一些口腔闭合困难的脑性瘫痪患儿，当母亲用调羹将食物放入其嘴内后，可用食指与中指夹住患儿的下巴并稍用力缓缓上抬，使患儿的嘴闭合；也可以用拇指和中指托住下巴稍用力缓缓上抬，使患儿的嘴闭合（见图16）。如果患儿仍将食物含在嘴里不吞咽，家长可用两个手指刺激患儿舌根来促使他产生吞咽动作。

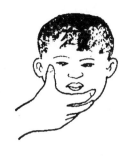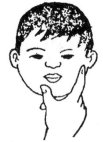

图16　口腔闭合困难的脑性瘫痪患儿的喂食

这儿要重点说明一下的是：有一些脑性瘫痪患儿有强烈的咬牙反射，当调羹一放进他的嘴里时，他会反射性地立即用牙将调羹牢牢咬住。在这种情况下，家长千万不要采用暴力将调羹抽出，因为这样会损伤患儿的牙齿，也会刺激患儿咬得更牢。正确的操作手法是：耐心等待患儿松口，然后迅速取出。当然，家长如果知道患儿有这样的反射，就应该避免使用坚硬的金属调羹，而选用塑料调羹给患儿喂食，以保护患儿的牙齿。

脑性瘫痪患儿的穿脱衣服及护理

穿脱衣服是每一个家长每天的必修课，可是许多家长却没有注意到，不恰当的方法将加重脑性瘫痪患儿的病情。了解下面的知识将有助于日常护理，对于脑性瘫痪患儿的康复工作有着不可替代的作用。

1.正常儿童的发育程序

出生后12个月，正常婴儿开始有穿脱衣服的协同动作。如脱鞋伸脚，伸出手穿袖子。

出生后18个月，孩子可保持独坐的正常姿势，故可用手脱鞋、脱袜或脱帽子，他可能会扔掉它们，但那多是无心的举动。

18个月到2岁，孩子可以做出各种协同动作，2岁时可以自己脱衣服。先记住脱的方法，手的动作逐渐灵活而能穿上。

到四五岁时，除扣纽扣、系鞋带外，可以穿脱衣服。

2.脑性瘫痪患儿的穿脱衣服

痉挛型脑性瘫痪的小儿出生后8～9个月或再小一点时，在穿脱衣服过程中家长都会感到患儿有种抵抗，例如换尿布时分腿难，伸袖子时胳膊伸直困难。但手足徐动型脑性瘫痪患儿并不这样，往往是在能坐时，头不能抬，身体控制不好，或硬直而不好穿脱时才感到困难，如注意观察，可发现其在仰卧时头和肩紧贴床，髋关节强直，下肢呈交叉位倾向。这时要注意培养患儿穿脱衣服的兴趣，如将玩耍贯穿到穿脱衣服的过程中去，斥责是没有任何意义的。

重症患儿困难更多，只有用仰卧位穿脱衣服的方法。可用硬枕头放入头下，托其肩膀从床上抬起，这样两臂易向前方伸出，髋关节亦容易屈曲了。

3. 侧卧位穿脱衣服的好处

穿衣服时或之前使患儿从一侧翻向另一侧，因为患儿不能长时间保持在一定的体位，要经常翻动，这样的话就可以使身体和四肢不致变为僵硬而不易于穿脱。

当他侧卧位时向后弯曲倾向缓解，头和两肩亦前伸，故容易套头和不绕缠肩膀，背部系带也方便。

当肩稍向前伸，将手臂向前拉使之伸直，阻力少一些，抵抗少了，两臂易穿到袖子里去。

多数脑性瘫痪患儿在侧卧位时，髋、膝、踝都容易屈曲，不用太费力可以穿裤子、短袜、鞋子等。

侧卧位时，由于四肢僵硬减少，可增加头、眼和手的控制，患儿能看周围事物，他会开始配合，矫正自己的动作，共同穿衣服。

4. 坐在膝上穿脱衣服的好处

穿脱衣服最重要的是使患儿坐在一个平坦安全的地方，易滑的地方或放在高垫的箱子上都不好，患儿一旦倾斜，或体重放在一侧臀部，则可能失去平衡而导致穿脱衣服障碍。

多数患儿在坐着穿衣服时往往是伸不上袖子而滑落，这是由于身体和肩部在后方，髋关节伸开时手臂前拿非常困难所致。对支持不住的脑性瘫痪患儿，脊柱对着母亲身体充分向前倾是比较简单的方法，把婴儿抱在膝上坐着穿更为合适。坐在地上或桌上，从背后来控制，你可以帮助患儿臀部弯曲，身体充分前倾。这样抬他的头，拉他的手，或弯他的脚，都不会立刻失去平衡而倒下。小儿看到母亲在做什么，穿衣服时会来协助。

5.帮助患儿克服困难的方法

一般穿衣服先伸障碍较重一侧的手，伸直手臂然后拉过袖子，若发现有抵抗时，不要硬将手臂拉过，因为一拉手臂会立刻引起屈肘。

注意小儿向某侧歪头，面朝向侧的上下肢难以屈曲，同时对侧的肩和髋关节有向后方屈曲的倾向，造成手臂伸展困难，手也难以张开。故应注意开始能否左右对称坐下，这样可以一定程度防止这种现象的发生。

小儿如果肩膀向后缩，使手臂通过袖子有困难时，则应尽可能使上半身前倾，这样可以使他的手臂容易拉出。

小儿坐着容易向前倾倒，在穿衣服的同时，必须避免对他头和臂加向下的压力。

小儿髋关节和膝关节一伸，脚脖和脚更为僵硬，脚趾易下屈，故在穿袜子和鞋前应经常保持膝和髋关节的适度弯曲。

换尿布时，在小儿头和臂部放个枕头，这样可使他双腿易于屈曲和叉开两腿。

6.患儿开始合作和自己穿衣服的注意事项

患儿穿衣服必须经过自己试穿的过程，因为微小的动作他都要付出很大努力，有些母亲常不耐烦而进行制止或加以帮忙，都是非常不好的，尤其是进幼儿园和学校年龄的儿童更应该鼓励其自己完成。首先要儿童知道身体部位，其次区别裤子、上衣的名字和功能，进一步明白穿到哪一部位，此外能前倾而不倒下，不但能保持平衡，而且有能伸展屈臂和手的操作协调运动的能力。一个不能维持坐位姿势平衡但头、手控制不错的小儿，可以侧卧位自己穿脱衣服。侧卧常常易于屈曲髋关节、膝关节和脚脖子，一边用手一边将头和肩移向前边，这种姿势穿衣服时当然髋关节要有很大的灵活性。

当小儿做以下动作时，母亲应如何帮助？

手足徐动型脑性瘫痪患儿无论说话、穿衣服抬手都费力，一用力时脚会离地，两腿叉开而失去重心（见图17），所以要并拢两腿，在上面施加压力或在足面进行压迫。

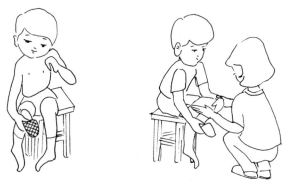

图17　手足徐动型患儿穿衣服时的困难

痉挛型脑性瘫痪患儿抬举手时，会使下肢伸展向后倒下（见图18），这种情况要用手在脊柱下部顶住向前推。当提一侧袜子时可有另一侧腿踢直，手抬起向后倒去，撒手离开握着的物品。此时应贴住小儿脊柱下部，帮髋关节和膝关节屈曲，使肩前伸出而能用手。如小儿手臂直伸手握力弱时，握大腿下侧有助于屈膝。

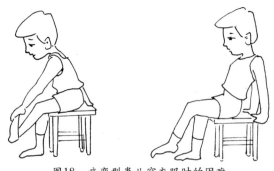

图18　痉挛型患儿穿衣服时的困难

7.脑性瘫痪患儿自己穿脱衣服的困难

自己对自己的动作看不到，开始两手难以保持平衡，如常常发生"联合作用"手和手臂的动作，常使痉挛型脑性瘫痪患儿双腿变得更硬直。手足徐动型的患儿脚常会从地面抬起而失去平衡，两手及手指的协调动作不好。当用一侧手去抓，另一侧手常会紧握拳头。穿套头衣服时，必须将衣服抬高，常使身体向后跌倒。打开衣服要用双手，穿袜子时必须弯腰并摸脚处然后用手拉，这些都是存在的明显困难。

患儿坐着自己穿衣服时，两手虽可以自由使用，但尚不能保持平衡，有向后倾倒的情况。这时可用墙角来支撑。把衣服放在他手能抓到的地方，必要时在旁边放椅子让他抓住。

8.利用墙的两种方法

患儿用脚蹬住墙，在提裤子时抬起屁股，这对于手足徐动型患儿来说，可以得到必要的稳定性。由于背靠墙坐着，手支持身体，痉挛型患儿穿鞋时可以保持身体前倾，脚屈曲姿势来穿鞋。

当患儿自己穿脱衣服时，获得自信是为了给患儿以支持，在前面放置椅子，开始时学穿衣服也要按顺序训练。

脑性瘫痪患儿的如厕护理

脑性瘫痪患儿大小便的训练失去原则的原因之一为训练过早开始。新生儿膀胱刺激弱，有尿会立即排出。实际上，脑性瘫痪患儿相当长时间内持续为婴儿膀胱，这期间训练常常无效或效果甚微。

正常小儿要在1岁才多少明白什么是便器；有尿时身体抖动"打冷战"表示便意；会走时才懂得使用便器；到2岁多可稍做一些上厕所的训练；到4岁大时才会独立上厕所。

上厕所训练绝非一朝一夕完成，需要慢慢来，当情绪方面有应激时，如兴奋、换新环境或入学后头几天等情况，可能会退缩如前。连正常小儿尚且如此，何况脑性瘫痪患儿呢？这需要长时间忍耐，不能怕麻烦、叱责、使其不安，应及时予以鼓励。

最好的训练方法为从婴儿时起就在一定时间叫其坐便盆，培养其乐于坐便盆，给予帮助使之有安全感。让小儿理解非常重要，最大的困难是患儿恐惧便盆，或不会在排便时下腹用力动作。因此便器的形状、摆法和患儿如何坐上

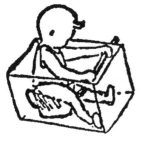

去十分重要。如让患儿坐在母亲膝上来消除恐惧，特别是对头不能控制和身体保持不了平衡的患儿来说更要注意。

适合脑性瘫痪患儿的便桶，前面可以支持，后面可以靠住。将便器放入带有握棒的箱中，前面可设横木以利支持身体平衡（见图19）。

图19　帮助小儿如厕

将圆凳子倒过来，放进便盆，患儿可以放心使用。凳子的横木为患儿提供抓握来支持身体平衡（见图20）。

使用把手，男孩可以用这种姿势一个人大小便（见图21）。

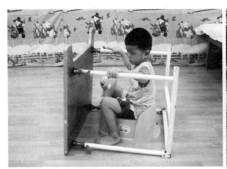
图20　为小儿提供抓握如厕

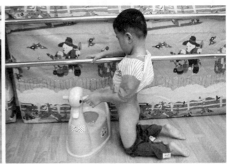
图21　利用把手，男孩自己如厕

利用牢固的支持，小儿可以很好地向下拉和向上提裤子（见图22）。

训练上厕所的一般注意点：

①脑性瘫痪患儿皮肤通常易过敏，要防止皮肤接触面潮湿，尿布一定要柔软、吸水，必要时尿布的内侧可以垫上一层薄的棉布。如小儿4岁还不会坐马桶，或尚未完成上

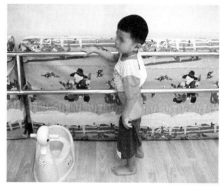

图22　小儿很好地向下拉和向上提裤子

厕所，自然仍要用尿布。当患儿带尿布而情绪不稳定时，再来锻炼其用马桶。

②脑性瘫痪患儿便秘者较多，必须注意防止习惯性便秘，必要时要找医生商量。当看到患儿脸红憋气，或有的患儿仰卧位呈屈膝压腹样子，可短时间来按压或揉腹，多有助于排便。

③男孩比女孩训练时间要长，白天比晚上容易训练。

④排便的控制方面比排尿为早，这与母亲注意训练有关，男孩除障碍太重不能坐着外，一般不挂排尿瓶，因其妨碍生活动作，使用只限例外情况。脑性瘫痪患儿假如头和躯干不能保持平衡，髋关节屈曲坐下，两脚平放和左右叉开之前是不能独自坐在马桶上的。因此，两脚要确切地踏在台上或地上。为了保持平衡要依靠两手来帮助，故在其手能抓到的范围内放一些抓手是必要的。

脑性瘫痪患儿的日常姿势护理

正确的姿势对脑性瘫痪患儿来说，相当于一种治疗。事实上，患儿一天所接受的治疗时间并不会太长，但需要很多的时间来摆体位。所以，一个患儿

若平时注意给予正确的姿势，对其动作的发展及治疗的效果会有很大帮助。每一天都需在不同的姿势下生活一段时间，最好每45~60分钟就变换一次姿势。在执行一般的日常生活活动时，如携抱、喂食、穿衣、洗澡、卫生训练、游戏、睡觉，甚至和患儿交谈，都要注意让患儿保持一个正确的姿势。

1.错误的姿势

一般脑性瘫痪患儿因不正常反射的影响，容易造成一些错误的姿势。若是父母不予以注意，可能刚开始时，一些不正常的形态还不会很明显，但过了一段时间，这些形态就会越来越明显。请注意，这并不表示患儿的脑部病变在恶化。事实上，脑性瘫痪是非进行性的，而不正常姿势之所以明显化，乃是患儿对这种错误的动作方法使用得越来越习惯。这也是为什么一开始就要注意不让任何不正确的姿势、动作影响未来正确动作的发展。下面简单地叙述患儿在各个不同姿势下可能会产生的错误姿势。

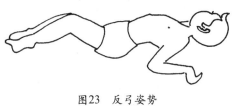

图23　反弓姿势

①**仰卧**：头会习惯性歪向一边；背呈反弓（见图23）。

②**侧卧**：背呈反弓。

③**坐**：椅子高度太高时，脚踝僵直下垂（见图24）。

脑性瘫痪患儿会有一个很方便但很不好的坐法，就是跪坐（见图25）。

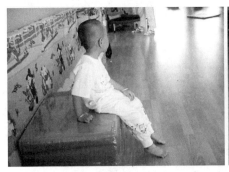

图24　脚踝僵直下垂

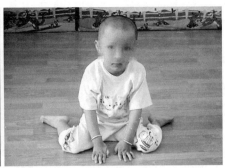

图25　跪坐

146

有的患儿坐在学步车中，会以脚尖踢地前行，这也是对患儿很不好的动作之一（见图26）。

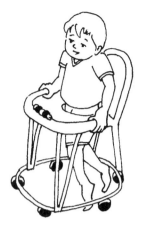

图26　以脚尖踢地前行

2.如何帮助脑性瘫痪患儿保持正确的卧位姿势

病情严重和不能保持坐位的脑性瘫痪患儿往往长时间躺在床上，如果卧位姿势不正确，会使异常姿势和肌张力强化。治疗师要帮助患儿翻身，变换体位，白天应尽量减少卧床时间。以下卧位方法有助于纠正和防止患儿的原始姿势反射和异常肌张力。

①侧卧位：侧卧适合各种脑性瘫痪患儿。侧卧位有以下优点：痉挛型患儿侧卧位时，痉挛症状可有改善。有ATNR异常姿势反射的患儿在侧卧位时，抑制了此原始反射。患儿在侧卧位时，两手易伸向中线位，有利于伸展肘关节和促进上肢运动的发展。可在患儿卧具两边悬挂一些玩具，吸引患儿伸手抓玩。为了抑制ATNR异常姿势反射，可将会发出响声的玩具悬挂在患儿面部经常朝向侧的对面床架上，吸引他经常将头转向对侧（见图27）。

②俯卧位：俯卧位可使患儿抬头，训练患儿头控能力（见图28），但有严重TLR异常姿势反射持续存在时，不宜长时间采取俯卧位姿势。

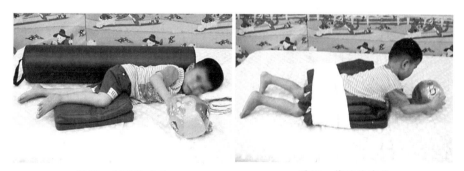

图27　侧卧位姿势　　　　　　图28　俯卧位姿势

3.如何帮助脑性瘫痪患儿保持正确的坐位姿势

正常的小儿6～7个月便不需要妈妈的扶持，能独自坐在地上了。但是，脑性瘫痪患儿由于腰背部和髋部的控制能力差，往往不会独自坐在地上。有的家长可能会发现自己的孩子髋关节不能自如地屈曲，所以，当将孩子放在地上处于坐的姿势时，大腿与身体所成的角度会超过90°，这样，孩子的重心就明显地落在臀部的后方，孩子会立刻向后倾倒。有一些脑性瘫痪孩子身体向前屈曲来弥补髋部的屈曲不足，使重心落在支面内。这样的话，孩子虽然能坐在地上，却导致了脊柱的后凸。同时，由于腿部屈肌的痉挛，使膝关节无法伸直，

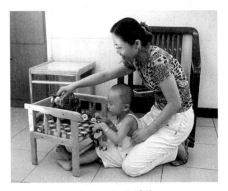

图29 独坐训练

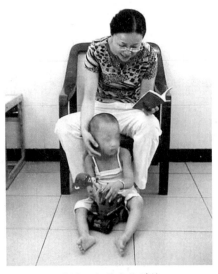

图30 坐的姿势训练

只能保持屈曲。为了使孩子有较稳固的支持，家长可让孩子坐于自己的大腿之间，并用耻骨及小腹部顶住孩子的腰背部，使孩子的髋部屈曲呈90°（见图29），同时，家长可以帮助孩子减轻脊柱的后凸。家长还可以用手轻柔地按压孩子的膝部，使孩子屈曲的腿伸直。为了提高训练兴趣，可在孩子面前放一些玩具，让孩子边训练边玩。

家长如果一时腾不出手来，也可以借助于其他物体的配合给孩子进行坐的姿势训练。家长坐在沙发上，将孩子放于沙发前面坐直，背部紧贴着沙发，使孩子的髋部保持直角。家长的双腿放在孩子身体的两边，防止孩子从侧面倒下（见图30）。孩子坐着时还可以做各种游戏，如让孩子玩识

别红、绿圆棍的游戏。这种游戏不仅有利于手功能的训练，还有利于孩子的智力提高。

　　更简单的方法是：让孩子坐在墙角，利用两个墙面来作为孩子背部的支撑物。如果根据墙角直角的形状做成一个角椅，将对脑性瘫痪孩子的坐姿训练更合适些（见图31）。角椅由互成直角的3个扇形平面组成。孩子的腰背部紧靠着角椅的左右两个侧面，角椅的底面上安置了两个木柱，木柱的距离可根据患儿下肢的情况来定，如双腿分开时腿部肌肉特别紧张，可适当缩小些。孩子坐在角椅上可以保持脊柱正直，髋关节屈曲成90°，两下肢叉开，而且两只手可以自由活动。角椅是一种极其简单的训练脑性瘫痪孩子正确坐姿的器具，家长不妨自己动手做一下。

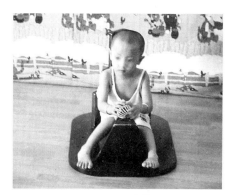

图31　坐角椅

4.如何帮助脑性瘫痪患儿保持正确的跪位姿势

　　脑性瘫痪患儿往往习惯于错误的跪姿，由于平衡能力差，为了获得较大的支持面积，他们通常将双腿分开，以稳定身体的重心，形成所谓的"W"形跪姿（也称"W"形坐姿，见图32）。双腿髋部及膝部屈曲，膝部向两边分开，大腿及小腿内侧着地，臀部着地，双腿的姿势形成"W"形，这种姿势对髋关节韧带及周围组织较为松弛的患儿最为不利，易导致髋关节脱位或半脱位。所以必须引起家长重视，要阻止患儿以这种错误的姿势跪或坐。

　　脑性瘫痪患儿的另一种跪姿是习惯于保持髋部和膝部的屈曲，两膝靠拢，臀部坐在两小腿和足后跟上（见图33）。如果脑性瘫痪患儿长期保持这种跪姿会造成下肢屈肌得更加痉挛。同时，这种跪姿使髋部得不到充分伸展，会影响髋部控制能力的发育和整个下肢运动能力的发育。

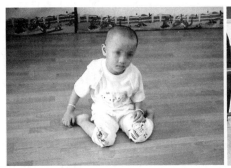
图32 "W"形跪姿

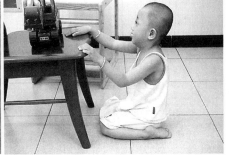
图33 错误的跪姿

　　在运动康复中，髋部控制是一个极其重要的关键。患儿要能正确站立、正确行走，就必须要有良好的髋部伸展和髋部控制。家长在给脑性瘫痪患儿做运动训练时，要让患儿学会正确的跪姿。跪时要求患儿双膝靠拢，大腿与小腿成直角，髋关节充分伸展，躯干与大腿呈一直线。这种跪姿我们称作直跪。开始的时候，患儿不会自己主动伸展髋部，需要家长用手扶持（见图34）。经过一段时间后，可以逐渐撤去家长的扶持，此时可以让患儿自己跪在桌前玩耍（见图35）。当然，图上所示的那张桌子，对患儿来说仍然起着支持作用。最后，要求患儿没有任何支持能独立地直跪。而且直跪的时间应逐渐延长，使髋部更多地受到身躯重力作用的锻炼，逐渐提高患儿髋部的控制能力。直跪的家庭训练方法很多，家长可以根据家里的设施，因地制宜，创造一些方法。如家长坐在沙发上，孩子直跪在家长的双腿之间。家长

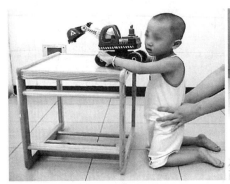
图34 直跪训练1

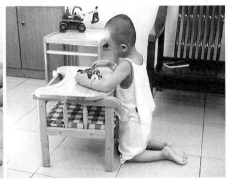
图35 直跪训练2

用一条腿给孩子上肢及胸部以支持，另一条腿可控制孩子的髋部，如孩子不能主动伸展髋部，可用此腿顶住髋部，让其伸展。如果孩子已能自我控制髋部伸展，家长就不必用腿去顶。总之，给孩子的支持越少越好，直至不要任何支持，独立地直跪。

在训练中，家长还要让孩子在能独立完成直跪的情况下训练半跪。所谓半跪，就是孩子在直跪的基础上，一条腿髋关节屈曲成90°，膝关节屈曲成90°，并用脚掌着地，另一条腿保持原来姿势（见图36）。实际上从直跪到半跪涉及一个将身体的重心从两膝部向一个膝部转移的问题。脑性瘫痪孩子由于重心转移调节困难，往往无法完成半跪动作。但是，半跪动作又是正常人从俯卧位到站立过程中常用的一个动作，因此，家长在训练孩子完成直跪动作的基础上，必须训练孩子

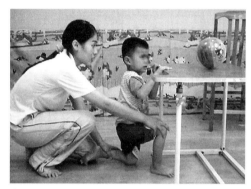

图36　半跪姿势训练

的两条腿均能完成半跪，这一点很重要。脑性瘫痪的孩子运动障碍的特点是不对称性，往往一侧肢体能做的动作另一侧不一定能做，家长只有注意了孩子的双侧训练，才能使孩子的运动、姿势变得对称。当然，家长在让孩子开始做半跪姿势时，也必须给予足够的支持，特别要注意扶住髋部，使孩子的上身保持正直。

5.如何帮助脑性瘫痪患儿保持正确的站立姿势

正确的站立姿势是正常行走的基础。一般来说，正常儿童到了12个月能够不需扶物独自站立。然而脑性瘫痪患儿却不行，他们往往由于肌张力的异常和异常运动模式的存在，运动功能发育落后，尤其是髋关节屈曲、跟腱紧张等导致足跟不能着地，加上内收肌紧张，造成两脚呈"内八字"，严重的甚至

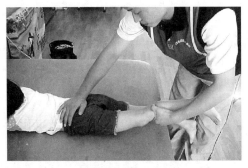

图37 髋部伸展按摩手法

两腿交叉。这些情况均导致他们无法正确站立。对于如何使屈曲髋部伸展，已在直跪训练中做了说明。这里再介绍一种使屈曲的髋部充分伸展的操作手法（见图37），患儿处于俯卧位，家长一手按住患儿臀部，一手握住患儿膝部，然后将大腿缓缓上提，使髋关节得到充分伸展。用同样手法训练，家长可在操作前用双手手掌压在患儿的臀部做2～3分钟按摩，使髋关节放松后再操作。

6.内收肌紧张该怎么办

首先，家长要明白怎样才算内收肌紧张。简单地说，患儿采取仰卧位姿势，膝、髋关节屈曲，如果家长用手将患儿双腿分开，在双腿夹角小于70°

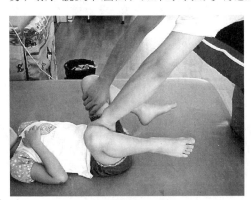

图38 缓解内收肌紧张

时，感到有明显阻力，一般认为内收肌紧张。这样的患儿站立时双足呈"内八字"，行走时会产生交叉步态。缓解内收肌紧张的操作手法是家长用双手逐渐将双腿夹角拉大（见图38）。这种手法在早期就开始进行，内收肌紧张状况较易改变。

对于跟腱紧张，站立时足跟无法着地的患儿，也可以用手法操作进行矫正。操作时让患儿仰卧床上，家长用一只手压住患儿一条腿的膝部使其伸直，另一手握住这条腿的整个前脚掌，慢慢用力使脚掌背屈与小腿成85°～90°夹角，并持续一定的时间。这样，紧张的跟腱可得到牵张、拉伸。如患儿同时伴有足外翻或足内翻时，家长可在使脚掌背屈的同时注意做反向矫正，即若患儿有足内翻，操作时可使患儿的足稍外翻。若患儿有足外翻，操作时可使患儿的足稍内翻。以上操作同样不要施以猛力，要注意循序渐进。

在训练脑性瘫痪患儿正确站立时，有一些简易的站立辅助器，对于那些髋部、膝部不能很好主动伸展和足跟不能完全着地的患儿有重要的作用。这里介绍一种，该辅助器由1块有孔坚板及3块横板（A、B、C板）组成（见图39），A板呈现三棱柱形，用以固定站立辅助器及固定支持患儿的胸腹部；B板用以顶住双膝部，防止膝关节屈曲；C板为踏脚板。它们可以根据需要调整高度，并用松紧螺丝固定。训练方法（见图40），患儿的下腰部用绑带固定在站立架上，髋部和膝部都得到充分伸展，脚掌也能平放在板上。这个站立架也可以用于直跪训练，只要将C板放大些即可（见图41）。家长制作时，也可按照同样的原理，根据患儿的个别情况进行改进，使训练患儿时更方便，效果更佳。

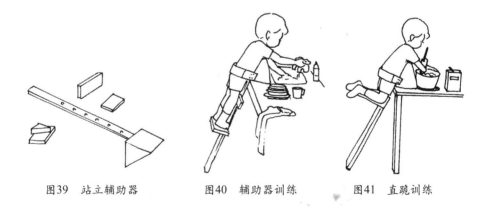

图39　站立辅助器　　　图40　辅助器训练　　　图41　直跪训练

在患儿的髋部、膝部均能充分伸展，全脚掌能平放地面的基础上，家长可以让患儿靠墙站立或者扶物站立（见图42）。训练一段时间后，家长应该注意逐步撤除多余的支持，使患儿最终能独立地、稳定地站立。

有了上述独自站立的基础，家长还要训练患儿做跨步站立。所谓跨步站立，就是让患儿站立时双脚一前一后，但左右脚步不宜分得太宽，前脚踩在木台阶上，后脚踩在平地上（见图43）。这个动作对于刚刚学会站立的脑性瘫痪患儿来说较为困难，因为这又涉及一个重心转移的问题。由于这类患儿重心调节平衡差，所以一开始做这个动作时，易向侧面跌倒，家长必须注意保护。除了让患儿双手能有所扶持外，家长可跪在患儿身后，用双手扶住患儿的双膝。这样既保证了患儿两腿的正确姿势，又加强了患儿跨步站立的稳定性。患儿经过一定的训练，如果不需要任何扶持，能独立完成跨步站立动作，那么这个患儿就具备独立行走的条件了。

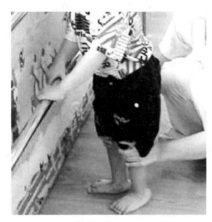 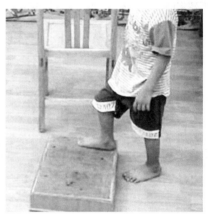

图42　扶物站立练习　　　　图43　跨步站立练习

7.脑性瘫痪患儿在日常姿势护理中的注意事项

避免让患儿平躺。可使用斜板让他趴着。晚上睡觉，也可让患儿慢慢习惯趴着睡。趴着睡只是一种习惯的养成，刚开始患儿可能不太习惯，但慢慢就会习惯，可能到最后，若不趴着睡，他还睡不着呢！晚上睡觉时，妈妈须偶尔起来帮患儿翻身（可改侧卧姿势，但要注意身体会不会反弓），因为他自己活动不方便，所以若有人帮他变换姿势，他会睡得更舒服。

若是患儿已经会爬，则尽量避免他用不正确的方式爬。因为若是他一直在使用不正确的方式，就会影响正确动作的出现。所以，最好是在妈妈的控制下，用正确的方法爬。平常妈妈没有空的时候，就不要让他爬。有的患儿会以兔子跳来活动，这种方法也是错误的，需要禁止。爬或兔子跳以后的跪坐，也是不好的姿势。

有的妈妈会让患儿坐学步车，但是患儿常常会用脚尖踮着走，所以也要避免。已经开始在学走路的患儿，妈妈需注意他的步态，尽量不要让他使用不正确的步态走太久。因为才刚开始学走路，一开始时步态越正确越好，所以不必急着走。另外，有的患儿已经可以不用辅助器自行走路，但走路的步态有很明显髋内收的现象。长期以这种步态行走，到二三十岁以后，通常会有髋关节炎或脱臼的现象。如此一来，他们以后的日子就无法再行走了。所以，对于这类小患儿若是平常可以不走路，就不要常走路。若是可行，尽量以脚踏车代替步行（见图44）。有空的时候，做一些运动来加强步态。这些比较特别的运动可以请治疗师个别指导。可能你会觉得这样不行，那样也不行，可是患儿想要活动怎么办？当然，平常你可以帮助孩子变换姿势；帮孩子做一些简单的运动；如果孩子想自己活动，同样可使用一些辅助器，如步行器（见图45）。

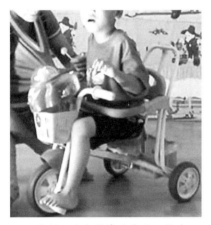

图44 改良式脚踏车或三轮车

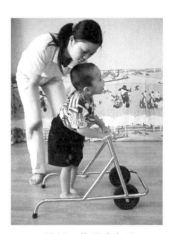

图45 使用步行器

脑性瘫痪患儿的家庭教育康复

由于每个脑性瘫痪患儿的病情不同，所以每个患儿的教育方案和所需的特制器具也就不一样。每个患儿都需要个别的评估，而物理治疗师或职能治疗师可以帮助患儿做这类的评估和建议。

患儿可能需要物理治疗、职能治疗或语言治疗。而患儿的身体功能，在经过一段长时间的治疗后，大多数都会有改进。治疗师除了评估、治疗外，同时也需要帮助父母，使其能在家里帮助患儿做康复治疗。因为当运动状况改善以后，患儿的学习情形往往也会跟着改善。家长该如何及时、及早地对他们进行特殊教育，如何选择或制作适合脑性瘫痪患儿的桌子、椅子及修改教具呢？

1.桌子调整

适当的桌子高度，应该是当患儿的手臂放于桌面时，不会造成耸肩或肩下垂的现象。桌子需要平稳、不倾斜。桌缘需要平滑，以减轻万一患儿跌倒时的伤害。坐轮椅的患儿，则需要更高一点儿的桌子，以使轮椅的椅臂可以滑进桌子的下方，但也不能高到使患儿的肩耸起（见图46）。如果桌子有抽屉，则需要将抽屉拿掉，以使椅子能和桌子靠拢。也可以在孩子的轮椅上安装一个适合的膝板夹，取代桌子。

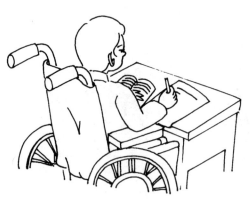

图46 更高一点儿的桌子给坐在轮椅上学习的孩子

2.椅子调整

比较重而规则的椅子会比较稳。椅背的高度需要达到学生的上背。椅子的高度，应能使髋、膝及踝保持于90°的位置。因为如果这些关节没有放在正确的位置，会造成不正常的肌肉张力，并影响学生的学习。

有的孩子可能需要有适合他大小的特制的舒适椅。可以放一块膝板在椅子上，就不需要桌子了（见图47）。

脑性瘫痪患儿的轮椅的座椅和椅背，需要比一般的轮椅硬一些。可以各用一块由硬海绵包着的木板，垫在座椅和椅背上。座椅的深度（臀部到膝盖之间的距离）则以大腿的长度来决定。如果太短，会引起患儿僵硬，而从椅子上滑落。但若太长，又会妨碍患儿的膝盖弯曲成90°。

轮椅的脚踏板，需要调整到可使髋、膝和踝保持90°的位置。

为了使患儿坐得更端正、更安全，可以使用从45°角斜上来的绑背，交叉于骨盆固定（见图48）。

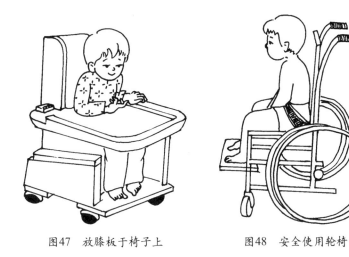

图47　放膝板于椅子上　　　　图48　安全使用轮椅

3.在教室中座位的分配

会分心的患儿，最好坐在前排，以减少分心。如果患儿有听觉或视觉的问题，也最好坐在前面。有些脑性瘫痪学生存在视野狭窄现象，则需依尽可能

157

补救的原则来调整座位，或在中间，或在旁边。脑性瘫痪学生，不要坐得太靠近黑板，以免他要看黑板时，头往后仰。

4.在教室中变换姿势

对于脑性瘫痪患儿，他们比正常儿童需要更多的能量来维持直立的姿势。所以，改换姿势可以帮助他们保持足够的能量，用于专心学习。若是缺少姿势的变换，会造成注意力不集中，学习能力降低，不正常的肌肉张力和畸形。一定至少要每隔45～60分钟更换一次姿势。

5.写字纸的固定

有一些脑性瘫痪患儿，在写字时不能固定纸张，所以需要替他们想个办法来固定纸张。可使用特制的夹板（见图49），可以防滑的桌面，或是有磁铁的构造，以及使用胶带将纸固定（见图50）。有的可以用有较重底面积的阅读书架，用来固定书，以便阅读。

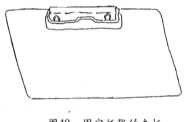 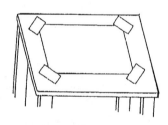

图49　固定纸张的夹板　　　图50　用胶带将纸固定于桌面

6.笔的控制

对于脑性瘫痪患儿而言，学习拿笔是一种很困难的精细动作技巧。所有的孩子，包括脑性瘫痪患儿，都需要经过四个握笔发展阶段（见图51）。一个正常孩子，通常于小学一年级就进入第四个握笔阶段。但一个脑性瘫痪患儿，通常仍停留在第一或第二个握笔阶段。所以，父母和老师必须接受这个现实，并依患儿实际发展的情况来训练他。因为没有一个孩子能从第一阶段直接

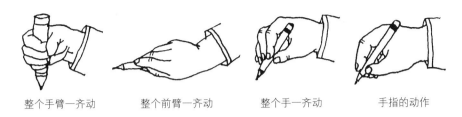

整个手臂一齐动　　　　整个前臂一齐动　　　　整个手一齐动　　　　手指的动作

图51　四个握笔发展阶段

进到第四阶段，而是需要从一个阶段慢慢进展到下一个阶段。

经过一段长时间的治疗后，在帮助患儿发展精细动作技巧的同时，可以开始让他们在较大方格内写字，慢慢地，格子越来越小。但是不要期待他们会写得很整齐。我们可以使用一小截塑胶水管，顺着切开，套在笔杆上，使笔杆加粗，便于小患儿握笔（见图52）。

可以让小患儿画水平线、垂直线、曲线及圆圈来帮助训练写字前的运动技巧。对于脑性瘫痪患儿，我们并不鼓励多多练习写字，因为写字会消耗能量，当能量消

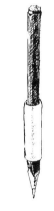

图52　用塑胶管套在笔杆上加粗笔杆

耗多时，患儿的身体会僵硬，若是这样，不但不能建立他们的耐力，反而使之退步。有些智力正常的脑性瘫痪患儿，因为精细动作控制不良，手无法握笔。所以，启智教育界已开始利用电脑配合软件和特殊输入开关，来帮助这些特别的患儿。

脑瘫患儿约有70%并存智力低下，这是康复中最突出的难题，面对这一特殊群体，至今缺乏有效的医学治疗方法。智力低下（MR）既是一个医学问题，也是一个社会问题，受到医生、家长、老师及社会的广泛关注。鉴于学龄前儿童的智力发育存在较大的代偿性和可塑性，脑瘫伴有智力低下的早期教育干预是关键。家庭教育康复显得尤为重要。

7.家庭教育康复的目的

适合其身心发展特点的教育与训练，使他们在心理、智力、体能诸方面得到发展，最大限度地补偿其缺陷，掌握生活中实用的知识，形成基本的生活实用技能和良好习惯，为步入学校打基础。主要补偿患儿的感知、言语、思维、个性等方面的缺陷。促进其早日入学，接受最基本的文化教育。

8.家庭教育康复的原则

①共性与个性统一原则：准确地认识和掌握中度智力低下儿童的认知活动、心理发展规律。

②应用性原则：输入知识、能力、习惯应是患儿的现实生活及未来劳动所需要的。

③实践活动性原则：实践中学习，游戏中学习，习惯中学习。

④补偿原则：补偿功能缺陷，挖掘并发挥潜能，促进康复和社会需要作用。

⑤弹性原则：规定教育训练内容、进度、要求，要个性化，量力而行。每次训练内容不可多，先易后难，对较困难的内容可分为有连续性的小项目，顺序进行。

⑥每天坚持定时、定量地训练，以便养成训练习惯。每次训练时间不宜过长，10~20分钟即可。

⑦从一个训练项目转到另一个项目时，不可追求速度，以免患儿难以适应。尽量利用图片、实物进行训练，以便于理解。

⑧训练环境要安静，过多无关物品应拿开，以免患儿分心。对训练要有信心，并要多次反复地重复训练，不可轻易放弃。

9.家庭教育康复的方式

家庭训练方式与康复中心训练方式相结合。康复中心的特教老师为主要训练者，让患儿既接受家长充满爱心的训练教育，又接受专业人员的正规训练，使训练效果更为明显。

①个别教学法。

②综合教学法，融合游戏性、活动性、趣味性、直观性，多引导正确行为，多表扬鼓励，多实际操作，动手、动眼、动口、动脑、动多种器官。

③要与家长密切合作，共同参与。

④定期评估（至少3个月一次，进行智力、行为、心理、语言、社会适应能力评定）。

10.家庭教育康复的内容

①社会生活适应能力（占30%），包括个人、家庭、社会生活适应方面的知识和能力的训练。

②活动训练（占40%），包括大小肌肉能力训练，运动能力训练（体育、美术、音乐、手工、游戏），观察认知能力。

③实用语算（占20%），基本的语文，言语交往能力发展，常用汉字认识和应用，简单阅读与书写，日常生活中算术知识及应用，对货币、基本的算术、常用计量单位、时间的认知。

④音乐教学（占10%）。

⑤感觉统合训练。

11.家庭教育康复的教材

同时选用《弱智儿童智力和社会适应能力训练教程》，参照"中国儿童早期教养工程"丛书及《波特奇早期教育方法》《小儿脑瘫家庭康复手册》《小儿脑瘫家庭康复按摩》（VCD）进行家长教育康复培训，包括感知动作训练、生活训练、基础文化知识训练和社会适应能力训练的指导。

12. 家庭教育康复的方法

根据智力低下患儿自身条件所定，一般每日2～4小时，6个月为一个周期。

①认知训练包括感知觉训练、思维能力训练及社会行为训练3个方面。

◆ 感知觉训练：a.视觉、听觉、触觉训练；b.注意力训练，从无意注意开始训练，并在进一步发展感知觉的基础上，逐渐扩大注意的范围和时间，同时还要在患儿语言发展以后培养有意注意的能力；c.记忆力训练，通过对视觉、听觉反复练习，形成暂时联系的速度，提高记忆力速度和长时间记忆能力，采用反复再认识和回忆的训练方式。

◆ 思维能力训练：a.动作思维训练；b.形象思维训练，即形板的放入和旋转，木珠的归类，套桶、几何图形桶游戏，图片分类，认出残缺物缺失的部分；c.抽象思维训练，包括相同点与不同点的比较，如拿一些实物或图片，训练儿童认出其相同的地方，训练者要从中提示，通过比较可以提高精神发育迟滞患儿的观察力和分析力，回答一些简单问题，帮助患儿推理判断，启发精神发育迟滞的患儿想问题，找答案，猜谜语。

◆ 社会行为训练：早期社会基本行为训练，如对镜中形象微笑和发声，注视母亲的脸，模仿成人做简单的家务，依指示说"请"与"谢谢"。

②生活自理能力训练包括进食行为训练，大小便行为训练，穿脱衣物行为训练，洗漱行为训练4个部分。

◆ 进食行为训练：自己吃固体食物，从成人拿的杯子中喝水，自己拿杯子喝水，用勺吃东西，使用筷子。

◆ 大小便行为训练：用语言手势表示便意或自己上厕所大小便。

◆ 穿脱衣物行为训练：配合成人穿衣服、脱鞋、脱短袜、解开或系上纽扣、穿衣服。

◆ 洗漱行为训练：自己洗手并擦干，刷牙、洗脸、梳头（短发）。

在确定观察对象、掌握智力低下儿童基本情况和家庭康复教育需求后，医生和特教老师利用周末集中开办家长学校，邀请有关方面专业技术人员讲课，培训智力低下儿童的父母及带教人，更新他们儿童教育康复的观念，向残疾儿童父母传授特殊儿童心理特征、个别化教学、言语教育训练、按摩治疗等教育康复的实用技术和方法，培训儿童父母掌握在家庭开展教学的技能技巧，以提高家庭教育康复儿童的技能和水平。

13.制订个别化家庭教育康复计划

在对智力低下儿童进行全面评估的基础上，根据儿童的发展水平和发展特点，我们组织了一个由特殊教育工作者、临床心理工作者、专业治疗师组成的团队，为儿童制订个别化家庭教育康复服务计划，包括儿童个别化教育计划、家庭教育方法及注意事项、个性化治疗或矫治方法。拟订计划后，与儿童的父母充分讨论，在征求他们的意见后，对教育康复服务计划进行调整和修改，得到他们的认同后确定计划内容，再与家长共同执行。

14.家庭教育康复指导追踪随访

专业技术人员做好个别化家庭教育康复计划后，再向儿童的父母及家庭成员详细讲解、指导具体实施教育的方法和要领，增强家庭成员和孩子之间感情的沟通，示范怎样在家中为孩子开展教学和游戏，以提高家庭教育的效率和效果。专业技术人员定期通过电话、电子邮件、微信、上门服务等方式对儿童进行追踪随访，每个月指导、培训一次。每3个月评估一次。在医院脑瘫康复中心对86例脑瘫伴有智力低下儿童指导教育康复9～12个月后我们发现，通过系统的家庭教育康复，儿童的智能和适应行为都得到不同程度的发展和提高，随访一年，其中有20例智力低下儿童进入普通教育机构接受教育，并基本适应普通教育机构的学习和生活；认知中度进步55例，进步6例，无效3例。

实施家庭教育康复的优势，为智力低下儿童提供个别化教育康复服务计划，通过指导儿童父母及家庭成员教育训练儿童，可以大大减轻智力低下儿童家庭的经济压力和精神负担，为患儿家庭、为国家节约劳动力资源，是一项利国利民的工程。为智力低下儿童提供持续、稳定的个别化家庭教育康复服务，可以促进智力低下儿童的全面、健康发展。家庭成员对智力低下患儿的态度如何，对他们的心理发展有重要的影响。智力低下儿童往往依赖成人照顾的时期要比正常儿童长，这就使大多数家长忽略了及时培养智力低下儿童的独立性，家长长期代替他们做许多他们自己应该学着做的事情（如用勺子吃饭、自己穿衣服等），结果使智力低下儿童失去了学习和锻炼的机会。无论对正常儿童还是智力低下儿童来说，经验都是促使心理发展的重要因素，对智力低下儿童过分限制和保护，反而会妨碍他们锻炼体格、认识事物、取得经验。

案例一　彬彬上学了

春节刚过，4岁的彬彬在父亲的带领下来复诊。他现在就是步态欠稳，走路姿势不够完美，智力正常。据其父亲介绍，彬彬年前9月开始上幼儿园，基本能适应幼儿园的生活，能独立完成课堂任务，能自己大小便和吃饭；回家能向大人复述幼儿园的生活，能介绍自己喜欢的小伙伴；学期末还获得了大红花。彬彬很喜欢上幼儿园。这一切，让我们很欣慰。

彬彬初次就诊时是1岁5个月，被诊断为脑瘫痉挛型Ⅱ度，小儿精神发育迟滞Ⅱ度。能手支撑坐，不会爬，双手常握拳，伸手抓物困难；发音较困难，有"爸爸""妈妈"等发音，但构音不清；能理解简单指令，能用动作向亲近的人表达简单需求，但怕陌生人及陌生环境；易发脾气，常哭闹，难安抚，不配合，对玩具没兴趣。

第一阶段的第一个小疗程（20天），以运动康复为主，着重大运动与精细动作的训练，但彬彬很抗拒，看见治疗师就哭闹，非常不配合；后来甚至一往治疗室方向走就开始哭闹，还紧紧抱住家长，不让治疗师靠近，以致康复治疗无法进行。

第一阶段的第二个小疗程（20天），在原来的康复计划的基础上加了教育康复，远期目标：提高认知能力，促进智力发育；近期目标：提高其适应及配合能力，改善不良情绪，确保康复训练顺利进行。

刚开始，为了让彬彬尽快适应康复训练，改善哭闹的行为，老师让其在家人的陪同下进入游戏室，通过滑滑梯、摇木马等游戏，让彬彬的情绪得到放松，体验游戏的乐趣，而老师一步一步地加入到游戏中去，家人则一步一步地退出游戏，直至离开游戏室。几堂课下来，彬彬已经和老师建立了感情，开始让老师抱，听老师的指令，对简单易操作的玩具产生了兴趣。而在接下来的课程里，彬彬开始接受家人不再陪同进游戏室，并能在游戏室门前主动跟家人说再见，然后跟老师一起做游戏，不过有时候会突然想起要找奶奶。而此时，在其他康复训练中，哭闹时间相应地减少，哭闹时也较之前容易安抚，在有喜欢的玩具的情况下，能延长配合的时间。

第二阶段，开始加入认知方面的训练。根据"波特奇早期教育方法"的要求和彬彬的认知水平，老师开始教彬彬辨认身体各部分，辨别物品大小，认识红色，理解生活中和运动康复训练中常用的动词等。在学习的过程中着重训练彬彬的动作模仿能力，并加入了大量的儿歌，刺激彬彬模仿发音。

从1岁半到2岁半这一年，彬彬的认知水平有了很大的提高，并经历了语言爆发期，语言理解和表达能力均得到较大的提高。这时候的智力测试显示，彬彬在语言、个人交往、社会适应等均在70左右。他基本认识身边的常见物品，知道其用途，能叫出名字，能用词语表达需求，能模仿说2～3个词的短句，能理解"不"的含义。在社会适应能力方面也有较大的进步，能在大人的提示下叫人，能主动说"拜拜"。最大的进步就是能较快地和治疗师熟络，在康复训练的过程中，发脾气、苦恼等行为大大减少了，而且，能懂一些道理，能被"做完就能吃饼干"的承诺或者玩具安抚下来。

在这一年中，彬彬还学会了爬。刚开始，彬彬和很多孩子一样，由于下肢较紧张，不愿意爬，知道要做爬行训练就开始哭。大运动治疗师向教育康复的老师求助。刚开始，老师有意识地把给彬彬的玩具放在离其30厘米左右的前方，诱导其伸手够取玩具。玩具的距离在一步一步地增加，在治疗师的帮助下，彬彬顺利地完成了姿势转换，够取了玩具。而另一方面，他也能慢慢地接受治疗师的爬行训练，只是，只愿意爬几步。在游戏室里，有一条2米来长的隧道，老师经常把玩具放进隧道里，彬彬就开始爬进爬出拿玩具。渐渐地，彬彬体验到爬的乐趣和好处，变得很喜欢爬。

而接下来，彬彬在认知训练方面的困难也表现出来了，由于上肢肌张力偏高，很多精细动作做不来，他开始出现畏难情绪，对适合他年龄要求的玩具和认知训练不感兴趣，对较简单的玩具又容易厌倦，继而发展出注意力难集中，对玩具的兴趣短暂，只喜欢到处爬。

从2岁半开始，教育康复老师有意识要训练彬彬的学习能力，包括思维能力、想象能力、专注能力、记忆能力等方面的训练；同时加强自信心和意志品质的培养，以克服其畏难情绪。

在训练专注能力的时候，老师要求彬彬只能坐在自己的座位上玩玩具，而且每次只能拿一个，要换玩具的时候，必须把不要的玩具收拾好。也就是在这一过程中，彬彬开始放开别人的手自己走路——自己去储物柜挑选玩具。

同时，老师还经常把配套的玩具分开，或安排错误的场景，促使彬彬思考和主动表达。在记忆能力方面的训练，就和家长做好配合，要家长经常提问彬彬上课跟老师学了什么；老师也会帮助彬彬回忆在家吃过什么东西等。

到3岁的时候，彬彬各方面均有较大的进步，基本能独走，但平衡较差；精细动作基本能达到该年龄段的要求，但欠灵活；语言理解表达能力基本达到同龄孩子的水平。他的好奇心很强，很多事情都想尝试，还有很多问题，但说话声音很小，面对同龄孩子表现得比较腼腆，甚少主动和同龄孩子互动，但跟大人的互动比较好。在这一阶段，老师和家长的目标都比较明确：做好入园准备，回归正常幼儿园。

3岁到3岁半这段时间里，我们开始给彬彬模拟幼儿园生活，包括安排同伴一起上课，设计游戏给他们提供互动的机会；模拟幼儿园课堂，学习、适应幼儿园的课堂要求；使用幼儿园的教材，更好地和将来入园的学习衔接。同时，加强生活自理能力的训练，包括自己吃饭，自己大小便，穿脱衣服等。

此外，彬彬和很多脑瘫患儿一样，记忆能力比较好，但思维不够灵活，对抽象事情的理解能力也相对落后。在对数字1、2、3的理解上，他就表现得很困难。他知道拿出1个苹果，可是对2个、3个苹果，就很迷茫。而他能随口说出1~10，却不懂得点数。因此，老师设计了很多和点数有关的游戏。

经过半年的训练，彬彬能独走，独自上下楼梯等；在智力方面，基本达到同龄儿的水平。9月，彬彬如愿进入其家附近的幼儿园就读。

彬彬可以说是比较成功的案例。在这个孩子的康复过程中，我们重视教育康复，并较好地把教育康复和传统的医学康复结合起来，互相促进，使康复过程更加顺利。同时，我们也注意做好患儿的早期智力开发，拉近患儿和正常儿童的差距，发展他回归正常生活的能力，在他能走的时候就让他及时地回到正常的社会生活中去，最大限度地减轻了脑瘫对患儿以后生活的影响。

因此，在脑瘫儿童的康复中，改善其异常姿势和运动障碍是很重要的，但同时，提高和发展患儿的智力也是同样重要的，而且，发展好孩子的智力，进行运动康复训练往往能事半功倍。

脑性瘫痪患儿的饮食与营养

脑性瘫痪的护理工作涉及的范围很广，注意日常生活中的饮食与营养，也同样具有重要的意义。

1.脑性瘫痪患儿的消化、吸收特点

脑性瘫痪患儿大部分伴随咀嚼障碍或吞咽障碍，由于口腔闭合能力差，经常流口水，使食物消化的第一步受到严重影响，只能进食流质、半流质食物，影响一些营养物质的摄入。由于患儿多伴有自主神经功能失调，每天运动量少，胃肠蠕动少，胃液分泌少，常便秘，食物的营养吸收受到较大影响。

2.脑性瘫痪患儿营养需求特点

大部分脑性瘫痪患儿由于肌张力增高，异常姿势的持续存在，手足不自主徐动等，致使能量消耗多，所需热量高。大多脑性瘫痪患儿易出汗，每日丢失钠、钾、钙、氯较多；少活动，日光浴时间不足，易缺乏维生素D，易患佝偻病；经常上呼吸道感染，维生素A缺乏者也较多。

3.脑性瘫痪患儿饮食营养补充

在脑性瘫痪患儿的饮食方面要注意，少量多餐，每天饮1～2次淡盐水，以补充水及电解质。饮食要高热量、高蛋白、高脂肪、高纤维素，含多种维生素、多种微量元素的平衡膳食。还应补充钙、维生素A和维生素D，以防骨质脱钙、疏松。饮食的特点应该具备四大特点，即"烂""细""鲜""软"。食物（肉、米、菜）在烹调时必须"烂"，不能太大、太粗、太硬。在摄入某些食物（水果、豆制品等）时要注意"细"，可将多种（3种或以上）水果一起榨汁饮用，以使水果颗粒细小，易吸收，易消化。由于患儿咀嚼障碍，吞咽困难，食物还要"软"，如吃鸡蛋，最好蒸蛋羹；蔬菜最好切成菜末放入粥中一起煮。患儿每天食入食物还必须保持"鲜"，以保证营养要素的充足。

脑性瘫痪婴幼儿脑细胞的发育、修复，离不开蛋白质、脂肪、碳水化合物、维生素、矿物质。蛋白质是脑细胞的主要成分。牛磺酸来自蛋白质的氨基酸，有利于促进胎儿和婴幼儿的脑发育，使神经网络变得发达，功能健全。磷脂、胆固醇、糖脂等是脑细胞的构成成分，参与大脑思维与记忆等智力活动。脂肪中的亚油酸、亚麻酸、花生四烯酸、二十二碳六烯酸（DHA）、二十碳五烯酸（EPA）等不饱和脂肪酸，对脑细胞的发育和神经的发育起着极为重要的作用。还有两种氨基酸（色氨酸、谷氨酸）、微量元素铁和维生素C，对大脑和智力发育有极为重要的影响，它们有明显促进幼儿大脑发育、提高儿童智力和记忆的作用。

目前市场上，各种健脑补品应有尽有，其中核桃被视为上品。这是为什么呢？要想弄清楚这个问题，还要从人脑的结构说起。

（1）脂肪。大脑的主要成分，除去水分，脂肪约占脑重的60%。而组成人脑的脂肪主要是多不饱和脂肪。在构成人脑多不饱和脂肪的脂肪酸中，Ω-3系列不饱和脂肪酸中的DHA几乎占了一半，Ω-6系列不饱和脂肪酸中的花生四烯酸在人脑中也占有一定比例。

（2）DHA。决定脑细胞性能，DHA是脑神经细胞膜所特有的成分，它的6个顺式双键使之成为环状结构的富有弹性的分子，从而使脑细胞膜变得柔顺。脑细胞膜的柔顺性越好，传递信号的速度就越快。花生四烯酸比DHA少两个双键，所以弹性较差。当脑细胞膜含有太多的花生四烯酸时，脑细胞膜的柔顺性就会减弱，传递信号的能力也会随之减弱。很多研究证明，吃添加DHA奶粉的婴儿控制注意力的能力较强，显示出更高的学习效率。

（3）吃必需脂肪酸有讲究。Ω-3系列不饱和脂肪酸有3个成员，即α-亚麻酸、EPA和DHA。α-亚麻酸在人体内能转化为EPA和DHA。Ω-6系列不饱和脂肪酸包括亚油酸和花生四烯酸。亚油酸能在人体内转化为花生四烯酸。Ω-3和Ω-6系列不饱和脂肪酸都是人体必需的不饱和脂肪酸。直到大约100年前，这两类不饱和脂肪酸在发达国家食物里的量大致为1：3。但是随着工业化程度的提高，近几十年来发达国家的食物结构发生了巨大变化，亚油酸成了食用油里的主要成分。

根据美国的统计，食用大豆油的人年均消费量为11千克，占脂肪总摄入量的83%（是100年前人均消费量的1000倍），使Ω-3和Ω-6两类不饱和脂肪的摄入比例变为1∶10～1∶20。大量证据表明，儿童多动症、诵读和学习困难，都与对必需不饱和脂肪酸中Ω-3和Ω-6两类不饱和脂肪的摄入比例严重失衡密切相关。与发育正常的孩子相比，这些孩子Ω-3系列不饱和脂肪酸的血液浓度明显降低。而补充α-亚麻酸，特别是DHA和EPA，能使其注意力和认知功能得到显著改善。

英国督汉姆市教育局曾在当地学校进行双盲对比试验，把119名6～12岁的孩子分为两组（这些孩子全都患有运用障碍症，有的孩子还伴有多动症和诵读困难），让一半孩子服鱼油，另一半孩子服安慰剂。在3个月后试验结束时，约有40%服鱼油的孩子在阅读、拼写、记忆和行为技巧方面都有了明显进步。6个月后，一些孩子的阅读能力相当于提高了两岁。许多类似研究都得到了相似的结果。

（4）**核桃富含α-亚麻酸**。在所有的坚果和常见的食品原料中，核桃仁里α-亚麻酸的含量最高，每100克约含9克α-亚麻酸。它与亚油酸（38克）之比大致为1∶4，而这一比例恰好有利于α-亚麻酸转化为EPA与DHA。这就是核桃成为健脑上品的原因。

最新报道，核桃含有丰富的B族维生素和维生素E。B族维生素参与机体内蛋白质、脂肪、糖的代谢，能使脑细胞的兴奋和抑制处于平衡状态。而维生素E具有防止脑细胞衰老的功效，从而增强记忆力、强健大脑。核桃中的卵磷脂，对脑神经有良好的保健作用，它可以提高大脑活力，加快脑部神经细胞之间的信息传递，从而使神经系统顺畅地传递信息，达到安定神经、增强记忆和提高学习效率的目的。核桃能够提供充足的热量，其中还有相当丰富的纤维素，每100克核桃仁可提供9.7克纤维素，促进肠胃蠕动，帮助消化及排便，避免便秘发生。

脑性瘫痪患儿的观察记录

见表39。

表39 脑性瘫痪患儿观察记录表

	项 目	症 状
体 能	肌肉张力 关节活动度 挛缩成畸形	紧张 肩、肘、踝受限 无
功 能	翻身 上肢支撑俯卧 用手爬行 仰卧、头居中、手对称 抓握物品可站起 抓握物品可站立 侧行 协助步行 独立步行 上下楼梯 可从地上站起 需有支撑或帮助坐 双手抓握物品坐 独立坐，头部正中 坐椅子可活动双手 会同时使用双手 会向不同方向伸手 会伸直肘关节 会抓握 会放手 手部动作协调 游戏时会看自己的手 会与其他患儿玩 与人有目光接触	√ √ √ √ √ 0 √ √
视 力	视线可左右移动 视线可上下移动 视线可追随物体移动	0

项　目		症　状
沟　通	呼其名有反应 对手势有反应 对简单口头指令有反应 可以用手势或声音回答 说单字（词） 会说句子	✓ ✓ ✓ 0
进　食	食物类别 进食问题 他人喂食 他人协助进食 用手进食 使用餐具 他人协助喝水 独立用杯喝水	半流食 吞咽困难 ✓ ✓ 无
自理如厕	大小便失禁 便后弄脏有所表示 示意上厕所 夜间清洁	
穿脱衣服	他人帮助 会脱袜子 会脱某类衣服 会穿某类衣服 需少量帮助 自行脱穿衣服	✓

注：记录时间：10～14天。记录方式：动作完成记为✓；未完成记为无；部分完成记为0；部分内容用文字记录。

案例二

　　患儿田××，男，1岁3个月，来自广东南海，痉挛型脑性瘫痪患儿，父母均为外地农民工。来我院就诊前已于多家医院进行了不规范的治疗，花费了大量的金钱及精力，但未取得明显效果。患儿就诊时仍不会翻身、坐、爬，头竖不稳，双脚尖着地，双腿交叉呈剪刀样，双手握拳，吞咽困难。由于患儿家庭已无经济能力让患儿住院治疗，经指导后患儿家长带其回家进行家庭康复治疗，每月复诊指导一次。令人意想不到的是，3个月后患儿竟然发生了明显的变化，双下肢交叉基本消失，可翻身，在帮助下已可坐，竖头稳定，吞咽功能提高。据了解，患儿母亲回家后，严格按照我们指导的日常护理体位来照顾患儿，由晨起至夜间从不放弃，同时每天给患儿做按摩。应当说，母亲的辛勤照料换来了患儿功能的提高，由此我们也能体会出家庭护理在康复治疗中的重要性。

第七章

脑性瘫痪的物理疗法

•

康复医生每天都带我的孩子去做"运动疗法"，可有一天我听见另一个康复医生说这是"训练"，又叫什么"物理疗法"，是国际上治疗脑性瘫痪的主要措施。那么多名字，还有那么多器材，孩子是来治病的，又不是练习体操的，真把我搞糊涂了。

物理疗法的康复目的与目标

不同的脑性瘫痪类型有不同的预后，在康复治疗中的治疗目标也不尽相同。了解康复目的，制订适宜的康复目标，才能正确地指导康复工作的进行。

1.康复目的

脑性瘫痪康复治疗的目的是减轻致残因素造成的后果，尽量提高患儿的运动、生活自理、言语和认知能力，争取达到生活自理和能够接受正常教育或特殊教育，为将来参与社会活动、劳动和工作奠定基础。

2.康复治疗目标

治疗的总目标和主要类型脑性瘫痪的治疗目标见表40。

表40　脑性瘫痪的治疗目标

总目标	痉挛型的治疗目标	手足徐动型的治疗目标
1.防治畸形 2.使肌张力正常化 3.鼓励对称性的和双手的活动 4.促进接近正常和正常的运动和技能 5.早期要限制较轻侧的代偿 6.力图改善较重的一侧	1.减轻痉挛 2.阻止异常的运动和姿势 3.促进总体模式的分离 4.用最适宜水平的努力避免诱发ATNR等反射的活动，特别是头持续地转向一侧 5.应用RIP技术	1.增强头、肩胛带、躯干、髋的稳定 2.鼓励保持于不自主运动最少的位置上 3.促进分段运动

运动障碍的训练方法

脑性瘫痪的训练方法很多，其机理及实施差别也较大。以下是一些常用方法。

物理治疗（physical therapy，PT），以粗大运动及躯体功能训练为主，利用机械的、物理的刺激针对脑性瘫痪遗留的各种运动障碍及异常姿势进行一系列训练的方法。目的在于改善功能，抑制异常的姿势反射，诱导正常的运动发育。目前国内外较常用的方法有伏易特（Vojta）法、鲍巴斯（Bobath）法、配托（Peto）法、鲁德（Rood）法、多曼−德莱托（Doman-Delecato）法、费尔普斯（Phelps）法、上田正法、布朗斯壮（Brunnstrom）法、本体促通术（PNF）法及艾尔斯（Ayres）法等。虽然国内外对脑性瘫痪康复的疗法较多，但在临床应用中则各有其特点。

头部控制训练

俯卧位抬头是小儿发育过程中出现的第一个有里程碑意义的大动作，加强对头部控制的训练在小儿脑性瘫痪的康复过程中有着极其重要的地位和作用。

1.头部控制的发育与条件

如患儿出生后3个月头倾斜、过度背屈，则多为颈肌无力。要明确头稳定的几个条件：脊柱的对称性伸展；体轴回旋；上肢的支撑与保护性伸展；仰卧、俯卧与坐位的平衡反应；从仰卧位到坐位到四爬位的变换；髋关节90°屈曲；拥抱反射消失。

2.头部控制训练的目的

为促进翻身运动完成与躯干控制良好打基础。

3.头部控制训练的意义

抬头与头控能力是小儿运动发育的基础,小儿在做各种姿势运动时,都是以头部直立为先行的,不能控制头部的脑性瘫痪患儿难以完成其他大动作。

4.头部控制训练的方法

①抑制头背屈:抱球姿势模式,正确的抱位姿势。

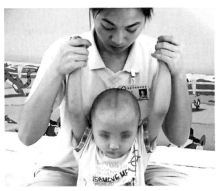

图53 上肢外展外旋上举模式

②促进脊柱伸展:全身伸展模式,上肢外展外旋上举模式(见图53)。

③促进体轴回旋:体轴回旋模式(翻身);坐位被动回旋,训练者推动患儿双肩使其左右旋转(见图54);取物诱导主动回旋,以物诱导患儿自主旋转躯体。

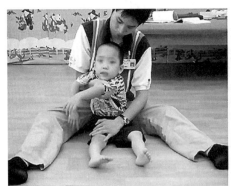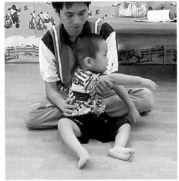

图54 坐位体轴回旋模式

④促进肘支撑，促进抬头：鲍巴斯球训练方法（见图55）；三角板训练撑手法（见图56）；母子面对面训练法（肘支撑位）（见图57）。

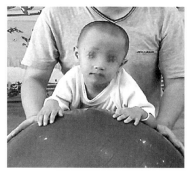

图55　鲍巴斯球促抬头

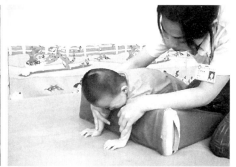

图56　三角板训练撑手法

⑤促进头部活动及抵抗重力立直——追视玩具法：仰卧位，以吊环来引导孩子头部左右移动；抗重力头立直模式（仰卧拉起）（见图58）。

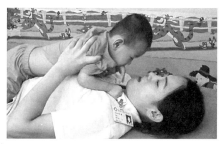

图57　母子面对面训练法（肘支撑位）

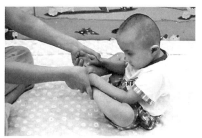

图58　抗重力头立直模式

⑥平衡反应的促通——倾斜板法：让患儿仰卧于平衡板上左右倾斜，促进其平衡反应。平衡反应模式可促进坐位及立位平衡反应。

⑦仰卧位抬头：将患儿仰卧在鲍巴斯球上，使其下肢屈曲，训练者用胸部紧贴患儿屈曲的下肢，双手给患儿头部以支撑，然后将球向前、后、左、右缓慢滚动，刺激患儿身体各部做出调节反应（见图59）；训练时，训练者用双肘夹住孩子的下肢，双手握住孩子的两肩部，以保持孩子肩部的稳定性，诱导孩子慢慢抬头，同时让孩子渐渐坐起（见图60）。

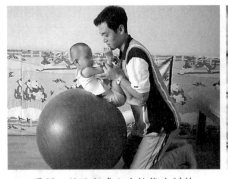
图59　鲍巴斯球上头控能力训练

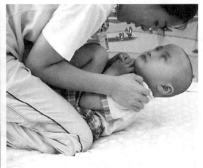
图60　仰卧位抬头训练

⑧俯卧位抬头：患儿俯卧位，将滚筒置于其胸下，双上肢伸直放在滚筒前，此时患儿颈部伸展，自动抬头（见图61）；让患儿匍匐在鲍巴斯球上，训练者予其缓慢俯冲动作，促进抬头（见图62）；将患儿俯卧位置于楔形板上，肘立位能促使其抬头和增加头控能力；俯卧位于平衡板上左右倾斜，可促进平衡反应。

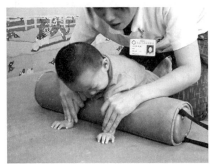
图61　利用滚筒促进俯卧位抬头

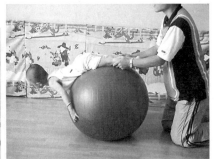
图62　鲍巴斯球俯冲促进俯卧位抬头

⑨坐位抬头、控头：患儿取坐位，训练者坐于患儿背后，双手从腋下穿过扶其头的两侧，帮助完成头部的左右旋转。

案例三

何B，男，5个月，因"运动发育落后3个月"，以"小儿脑性瘫痪（早期），小儿精神发育迟滞Ⅰ度，交通性脑积水"收治入院。

患儿系第二胎第二产，孕35周行剖宫产出生，出生体重2450克。出生后运动发育落后于正常同龄儿，入院时患儿竖头不稳，不能左右回旋视物，俯卧位只可抬头数秒，可完成肘支撑，不能翻身，紧张时双上肢呈内旋、后伸姿势，双手握拳。辅助检查：颅脑CT显示交通性脑积水。入院后分析患儿存在的主要障碍为异常姿势明显，头立直反射未形成，体轴回旋能力差，双上肢的支撑与保护性伸展反射及卧位与坐位的平衡反应均未出现。

第一个疗程（3个月内），我们为患儿制订的近期康复目标为：抑制异常运动姿势，提高头控能力。制订了以下康复方案：

①双上肢外展外旋上举模式：以抑制双上肢内旋、后伸姿势。

②体轴回旋模式：坐位被动回旋，卧位体轴回旋。

③促进肘支撑，促进抬头：鲍巴斯球上仰卧位、俯卧位抬头训练。

④平衡板上促通平衡反应。

⑤吊床训练：每日训练时间为1小时。经过约1个月的训练，患儿竖头稳，可左右回旋视物，能翻身，双上肢内旋、后伸姿势明显缓解；继续治疗2个月后，患儿双上肢异常姿势消失，翻身灵活，可腹爬。出院后患儿坚持家庭康复训练与门诊康复训练，3个月后随诊，其运动、智力基本恢复正常。本例提示越早发现、早治疗，则效果越快、越好。

分析：患儿就诊时病情较重，尤其是颅脑CT显示严重的脑积水，正常脑组织占脑容量不足1/3，头不能竖起，经过3个月的正规康复治疗，变化非常明显，1岁多再次来院复诊时，患儿运动、智力与正常儿童无区别，且非常活泼可爱。这个病例提示了两个重要内容：

①早期治疗的意义。早期治疗之所以如此有效，是因为脑组织在婴儿早期（0~6个月），尤其是在新生儿期，尚未发育成熟，还处于迅速生长和发育阶段，而脑损伤也处于初期阶段，异常姿势和运动还未固定化，所以，这一时期的可塑性大，代偿能力高，恢复能力强。在这一时期及时治疗，可得到最佳的治疗效果。

②良好的康复治疗方案能提高疗效。对于婴儿，将功能训练导入发育训练，使婴儿早期获得发育基本的躯干和四肢的对称姿位，四肢、口的协调性，体轴内分离回旋的经验，为今后正常运动功能的发育打好基础。

翻身、坐起训练

翻身和坐起运动的发育是由卧位向直立位动作发育的中继，为更广泛接触外界空间做好准备。打好这一阶段的基础，对今后的站立、行走均有重要的作用。

1.翻身的发育与条件

3~6个月为翻身的发育期，其条件为：躯干直立反射出现；紧张性颈反射、紧张性迷路反射等原始反射消失；膝关节屈曲；躯干回旋运动；肘关节、膝关节的支撑。

2.翻身发育过程

①颈立直反射动作：主要见于新生儿，是在拥抱反射与颈立直反射支配下，由于肌紧张分布差异造成的头背屈；

②角弓反张：翻身动作从肩向一侧回旋开始，按脊柱伸展，头背屈呈角弓反张状，多只能翻至侧卧位；

③自动翻身：属皮质下支配，多无目的性，以骨盆带抬高，躯干屈曲开始，可完成整个翻身动作；

④有目的翻身：在皮质的支配下有目的性翻身，肩与骨盆可同时向一侧回旋，并可形成四爬位或坐位，动作可灵活调节。不会翻身的患儿的发育多停

留在前两项，说明处在原始反射支配下，中脑和皮质水平的立直和平衡反应未发育成熟。

3.翻身、坐起训练的目的

促进躯体回旋运动完成，促使紧张性颈反射与紧张性迷路反射消失。

4.翻身、坐起训练的意义

只有翻身运动完成，躯干立直反射才能出现，髋膝关节的屈曲和支持动作才能完成；为坐位平衡打基础。

5.翻身、坐起训练的方法

①患儿取仰卧位，训练者用双手分别握住患儿两臂上举过头，将两臂左右交叉，从而带动患儿身体向两侧转身，主要通过体轴回旋模式来完成（见图63）。

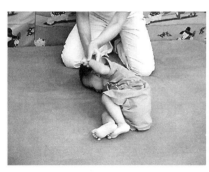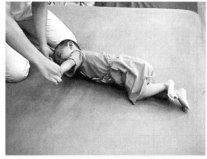

图63　肩控翻身

②患儿取仰卧位，训练者握其两脚踝部，向左翻时右腿屈向左侧扭动，并同时逗引其头部向左侧旋转，这样身体的重心就随着头、腿的带动翻过来，可以很好地训练肢体的重心转移，上下肢得以协调（见图64）。

③患儿横躺在楔形垫的斜面上，用斜面来辅助患儿躯干的旋转（见图65）。

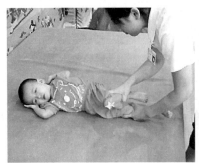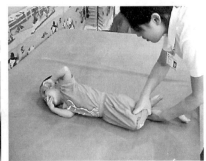

图64　腿控翻身

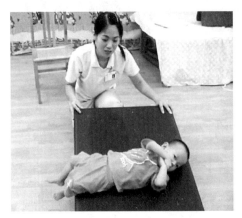

图65　躯干旋转训练

④从仰卧位到坐位的训练：在从仰卧位转换到坐位的整个过程中，几乎需要患儿全身各个部位的协同参与。对于大多数脑性瘫痪儿童而言，他们起坐时很难像正常小儿那样直接通过"仰卧起坐"来完成，而是要经过一系列的分解动作，如先抬头、转身、弯腰、上肢支撑或抓扶床边的栏杆到最后坐立等步骤。在这一系列的动作中，患儿由于身体某些部位存在肌张力障碍还很难连贯地完成全部动作，需要训练者或家长帮助患儿从各个分解动作开始逐步训练。在训练中不仅要强化训练以提高患儿参与各个坐起分解动作的肌力，同时还要教会他们在起坐过程中如何保持整个身体动作的协调性和平衡性。要注意观察患儿在整个动作过程中存在哪些障碍和异常姿势，及时加以纠正。如有些患儿在坐起时，由于颈项部肌张力低下而不能配合完成抬头动作，可先让患儿将头偏向一侧，再逐渐练习抬头动作。在训练坐起动作的初期，可将患儿放置在自己双腿上或床上，扶住患儿双手或双肩，然后慢慢将其拉到坐位后再放下，如此反复练习来强化患儿对坐起动作的意识，这对锻炼患儿腰部的肌力也有着重要的促进作用。在患儿的起坐能力达到一定

的基础之后，应逐渐减少对患儿搀扶和提拉的力度，教会患儿如何借助床边的栏杆或通过自己上肢的支撑来达到坐起的目的。当患儿能够基本独立完成从仰卧位到坐立位后，再教会患儿如何按照这一系列动作的相反顺序从坐立位转换到仰卧位。

案例四

袁××，女，6个月，因发现运动发育落后4个多月而入院。诊断为脑性瘫痪，脑发育不良。

患儿系第一胎第一产，足月因羊水Ⅲ度混浊，脐带绕颈剖宫产出生，出生体重为2500克，出生后3天发现有吸入性肺炎，当时查颅脑CT显示：缺氧缺血性脑病。出生后3个多月始会竖头，至入院时仍不会翻身，可双手前撑而坐，不能独坐，双手常握拳，拇指内收，很少主动取物，双上肢常向后伸，叫名字反应差，头较少向声源移动，颅脑CT显示：脑皮质发育欠佳，外侧裂增宽；听力诱发电位示右侧听力轻度异常。

入院后予体疗、按摩、水疗等综合康复治疗。确定近期康复目标：抑制异常姿势，如双手常握拳，拇指内收，双上肢常向后伸，两下肢硬直；促翻身及独坐的完成。具体体疗方案如下：

①手支撑训练，可使患儿肘关节、腕关节、手指充分伸展，训练患儿双上肢负重及肩胛带的稳定性。

②上肢外展外旋上举模式以抑制上肢异常姿势。

③手、口、足、眼协调训练。

④体轴回旋模式：从俯卧位到仰卧位，从仰卧位到俯卧位到侧坐位，坐位躯干左右旋转，鲍巴斯球坐位、俯冲、体轴回旋训练。

⑤仰卧位拉起训练。

⑥诱导翻身训练。

进行过两个小疗程的治疗后，患儿能完成翻身、撑手坐，偶尔能展开双手独坐，但仅维持1～2秒，双手经常主动抓物。之后坚持进行了家庭及门诊的康复治疗。

复诊时，患儿可独站、独行，可跑步，可单独上楼梯，下楼梯需扶栏杆，左侧单腿可站立，但右侧不能完成，可双腿跳跃；语言理解能力尚可，可理解日常生活用语，可主动有意识地讲两个字的词组；听觉诱发电位示在108分贝声音刺激下，引出5个波形分化，其潜伏期均在正常范围内，左耳听阈大致为36分贝，右耳听阈大致为30分贝。智力测试显示：社会适应DQ＝85.1，大动作DQ＝84.2，精细动作DQ＝76.5，语言DQ＝90.1，个人社交DQ＝89.3。复查颅脑CT未见明显异常。

分析：翻身也是婴儿发育的重要过程，只有翻身完成，躯干立直反射才能出现，髋膝关节的屈曲和支持动作才能完成，为坐位平衡打基础。不会翻身的患儿，说明还处于原始反射支配下，中脑和皮质水平的立直反射和平衡反射还未发育成熟。治疗时必须抑制异常姿势，同时进行正常运动的发育诱导，尤其是在婴儿期，这一时期为脑的可塑性最佳时期，是进行促进正常运动发育的神经—肌肉系统促通训练效果最佳时期。患儿入院时已有异常姿势的出现和肌张力的改变，诊断为脑性瘫痪，但经过早期的康复治疗运动功能及智力训练基本恢复正常。重要的因素为早期发现，早期治疗。

坐位训练

1.坐位的发育与条件

7～8个月的小儿便可以坐，不会坐指的是坐位发育停滞在扶腰坐以前的阶段，或出现跪坐、坐位后倾、硬直伸腿坐等异常姿势。坐位的发育可分为5个时期：新生儿无抗重力反应；头颈躯干保持垂直时期；全身积极屈曲期

（4～6月）；从俯卧位起立时期（7～8月）；从仰卧位直接坐起时期。坐的条件为：以上肢将身体支起到坐位高度；从四爬位独自进行体轴回旋；坐位平衡反射出现；躯干肌群的连锁反应。

2.坐位训练的目的

为站位打基础。

3.坐位训练的意义

坐位是向立位发育过程中的中间姿势，患儿不能坐就不可能站起来。坐位完成标志着人类最基本动作——坐位的静态平衡、动态平衡完成。日本专家认为，在2岁以前能完成坐的患儿，80%～90%可以独立行走。

4.坐位训练的方法

①俯卧位到横坐位转换：从俯卧位到横坐位的运动过程：俯卧位→肘立位→手撑位→膝手立位→横坐位（见图66～图70）。

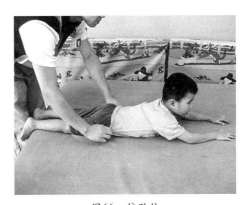

图66 俯卧位

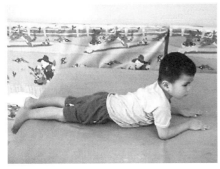

图67 肘立位

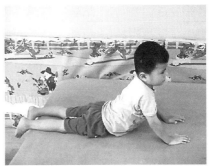

图68 手撑位

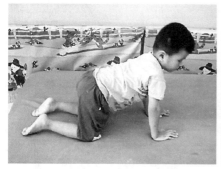

图69 膝手立位

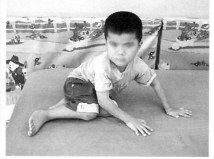

图70 横坐位

②仰卧位向横坐位转换：患儿取仰卧位，训练者拉患儿一只手，使身体重心向侧前方移动，然后慢慢拉起，左右交替做（见图71）。

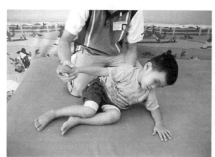

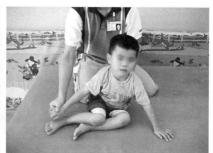

图71 仰卧位向横坐位转换

③膝手立位向正坐位转换：患儿先将身体重心向后方移动，然后腰臀部向后下方运动，坐在两小腿内侧和双腿上，形成正坐位姿势（见图72）。

④坐位平衡训练：患儿能保持静态坐位平衡后，应训练其动态平衡。训练者将患儿横跨在滚筒上，扶住患儿腋下或髋部，左右方向不断摇晃使患儿体验身体重心不断转移的感觉。横坐位到长坐位训练：首先让处于横坐位的患儿将自己的重心向后移动，使躯干屈曲，然后将重心向非支撑侧移动，同时，非负重侧的上肢随重心的移动和躯干的旋转回到原肢位，两上肢同时支撑体重形成长坐位。患儿横坐位，使其一侧下肢屈曲内旋，将身体重心放在屈腿这一侧，另一侧下肢尽量外旋外展。训练者双上肢从患儿腋下伸过，使患儿负重侧的上肢撑于球上，手指充分伸展，非负重侧的上肢自由活动，左右交替训练。

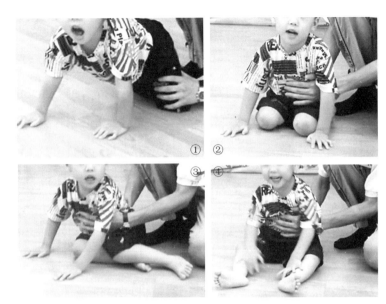

图72　膝手立位向正坐位转换

案例五

徐××，男，9个月，因发现其运动发育落后6个月，诊断为小儿脑瘫Ⅰ度，脑发育不良，收治入院。

患儿为第二胎第二产，孕36周早产，剖宫产出生，出生体重2700克，出生后因"吸入性肺炎、新生儿缺氧缺血性脑病、呼吸衰竭、肺出血、胃出血"住院治疗，其间予上呼吸机等抢救治疗。运动发育落后，6个月大时才会竖头，只能从俯卧位翻身至仰卧位，9个月入院时翻身仍不灵活，不会坐、爬，左侧肢体肌张力增高，扶站时左侧有尖足。颅脑CT显示：双额、顶、颞叶发育不良，侧脑室及纵裂增宽。

入院后予静点脑多肽注射液、东莨菪碱针，物理治疗、按摩、头针、体针、水疗、穴位注射等综合康复治疗。制订近期康复目标：促坐位完成，翻身完善。康复方案：

①仰卧位的屈髋训练。

②体轴回旋，仰卧位到俯卧位到横坐位转换，坐位的左右旋转。

③促通上肢和手的侧、后方保护性伸展反应。

④侧卧位单手支撑，左侧为重点。

⑤坐滚筒训练。

⑥鲍巴斯球上俯冲及坐位训练。

经3个小疗程康复治疗，1岁时患儿会灵活翻身，独坐稳。经过6个小疗程康复治疗，1岁8个月时患儿会独行，但步态欠稳，左侧有尖足，跛行。语言理解及表达能力尚可，词汇量尚可，构音欠清晰，能讲约由10个字组成的句子。随诊到3岁时，患儿能独站、独行，慢走时步态基本正常。快跑时，左侧仍有轻度踮脚，左肘关节稍屈曲。双手精细动作尚可。语言理解能力及表达能力基本正常，反应灵敏，有大小、颜色概念。智力测试显示：社会适应DQ=83.3，大动作DQ=63，精细动作DQ=85.9，语言DQ=77.3，个人社交DQ=75.2。颅脑CT显示：双侧脑室体部增大，其周围及半卵圆中心脑白质明显减少，前脑脑沟增宽，大脑发育不良。与两年前对比，前脑脑沟增宽略有好转。

分析：坐位是日常生活动作姿势保持时的一种基本姿势。坐位是发育过程中向立位发育的中间姿势，小儿不能坐就不可能站起来。患儿入院时已出现翻身动作，坐位立直与平衡未出现，异常姿势不是很重，故治疗重点是促通独坐的完成。应用仰卧位的屈髋训练目的是促通双下肢仰卧位上的屈曲与伸展的统合。坐位的完成需要运用腰、腹、臀部肌肉，所以做卧位、坐位的体轴回旋，一方面促进翻身的完善，另一方面可训练患儿身体的控制能力，为坐位打好基础。良好的坐位需要正常的平衡反应，应用侧/后方支撑反应、鲍巴斯球训练、滚筒训练等可诱导患儿平衡反应的出现。坐滚筒行重心转移训练的同时又可加强双足对地面的感觉，牵拉跟腱，抑制尖足。

爬行训练

爬行在婴幼儿动作发育中非常重要。爬行不仅可促进全身动作的协调发展，为直立行走打下基础，而且可以较早地正面面对世界，增加空间的搜寻，主动接受和认识事物，促进婴幼儿认识能力的发展。

1.爬行的发育与条件

8个月的正常婴儿会爬，婴儿爬行运动的发育包括以下过程：臀比头高；下肢原地屈曲，臀头同高；两手支撑，胸离床；身体上部的前进运动、后爬；身体下部的前进运动，从腹爬逐渐过渡到手膝爬行；规范的爬行，一侧上肢与对侧下肢在对角线上交互伸屈爬行；灵活前进运动，可用两手两膝、两手单膝、两手两足等随意爬行。

2.爬行的条件

两手支撑的完成（两肘支撑和抬头是两手支撑的前提）；手膝爬行的实现；立直和平衡反应的进一步完善；从腹爬位到四爬位再到腹爬位姿势变换的能力；四肢交互运动模式的完成；侧卧位单肘支撑的完成。

3.爬行训练的目的

促进下肢的交互动作协调对称；促使患儿重心前移，促使双手双膝同时负重；为独立行走打好基础。

4.爬行训练的意义

爬行运动是直立运动的基础。独立行走的两个条件是：四爬的完成；站位动态平衡完成。爬行运动完成标志着躯干回旋运动的完成，骨盆的运动分离能力的提高，骨盆离开床面上抬的抗重力能力的获得。促通向侧方的重心移动及双下肢的交互运动。

5.爬行训练的方法

①**腹爬**：腹爬基本模式刺激（见图73）：患儿取俯卧位，两人立于孩子两侧，分别握孩子一侧前臂与小腿，然后做伸左侧、屈右侧交替进行的运动，不停地给予此模式刺激，给孩子一个正确爬行的固定模式；用刺激性手法刺激足跟，促使其爬行；可用鲍巴斯球训练其上身的抬高，因为只有躯体上部抬高，才能更好地完成爬行。

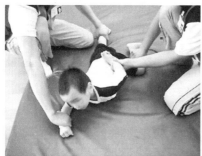
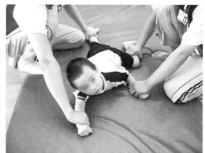
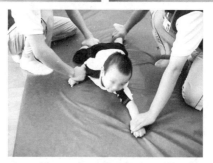

图73　腹爬基本模式刺激

②**手立位**：两手立位：颜面向正面，上部躯体抬高，用前臂、手掌撑上半身体重的姿势，一定要把下肢压住，以促上肢撑起身体，可利用滚筒来帮助上肢无力患儿完成此项动作，或用枕头也可以。此动作的完成是为了锻炼孩子上半身的抬高，对以后的站立是一个很重要的开端（见图74）。

③**四爬位**：即双手、两膝、小腿前部、足背均着地支撑。颜面向正面，肘伸展，上肢与大腿同时垂直于地面。由两肘立位转换为四肢爬行的正常动作，从右侧开始运动时，首先颜面向右上方，随着右侧骨盆转动，右侧下肢屈曲。其后颜面向左方，体重移行至右上

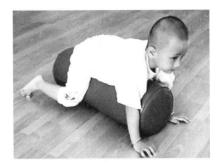

图74 利用滚筒进行手立位训练

下肢，左上肢伸展，最后形成两手、两下肢支撑身体。同时也可利用滚筒来协助完成。有一定支持力时，可做前后左右的推位刺激，使四肢能更平稳地控制身体。四爬位的斜方向体重移动，三点支撑平衡，先练习其左上肢抬高，向左上方抬起，颜面向左上方看，体重移到右上肢及双下肢，躯干扭转伸展，左右交替反复刺激（见图75）。双下肢相仿。然后练习上下肢对称性伸展，形成四爬位。可使左上、下肢伸展，训练者辅助左肩胛及左骨盆下肢抬起形成侧位两点支撑，保持身体平衡，左右反复刺激可对爬行奠定基础。

④**爬行训练**：训练者跨在患儿身上，两手支撑其肩部向左右移动，使其成爬行动作（见图76）。

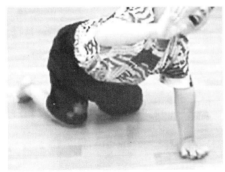

图75 三点支撑训练

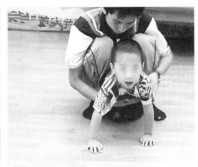

图76 爬行训练

⑤**高爬训练**（见图77）：由四爬位转换为膝立位的正常爬行运动模式，从右侧开始，头部顺时针方向稍扭转、伸展，继之躯干向同方向扭转抬起，右

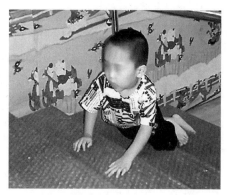
图77　高爬训练

手离地面，然后左手也缓慢离开地面，使体重移到两下肢。要求是髋伸展，体重由两下肢平均分配成膝立位。可给其肩、手部以支持来完成此项动作，如肋木、椅子等。在有一定平衡的条件下，可左右旋转骨盆，能更好地锻炼膝立位下双下肢及髋部的控制能力。可使其身体左右摇晃，来做单膝立位训练。此动作十分重要。单膝立位，使一侧髋屈曲，继之骨盆向前方移动，重心向右前方移动，继之移向左侧，右下肢迈出形成单膝立位。两手可放在训练者肩上。

案例六

孙××，男，1岁，因"发现运动、智力发育落后10个月"，诊断为"小儿脑瘫（肌张力低下型），小儿精神发育迟滞Ⅱ度，脑发育不良，高度远视，听力障碍，先天性白内障切除术后"入院。

患儿系第一胎第一产，足月剖宫产出生，出生体重3500克，否认出生后有窒息吸氧病史，出生后第8天时出现皮肤黄染，予退黄治疗约1周黄染消退，无抽搐史，75天时即行先天性白内障切除术并配戴眼镜（1900度）。

入院时患儿能竖头，会翻身，能独坐，但后方坐位平衡能力差，不能四爬，不能独站，四肢肌张力低，双下肢力量弱。双手能主动伸手取物，不能捏取细小的物体。反应迟钝，不能辨认生人和熟人，不能理解简单的指令性语言，无意识的发音少，双眼追视物体欠灵活，双耳对声音刺激迟钝。颅脑CT显示：脑干萎缩，以脑桥、延髓明显。智力测试显示：社会适应DQ=40，大动作DQ=56.4，精细动作DQ=48.3，语言DQ=50，个人社交DQ=38.6。听觉诱发电位显示双耳中枢性异常。

入院后给予物理治疗，头针、耳针、眼针、按摩等综合康复治疗。制订体疗康复目标：促通四点跪位建立，四爬完成。方案：

①坐位体轴回旋，侧坐位到四点跪位再到侧坐位转换。

②腹爬训练。

③手支撑、四点跪位、三点支撑的训练。

④双膝立位训练。

经治疗，1岁4个月时独坐稳，会四爬及高爬，会有意识地叫"妈""爸"，能理解简单的日常生活用语，2岁会独行。1岁7个月智力测试显示：社会适应DQ=60.3，大动作DQ=56.9，精细动作DQ=48.9，语言DQ=56.3，个人社交DQ=64.3。听觉诱发电位：双耳在96分贝声音刺激下引出5个波形，各波形分化稍差，各潜伏期正常。双耳听阈为36分贝。经过9个小疗程治疗，患儿出院时，大运动已无明显异常，可与人进行简单的言语交流，会唱儿歌，听力、视力均有好转。

分析：患儿为肌张力低下型脑瘫，肢体负重能力低下，训练过程中应注意肌力及重心转移的训练。双手支撑负重是四爬的基础能力，从坐位到四爬位、从俯卧位到四爬位转换都需要两臂来支撑。开始训练时，训练者可固定其肘关节，防止前臂弯曲变形，进而两手、两膝将身体支起，训练四点跪位，在稳定好的基础上让患儿前后左右摇动，进行重心转移的训练，为身体的移动打好基础。腹爬的目的是促进上下肢分离运动及身体移动的感觉获得。人体的移动是在各种功能配合的基础上完成的，正确的四爬也必须具备抬头、竖颈、四肢支撑能力、重心转移能力等，因此在训练过程中，不能单纯、刻板地进行某个动作的练习，应注意整合，如姿位的转换、体轴回旋、跪位立直等训练。患儿除运动功能障碍外，还存在视、听问题，是影响平衡、立直反应的重要因素，因此必须同时进行矫正治疗。

膝立位训练

膝立位是婴幼儿由爬行运动向独站运动移行过程中过渡的一个体位，是站立和行走运动的基础，膝立位的训练在婴幼儿运动发育过程中具有重要的意义。

1.膝立位训练的目的

促通跪位立直反射、跪位静态及动态平衡，增强髋关节的负重力及控制能力。

2.膝立位训练的意义

膝立位也称为跪立位，跪是站立运动的基础，是站立位的前期训练阶段。因此，若患儿能完成跪位及跪行，将来学习站立、行走就要方便与快速得多。

膝立位训练就是在坐位和爬位的基础上，训练患儿双膝或单膝着地支撑身体、保持上半身的直立和整个身体平衡的能力。膝立位是患儿从坐位转换到立位过程的一个重要环节，膝立位的训练为患儿日后学习站立和行走奠定了重要的基础。

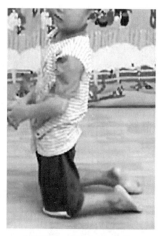

图78 双膝直跪姿势

3.膝立位训练的方法

①**双膝立位训练**：双膝立位近似于我们平时的双膝直跪姿势（见图78）。训练中患儿正确的双膝立位应该是：双膝关节屈曲约90°跪地，双髋关节充分伸展（即挺直腰杆）。这与

爬位时的动作相比较，患儿不但身体的重心提高了，而且与地面的接触面积也减小了，这就增加了患儿保持身体平衡的难度。在训练初期，训练者或家属可扶持患儿两侧髋部，以帮助他保持正确的双膝立位姿势和维持身体的平衡；或者让患儿扶住栏杆或沙发等物体，自己练习双膝立位动作，然后逐渐减少对患儿的扶持力度；或让患儿尽量避免抓扶栏杆等物体，以达到独自直跪的效果。同时，不断纠正患儿在练习中出现的各种异常姿势。

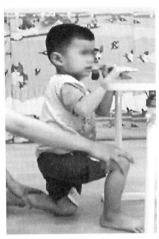

图79　单膝立位姿势

②单膝立位训练：单膝立位是在双膝立位的基础上，在一条腿跪地的同时抬起另一条腿并使其足底着地（图79）。与双膝立位的训练方法相似，先在训练者或家长的帮助下进行，然后通过不断的练习和逐渐减少各种帮助，让患儿能够独立完成单膝立位的动作。部分患儿由于髋关节过于屈曲，在单膝立位练习时可能会出现身体前倾和膝立位不稳，训练中要有意识地让患儿尽量挺胸抬头，并配合双肘关节伸展、外旋和上肢高抬等动作，以加强患儿伸髋的动作。

③单、双膝立位转换训练：主要是训练患儿在两套动作转换过程中适应身体重心变化并保持身体动态平衡的能力。日常生活中患儿要从坐位到立位，或者从立位倒地后再爬起来恢复到立位，都要经过单、双膝立位的转换动作。

单、双膝立位的转换对于大多数患儿来讲都有一定的训练难度，并需要训练者或家长的扶持和帮助。训练中可以根据患儿的具体情况，在患儿面前放一些栏杆、椅子等物，先让其在双手或单手抓扶的情况下进行练习，然后再逐步实现独立完成（见图80）。

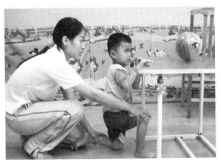

图80　单、双膝立位转换训练

案例七

王×，男，6岁4个月，西班牙人，因"运动、智力发育落后5年余"慕名从国外赶来接受中西医结合康复治疗。诊断为小儿脑性瘫痪（痉挛、截瘫型），小儿精神发育迟滞Ⅰ度，脑积水。

患儿系第一胎第一产，孕34周因胎位不正行剖宫产出生，出生体重2200克，出生后有重度窒息史，并住院治疗45天，其间查颅脑CT显示侧脑室明显扩大，于出生后第40天行侧脑室引流术。患儿出生后运动发育一直落后，入院时患儿会四点跪爬、爬楼梯，能完成由坐位到四点位姿势转换，不会直跪、独站、独行，存在双下肢硬直模式，扶站时存在尖足，膝关节屈曲，不能主动伸直，扶行呈剪刀步态，双下肢肌力低下，踝关节、膝关节、髋关节的关节活动度差。辅助检查：颅脑CT显示双侧侧脑室明显扩张，以左枕角最明显，呈囊状改变，双侧顶枕叶脑组织明显受压、变薄，透明隔缺如，胼胝体发育不全；脑血流检查显示左大脑中动脉阻力稍高，双大脑中动脉及基底动脉血流速度减慢。

入院后给予体疗、按摩、针灸、穴位注射、中药熏蒸、理疗配合药物等中西医结合康复治疗，确定体疗康复目标如下：近期——抑制异常运动模式及姿势，缓解痉挛，促直跪完成。中期——促双下肢近端肌提高，完成独站。远期——动态平衡能力提高，能独行。方案：

①被动牵拉髋关节屈曲肌群、内收肌肌群，被动牵拉髋关节的内旋、外旋肌群，被动牵拉腘绳肌、跟腱。

②行上田正的下肢法、肩骨盆法。

③伸膝训练。

④膝立位及膝立位加压训练。

⑤半跪位训练。

⑥扶站训练，站位静态平衡训练。

⑦姿位的转换训练，从侧坐位到跪位，从跪位到半跪位，从半跪位到站位。

⑧应用仪器训练，如站位促通板、股四头肌训练仪、减重步态训练仪、智能运动训练仪等。

治疗后，患儿双髋关节负重能力提高，可完成直跪，双下肢近端肌力提高，扶行较前稳，肌张力较前降低，踝关节、膝关节、髋关节活动较前灵活。扶行时剪刀步态已消失。继续坚持康复训练、按摩、蜡疗、中药浴等治疗3个月后，患儿已经可独站10分钟，跪行5米，独行50米。半年后，患儿可稳定独行，行走时膝关节仍有轻度屈曲，交叉剪刀步态及尖足已消失。智力也较前提高，可与人正常言语交流，能唱歌，性格开朗。

分析：患儿入院时已6岁多，双下肢痉挛较重。肌肉的牵张可使亢进的牵张反射活动降低，因此较多应用了被动牵拉手法。关节的负重可使患儿的躯干或肢体关节在外力或自身肢体的重力下关节间隙变窄，从而激化了关节内的压力感受器，引起关节周围的肌肉收缩，达到稳定关节张力较前降低，踝关节、膝关节、髋关节活动较前灵活，扶行时剪刀步态已消失；继续坚持康复训练、按摩、中药浴等治疗3个月后随访，患儿已可独站10分钟，独行50米，跪行5米，踝关节、髋关节活动正常，病情日益好转。长时间的关节负重有缓解痉挛的作用，因此必须加强膝立位、站位训练。半跪、姿势转换及体轴回旋运动可以促通患儿的分离运动，增加躯体的控制能力，为立位和独行打好基础。患儿年龄较大，肌肉痉挛较重，甚或有肌腱挛缩，需配合其他综合康复治疗，如中药熏蒸、蜡疗，可以利用热的物理因子促进肢体血液循环及新陈代谢，软化结缔组织纤维，缓解痉挛。利用仪器，增加患儿主动运动，提高对运动感觉的感受性，促通正常运动模式。患儿经治疗后，会独行，由于关节的挛缩，行走时膝关节仍呈轻度屈曲，可考虑手术矫正。但实现了独立行走对于患儿来说可以激发积极性，建立战胜疾病的信心。

从坐位到站位的转换训练

由坐位到站位的转换，不仅是一两个动作的出现，同时也标志着大关节负重能力的提高，是良好步行的重要准备。

1.从坐位到站位转换训练的目的

提高患儿头、躯干、髋（骨盆）的控制能力和姿势转换的协调平衡能力。

2.从坐位到站位转换训练的意义

绝大部分脑性瘫痪的婴幼儿不能按生理发育期进行正常的行走、站立。其主要原因是髋关节、膝关节、踝关节的控制能力差，髋膝关节的负重能力差，腰、臀部的肌群力弱等。只有持之以恒地进行坐位到站位的转换训练，才能改善其控制能力、负重力，提高其肌力，最终完成正常的步行、协调自如的跑步、上下楼梯等运动。

3.从坐位到站位的转换训练方法

在从坐位到站位的转换训练中，坐位主要包括平坐位（平坐在地面、床面上等）和半坐位（坐在椅子上等）两种。表面上从平坐位起立、坐下或者从半坐位起立、坐下似乎难易程度明显不同，但从身体上半部分的运动特点上看，两者却有很多相似之处，如在起立时都是身体的上半身前倾、挺腰和伴随身体重心向前、向上移动；在坐下时需要弯腰、臀部下沉和伴随身体重心向后、向下移动。脑性瘫痪儿童在进行坐位和站位的转换时，除了要把握好上述两个动作要领之外，需要训练者或家长给予相应的帮助，才能比较准确地完成整个动作。

①从坐位到立位转换的训练：在初期练习时，训练者或家长可扶持患儿，让他们学会在坐起时先使身体前倾和重心前移，在挺腰动作中鼓励患儿借助上肢和下肢的支撑和协同动作，来达到身体重心上移和维持身体的平衡。对于部分瘫痪症状比较严重的患儿，由于腰部肌肉张力的异常，患儿在坐位时就出现因髋关节过于屈曲和身体过度前倾而使挺腰困难，或者因髋关节过于伸展和身体过度后仰使弯腰和身体前倾困难，或者在上肢伸直和用力支撑时连带出现下肢也同时伸直等所谓的联合反应。在这种情况下，除了鼓励患儿多借助四肢的支撑动作外，还要配合其他一些训练动作，以加强患儿腰部肌力以及四肢动作的协调性（见图81）。

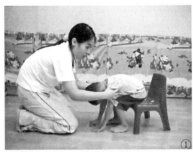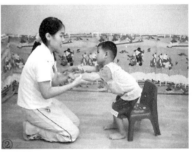
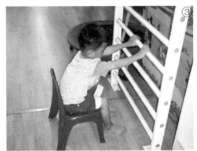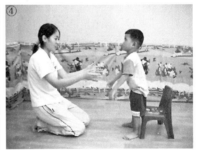

图81　从坐位到立位转换的训练

②从立位到坐位的转换训练：在患儿学会从坐位起立到立位的动作后，就可以进行再从立位回到坐位的训练。在训练中先让患儿学会通过屈曲髋关节来实现弯腰、膝关节屈曲和身体重心向下、向后移动的动作，同时通过弯腰后上半身前倾来维持整个身体的平衡。训练初期，患儿由于难以维持身体的稳定，可用双手扶栏杆，然后逐渐改用单手扶持，最终实现独自落座。对于一些

下肢肌肉痉挛较严重的患儿，在髋关节和膝关节的屈曲时可能会因难以控制身体的重心移动，而在落座时常常出现"跌坐"现象。这时可先让患儿练习坐到相对较高一些的椅子上，然后通过逐渐降低椅子的高度来训练他们控制身体重心的能力。另外也可以在训练落座时，有意识地让患儿在臀部接触地面或椅子之前，在空中有一个短暂的停留动作。随着让患儿臀部在空中停留的高度不断下降，来锻炼患儿在落座过程中保持动作协调和身体平衡的能力。

站位训练

站立位的发育与条件：正常婴儿于11～12个月能够独立站立，扶着可以步行。站立的发育可分为7个时期，即完全被动状态；下肢伸展反射，躯干后倾；头、颈、躯干成一线，但上半身仍后倾；肩可到正中位，使两足持重；可垂直上下动作，如蹲起、扶站；从俯卧位到四爬位到高爬位独自站起；从仰卧位到侧卧位，下肢屈曲足底着床独自站立。脑性瘫痪儿不会站的主要原因是下肢不能持重，身体不能在垂直位上站起，或出现尖足、交叉剪刀步、膝反张等异常站立姿势。独站的条件：四爬运动完成；立位平衡反应出现。从四爬到立位的发育：最重要的是垂直位保持身体的平衡，开始出现的是头的调节，继之为对躯干、髋关节、下肢的调节。这一调节实际上是一个反馈的过程，主要靠迷路、固有感受器、视觉对姿势的变化进行"计测"。计测信号传入中枢，经过中枢的整合作用，再传至姿势保持肌肉、关节（颈、躯干、下肢），使其产生相应运动模式及姿势变化。对变化的姿势再度计测、再度传入、传出，起到进一步调节及稳定作用。这一调节过程主要是由小脑完成的，所以小脑发育也是独站的重要条件。立位平衡反应——重心在足底与地面接触范围内移动时，防止跌倒反应，即保持头、颈、躯干在空间内的平衡状态。静态平衡是独站的前提，动态平衡是独行的前提。

1.站位训练的目的

完成正确的站位姿势，为正确行走打基础；完成对髋关节、膝关节、踝关节的控制能力。

2.站位训练的意义

站位是行走的基础，正确的静态站立姿势是两腿立直，脚底踩平，头居中，躯干伸展，双肩双髋处于同一平面。动态的站立姿势是指站立时头、躯干、四肢各部位可随意进行适当的活动而仍能保持平衡。患儿只有完成立位静态、动态平衡，才能正常行走。

3.站位训练的方法

①**扶站训练**：训练者在患儿背后，用双手扶住患儿骨盆的两侧，让患儿尽可能站直，使骨盆保持在中立位的正常位置（见图82），然后诱导患儿进行骨盆的旋转训练，并施加适当的阻力，令阻力的方向与骨盆运动的方向相反。

②**骨盆控制训练**：单膝立位，训练者帮助患儿训练时，可以用手扶起患儿骨盆两侧，防止骨盆向负重侧过度倾斜而失去平衡，然后将双手移动到上抬一侧的下肢上，保

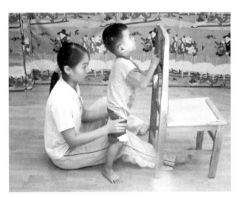

图82 扶站训练

持患儿的髋、膝、踝三个关节尽可能成90°和整个躯干的伸展。为了提高患儿维持姿势的能力，可以给患儿两侧的髋关节或非负重侧的膝关节一定的推压刺激。左右交替训练（见图83）。膝立位行走训练，训练者两手要扶住患儿的

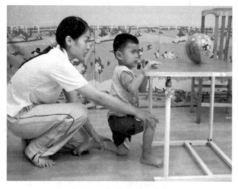

图83 骨盆控制训练

两侧髋部，轻轻地诱导患儿向前移动膝关节，经常反复练习。也可让患儿扶助行器，做向前推动训练。

③**姿势转换训练**：从椅坐位到立位的姿势转换训练。训练时让患儿坐在凳子上，让患儿躯干尽可能前屈，使身体的重心向前方移动，患儿的双脚稍向后方移动，使膝关节小于90°，然后诱导患儿慢慢向前、向上抬高腰部和躯干，双下肢从屈曲到伸直，整个身体呈立位。单膝立位向立位的姿势转换训练，首先让患儿身体重心向前面的下肢移动，然后诱导患儿身体前倾，最终将身体的重心移到脚掌前侧，同时身体躯干、腰、骨盆向前方上抬，后面跪位的下肢慢慢伸直向前迈出，使身体呈立位。

④**立位姿势控制的训练**：这个训练主要是让患儿学习重心的左右移动，为步行做准备。训练者可以在患儿前方，让患儿以一脚前一脚后的姿势站立。训练者用双手扶住患儿骨盆，诱导患儿将自己的身体重心向前、向后移动而双脚不动。

案例八

林××，男，4岁，以"小儿脑性瘫痪（痉挛型），小儿精神发育迟滞Ⅲ度，脑白质发育不良"住院治疗。

患儿系第一胎第一产，孕33周顺产，出生体重1900克，出生后有新生儿缺氧缺血性脑病史。出生后患儿运动、智力发育落后，入院时患儿只能弯腰弓背坐，会四爬及高爬，可完成从卧位到坐位的姿势转换，不能独站、独行。双手精细动作差。语言理解、表达能力较差，反应迟钝。四肢肌张力高，双下肢硬直，关节活动度差，肌力低。髋关节负重、控制能力差。扶站时双下肢屈曲，双脚尖着地。扶行时双下肢交叉剪刀步。颅脑CT显示脑白质发育不良。

入院后给予体疗、按摩、针灸、中药熏蒸、理疗配合药物等中西医结合康复治疗。确定体疗目标：抑制异常姿势，促独坐完善，能独站、独走。方案：

①手法放松腓肠肌及牵拉跟腱。

②直腿抬高训练。

③鲍巴斯球坐位、俯冲。

④滚筒坐位平衡训练、蹲起训练。

⑤四点跪加压训练。

⑥坐位、立位体轴回旋。

⑦坐位到站位、站位到坐位训练。

⑧独站训练。

经过康复治疗20天后，患儿双下肢肌张力较前降低，脚尖着地和双下肢交叉剪刀步态等异常姿势有所减轻，坐位平衡能力提高。第二个月体疗训练方案增加了站位平衡板和站位动态平衡训练，治疗40天后，患儿能独站1～2分钟，双腿交叉基本消失。第三个月在原体疗方案中增加了单脚站及独行练习。治疗60天后，患儿已经能独站4～5分钟，能独行约30米，但行走时双上肢不能自然地摆动，上肢屈曲呈拥抱状。6岁复诊时，可独行，行走时交叉剪刀步消失，左下肢略屈曲，左脚有轻微的尖足。能进行日常生活对话。

分析：患儿的治疗目标为独站、独行，入院时仍存在异常姿势及异常运动模式，坐位平衡不完善，但可以四爬，可以完成从卧位到坐位的姿势转换，因此体疗方案抑制手法与促通手法并用。患儿已4岁，痉挛模式较重，故应用牵拉手法缓解痉挛。患儿因髋关节不能充分屈曲，坐位时骨盆呈现明显的后倾，治疗师可进行伸肌群拉长的手技，如仰卧位上让患儿快速坐起。滚筒及鲍巴斯球坐位训练，诱发患儿骨盆的可移动性及分离动作，训练患儿的重心转移能力。由坐位到立位的站起动作，需要患儿对双下肢痉挛有很好的控制能力，开始训练时，需治疗师被动地控制好膝关节，通过手或患儿的躯干诱导患儿缓慢地把身体的重心向前和上方移动。站起和坐下的动作应缓慢进行，必须确保身体的力线是以正常的方式穿越身体的各部分。

行走训练

正常婴幼儿1岁左右开始独立行走，这时婴幼儿已能控制自己的部分动作，能够到处走动，也就有了一定的独立性和自主性。正确的行走训练不仅可以帮助患儿尽早探索这个世界，同时对于维持协调的步态有积极意义，为以后发育的跑、跳等打下扎实的基础。

1.步行的发育与条件

独行的正常发育时期在11～15个月，其发育顺序为：新生儿步行期，即阳性支持反射和自动步行反射；抑制期，阴性支持反射，下肢屈曲不能持重；移行期，即立位上下跳跃；牵手可迈步走；独走开始，步幅宽，步距小，手抬高，股膝屈伸缺乏连续性；先用足跟着地，再用足尖离地，连续步行；综合步行，上下肢配合协调步行，也称成熟步行。

2.独行的条件

具有两下肢持重能力及立位平衡反应；动态平衡反应及两下肢交互伸展能力；四爬运动完成良好。

3.行走训练的目的

独立行走，步态协调正常。

4.行走训练的意义

直立行走是人类抗重力伸展姿势达到的最高阶段。能否立位行走、步态是否正常，是脑性瘫痪患儿家长最关心的问题。独行为患儿以后的生活自理奠定了坚实的基础。

5.行走训练的方法

①训练者站在患儿背后，用双手握住其骨盆两侧，帮助患儿骨盆左右旋转，以带动双下肢随着骨盆的旋转向前迈出，从而让患儿感觉到交替步行和交替负重的感觉（见图84）。

②训练者握住患儿的双肩，随着患儿一侧下肢向前迈出，让患儿相反一侧的肩及上肢同时向前移动。对于交叉步态，可用外展步行板，宽基底步态可用步态模型来训练（见图85）。

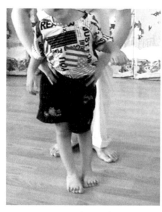

图84　行走训练

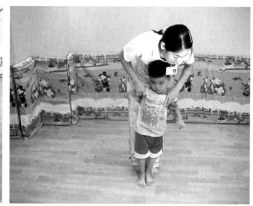

图85　带动患儿前行

③步态训练：步态训练是脑性瘫痪患儿行走训练的关键。所谓步态也就是指我们在走路时所表现出来的姿态。脑性瘫痪患儿由于肌肉痉挛、肌张力的异常以及共济失调等症状，在练习行走时会表现出各种各样的异常姿势，而这些异常的步态必须在行走训练中不断予以矫正，才有利于患儿行走训练的顺利进行（见图86）。例如，在痉挛型脑性瘫痪患儿中，由于肌肉痉挛或肌张力异

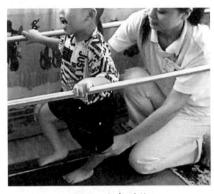

图86 步态训练

常出现髋、膝以及踝关节的过度屈曲或伸展，引起患儿身体过于前倾或后仰、下肢僵直或过度屈曲、足外翻背屈或内旋和下垂等情况，在患儿进行行走练习时出现抬腿、跨步以及脚底着地等动作困难，由于患儿对下肢各种动作的控制能力降低以及行走时各种异常步态的出现，影响了患儿对身体平衡性与稳定性的维持。

对于这些异常动作和姿势的矫正，需要训练者或家长分析原因，并针对引起不同肌群肌张力异常的原因制订出相应的训练措施进行矫正。如先对患儿进行牵拉、按摩、理疗等治疗；在训练者及家长的帮助下让患儿进行伸髋、膝、踝关节的练习；让患儿在下肢悬空和不接触床面的情况下练习协调的蹬踢动作；让患儿先坐在椅子上，练习双腿交替性的向前和向后滑动；或练习双足底平踏地面等。总之，要逐步对不同部位和不同性质的局部运动障碍进行矫正训练，最终达到整体运动功能的协调和平衡。另外，对于一些手足徐动型和共济失调型患儿，则要侧重患儿对四肢和整个躯体的控制能力的训练。可让患儿练习走直线，或在地面上画些脚印，让他们按脚印的画线来进行练习；也可让患儿原地练习踏步或摆动上肢等。

异常姿势控制的训练

异常姿势的控制是物理治疗中第一重要的因素，只有解除了这一束缚正常运动发育的枷锁，婴幼儿的发育才能真正步入正轨。

1.异常姿势控制训练的目的

用正常的卧、坐、爬、跪、站等姿势来置换异常的动态或静态姿势，达到促进大运动的正常发育。

2.异常姿势控制训练的意义

脑性瘫痪患儿家长能否认识、能否接受、能否坚持保持脑性瘫痪儿童最长时间的居中对称的正常姿势；脑性瘫痪儿童在日常生活活动中，家长能否保持患儿持久的正常的卧姿、坐姿、跪姿、走姿，是脑性瘫痪儿童康复的关键。所以，姿势矫正训练的意义重大。

3.异常姿势控制训练的方法

①头部异常姿势的矫正：脑性瘫痪患儿常会使头向后仰，双肩向后缩，这种异常姿势的矫正不能用手放在患儿脑后硬拉回来的方法，这样不但不能起到矫正的作用，反而会强化这种异常姿势。正确的做法是，让患儿处于仰卧位，训练者用双手贴在患儿头的两侧，往上方使其颈部拉长，同时可用前臂压住患儿双肩，以增加拉力，逐渐纠正头后仰（见图87）。当患儿取坐位时，训练者立于其一侧，用一手绕过患儿颈部扶其另一侧肩部，再用手和前臂向前内方推，以控制头部回到正中位。有的

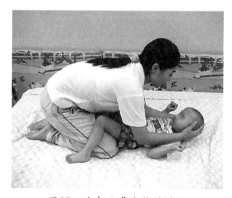

图87 头部异常姿势的矫正

患儿全身肌肉过于松软，头无法固定在正中位，这时将患儿扶成坐位，训练者可用双手抓住患儿双肩，以大拇指顶在其胸前而将肩膀往前带，如此可给患儿较大的稳定性，协助其抬头，保持头的正中位。

②上肢异常姿势的矫正：痉挛型脑性瘫痪患儿常呈典型的屈曲模式，表

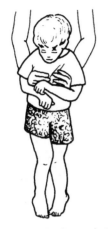

图88 痉挛型脑性瘫痪
患儿典型的屈曲模式

现为头部前屈，两臂在肩部内旋，肘、腕关节及指关节均屈曲位而缩在一起（见图88）。这时可将患儿手臂抬高，伸展肩和肘，做外旋动作训练（见图89）。对前臂屈曲痉挛的脑性瘫痪患儿，如强硬拉起前臂时则可使患儿手臂变得更加屈曲。这时训练者应将手放在患儿肘关节下方来扶持患儿手臂，可轻拉伸直患儿的肘关节，同时做内旋、外旋的摆动动作以缓解肌紧张。如患儿手肘弯曲且前臂旋前而手心朝下、腕关节弯曲、拇指内收畸形时，可将患儿手臂抬高，伸展肩和肘，做外旋动作以使手腕伸展，同时也容易使紧握的手指伸展。有些手足徐动型的脑性瘫痪患儿常出现头部后仰、肩部和手臂外展，而且常伴有髋部过度屈曲（见图90），这时训练者可用双手握住患儿两上臂，在将患儿双臂放到身前的同时，使患儿双肩关节内旋，双臂朝下，身体背靠训练者，然后，再将患儿的双臂慢慢上抬，但不超过水平位（见图91）。

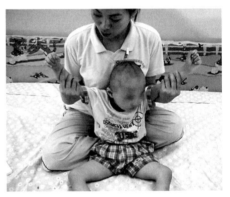

图89 上肢的外旋动作训练

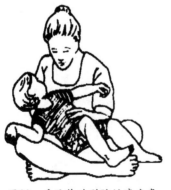

图90 手足徐动型脑性瘫痪患儿典型异常姿势

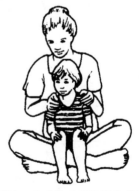

图91 手足徐动型脑性瘫痪异常姿势矫正

③**体轴回旋训练**：有些脑性瘫痪患儿姿势不对称，脊柱弯曲，妨碍了翻身和坐位方向转换。训练时在仰卧位通过转动双下肢促进躯干回旋；或让患儿俯卧于训练者的膝上，使一侧上肢上举促进躯干回旋（见图92）；也可使小儿坐于前方，训练者通过拉、推患儿两肩，使患儿躯干被动向两侧旋转，以促进体轴回旋。

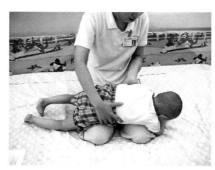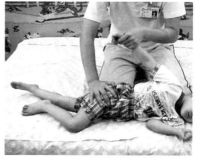

图92　体轴回旋训练

④**异常坐位姿势的矫正**：痉挛型脑性瘫痪患儿常取跪坐位或"W"型坐位，这是一种异常的坐位姿势，应给予矫正。正确的坐位姿势应该是先让患儿弯曲髋关节后再坐下，训练者用手将患儿双下肢分开且外旋，以使其身体向前弯而促使髋关节屈曲。因患儿常伴有膝关节屈曲，而影响坐位稳定，这时可用手将其下肢压直，使其学习独自向前弯腰、保持坐位。手足徐动型脑性瘫痪患儿坐位姿势常表现为髋关节过度伸展，但两腿伸直、分开，同时头部后仰，肩部向后伸，上肢上举，以致无法用双手支撑身体或向前伸手抓东西。训练时可将患儿两腿并拢，屈膝使患儿坐下，训练者从患儿背后用双手握住患儿双肩，使其肩膀向前内方旋转，这样双手便可放到身前，患儿可运用双手做支撑动作或抓握物体。

⑤**下肢异常姿势的矫正**：痉挛型脑性瘫痪患儿常表现为下肢硬性伸展、内收、交叉、尖足的异常姿势（见图93），矫正时绝不能握住踝关节用力强拉，这样反而会加重。最好采用控制膝关节的手法，即双手握住膝关节上方，将双腿外展、外旋（见图94），缓慢将患儿两大腿分开，同时控制髋关节使之

分开。有的痉挛型脑性瘫痪患儿双下肢肌肉十分僵硬，尖足明显，由于脚板常下压，导致足趾像鹰爪般勾起来，矫正时不应该硬拉直脚趾，而应该先将下肢外展、脚板向上翘，再将两脚趾拉直。

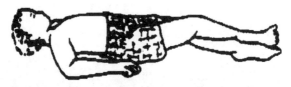

图93　痉挛型脑性瘫痪患儿下肢硬性伸展、内收、交叉、尖足的异常姿势

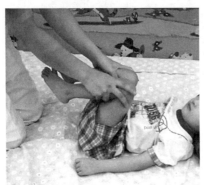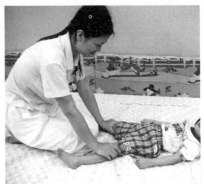

图94　痉挛型脑性瘫痪患儿下肢异常姿势的矫正

⑥**异常步态的矫正**：许多脑性瘫痪患儿步态异常，应注意在纠正异常姿势的同时，纠正异常步态。如患儿有交叉步态可用外展步行板训练，步幅异常可用平行梯子训练。总之，异常步态矫正应着眼于步行之时，如防止尖足形成、防止异常站立姿势等，不应在正确站立及爬行之前，过早地使患儿勉强行走。

⑦**手的异常姿势的矫正**：痉挛型脑性瘫痪患儿典型的手姿势是手腕屈曲、拇指内收、手指紧握在一起。矫正时不应该直接拉开大拇指而使手腕伸展，这样不仅会使手腕和手指更弯曲，而且导致拇指关节疼痛。正确的方法应该是将手臂伸直外展，这样可使手腕及手指易于伸直，在练习伸展手腕的同时，让患儿练习一个一个地伸出手指，以矫正手的异常动作。有些脑性瘫痪患儿由于伸肌痉挛使手指不能抓握，训练时可借助一些大小适中、轻重适当、容易抓握

的玩具来让患儿练习抓握。抓握时，诱导患儿五指伸开，均匀用力，抓握后再慢慢放下，反复练习。有的患儿由于原始的握持反射不消失，拇指长时间紧握在手掌内，不能主动外展，从而影响手的功能。训练时，训练者可用手轻揉大鱼际肌，并把大拇指稍用力向外推，连续几次后，再诱导患儿拇指向上翘。在训练过程中，可先把患儿其余四指握住，再诱导患儿拇指外展，反复进行（见图95）。

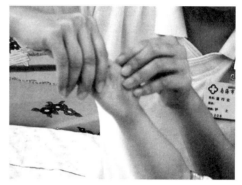

图95　手的异常姿势的矫正

案例九

×××，女，3岁，新加坡人，因运动发育落后，诊断为小儿脑性瘫痪（痉挛型＋手足徐动型），小儿精神发育迟滞Ⅳ度，慕名来我院接受中西医结合康复治疗。

患儿系第二胎第二产，孕26周行剖宫产出生，出生体重950克。出生后有窒息抢救史。入院时患儿能竖头片刻，不能翻身、独坐，双手不能主动抓物，紧张时有手足不自主舞动，语言表达能力差，词汇量约20字，构音不清，反应迟钝。辅助检查：颅脑CT显示脑发育不良；智力测验：社会适应DQ=9.8，语言DQ=49.9，大动作DQ=2.8，精细动作DQ=2.4，个人社交DQ=11.9。分析患儿的主要障碍为：头后仰，双上肢内旋、后伸，双下肢尖足、剪刀步态，非对称性紧张性颈反射（＋），手足徐动症（＋）。四肢硬直，肌力低，关节活动度差，髋关节外展角60°，左侧腘窝角100°，右侧腘窝角105°，双侧足背屈角90°。双手精细动作差，不能主动伸手抓物，常呈握拳状。入院后制订的近期康复治疗（3个月内）目标为：抑制异常姿势，消除过度紧张，促头控完善。制订的体疗训练方案如下：

①仰卧位头部异常姿势矫正。

②上肢的外旋外展动作训练。

③体轴回旋训练。

④展髋训练。

⑤手部痉挛肌群放松训练。

⑥手支撑训练。

⑦主动控头训练。

⑧脱敏疗法。

⑨家庭护理。

每日训练时间为1小时，并配合中药熏蒸、水疗等治疗。经治疗2个月后，患儿竖头稳，可翻身，上肢异常姿势缓解，下肢关节活动度改善。

分析：头的控制是运动发育中最早完成的运动，各种姿势运动时，头部直立为先行，头位置的稳定对进食、注视、交流、手活动和需要平衡的一切活动都很重要。手足徐动型患儿运动控制非常困难，全身不对称姿势非常严重，手、口、眼协调运动难以完成。因此，手足徐动型患儿开始训练时以抑制手法为主，首先是头的控制，头的前屈会达到抑制全身伸展模式的目的。躯干的前屈可以减少全身过度紧张，促通屈曲姿势、屈曲运动及居中对称姿势，保持肩胛带向前方突出则全身屈曲占优势。体轴回旋可以破坏全身性伸展和屈曲模式，促通体轴回旋运动和四肢回旋运动。坐位、四点位的保持可以增强患儿对其身体部位位置的自知，促进骨盆带的稳定，促进保护和平衡反应。总之，手足徐动型患儿无法固定在一定位置，须加压力以增加稳定点，而对称性的训练使动作协调，应为中心。

手足徐动型脑瘫由于其异常姿势非常严重，运动控制非常困难，长期的异常运动已经形成了固有的动作，因此治疗难度大。此患儿入院时已3岁，相对来说年龄已较大，异常姿势及异常姿势反射已固定，且治疗不连续，大运动进步慢。这进一步提示我们，脑瘫患儿越早治疗，越可以防止异常运动固定化。长期存在异常姿势很容易继发肌肉挛缩、失用性萎缩、关节变形等，运动发育越来越向异常方面发展。

不同类型脑性瘫痪患儿的训练要点

脑性瘫痪患儿的康复治疗是一个非常复杂的过程，运动功能训练的手法多种多样。每一个患儿障碍的水平和能力水平都不一样，不同类型的脑性瘫痪患儿治疗原则也不一样，所以应该对每一个患儿在认真评价的基础上，根据不同情况制订详细的治疗计划，以使患儿的功能得到最大程度的康复。以下简单介绍几种不同类型脑性瘫痪患儿的治疗原则。

1.痉挛型脑性瘫痪患儿的基本治疗原则

通过被动活动、负重等手法，以降低肌肉张力，提高拮抗肌的收缩能力；通过主动运动、被动运动和牵拉等手法，以维持、扩大关节的活动度；利用反射性抑制姿势的手法，来抑制痉挛型脑性瘫痪患儿的向心性屈曲或伸展的异常姿势；利用手掌和足底的负重、头部的主动运动和重心的移动练习以及平衡反应的诱发和强化，促进正常的运动功能。

2.手足徐动型脑性瘫痪患儿的基本治疗原则

通过反射性抑制性姿势，如长时间坐位双手抱球的姿势等，以抑制异常的非对称性运动姿势；通过对头部、肩部、肘部以及脊柱等控制点进行压迫、抵抗和负重等方法，进行长时间的姿势保持及匀速的运动，以达到提高肌肉的同时收缩功能；通过对双手掌和双足底的负重训练，以适当的刺激手法进行感觉的再教育；通过对保护性伸展反射、翻正反射的诱发和强化，以训练平衡功能。在对此型患儿的训练过程中，应注意减少对患儿的牵拉，避免引起关节的脱位。

3.共济失调型脑性瘫痪患儿的基本治疗原则

遵循早期治疗的原则，按照头、躯干和四肢的运动发育顺序进行头部的控制、翻身、坐起、爬行、站立、步行等的姿势、运动功能的诱发和强化；通过采取负重和长时间的姿势保持训练，以提高肌肉的张力和肌肉的收缩能力；通过设计一些时间、距离和空间位置上相同的重复性的动作训练，如在负重情况下的步幅训练，以达到提高患儿的距离测定能力；利用平衡板，通过平衡反射的诱发和强化以提高平衡反射的能力；利用鲍巴斯球、滚筒、倾斜板等训练器材，通过一定的手法给患儿以适当的刺激，对患儿进行感觉的再教育，以促进正常的姿势和运动功能。

4.混合型脑性瘫痪患儿的基本治疗原则

利用反射性抑制性姿势来抑制患儿的非对称性姿势和异常的屈曲、伸展姿势模式；通过对保护性伸展反射的诱发，以及翻正反射的强化来提高患儿的平衡能力；通过对患儿进行主动和被动活动关节的训练，以预防患儿的关节挛缩和变形。注意训练过程中给予刺激强度要适当，以免引起患儿的过度兴奋。

案例十

患儿，孙××，男，3岁2个月，因发现运动、智力发育落后两年余，入院治疗。诊断：小儿脑瘫（手足徐动型+痉挛型）Ⅲ度（GMFCS：Ⅴ级），小儿精神发育迟滞Ⅳ度，脑发育不良。

患儿为第一胎第一产，足月顺产出生，出生体重3700克。出生后因新生儿缺氧缺血性脑病（中一重度）、新生儿颅内出血、电解质紊乱、新生儿吸入性肺炎，在北京某医院住院13天后好转出院。否认病理性黄疸病史。有一妹妹，体健，现1岁大。主要障碍表现为，异常姿势：存在刺激性紧张，手足徐动，姿势不对称，居中对称活动极少，扶站时存在尖足，双下肢硬直模式，交叉剪刀步态，双上肢前方跪位伸展模式，双手常握拳，非对称性紧张性颈反射（+）；大运动：竖头欠稳，俯卧位可抬头90°，维持时间短，肘支撑差，不能手支撑，不能翻身、独坐，未能四点跪、爬；精细动作：双手有主动抓物意识，但动作完成的稳定性、准确性及目的性差，做不出完整的灵活动作；平衡及协调：颈立直未完善，坐位立直未出现，居中对称活动极少，手口眼协调模式未出现；肌张力：四肢肌张力高；肌力：四肢肌力低；关节活动度：内收肌角45°，腘窝角90°，足背屈角快角100°，慢角90°；智力及语言：反应迟钝，仅能辨认生熟人，仅有一些无意识发音，基本无语言理解及表达能力。伴随障碍：认知功能低下，平素体质差，易患呼吸道感染。继发肌肉、肌腱、关节障碍：跟腱挛缩。主要辅助检查：颅脑MRI：T2W双丘脑、基底节、侧脑室后部周围、部分半卵圆中心，双小脑半球内侧脑白质对称分布异常信号，左侧脑室体部饱满，双侧中央沟两侧轻度脑萎缩样改变。

①制订康复目标。近期：促头控完善，促坐位立直及平衡出现。远期：促坐位完成，提高双手精细动作功能，提高生活质量。完成目标尚存在的主要问题：患儿存在刺激性紧张＞非对称性紧张性颈反射（+）＞双上肢前方跪位伸展支撑模式＞角弓反张模式＞手足徐动＞双下肢硬直模式＞躯干控制能力差＞体轴回旋能力差＞腰腹部肌力低。治疗的重点和难点：消除刺激性紧张，抑制非对称性紧张性颈反射，抑制异常姿势，降低四肢肌张力，提高躯干控制能力及近端大关节稳定性。

②治疗方案。物理治疗方案：楔形板蹲位抱球；手口眼协调；交叉摸耳；居中对称训练；上田正对角线法；肘/手支撑训练（加压）；直跪训练；躯干控制训练；卧球拱髋；展髋拉起；坐位静态平衡训练；翻身训练；腹爬训

练；角椅。按摩方案：脱敏疗法；内收肌、腘绳肌、腓肠肌按揉、松解；关节活动度按摩；四肢及颈腰背部按揉、叩击、节段性按摩、肺俞穴点按、捏脊；心经、心包经、肝经的循经点穴。作业治疗方案：推磨砂板；伸手抓物；居中活动（拍手）；双上肢关节活动；撑手。言语训练：伸缩舌头；舔上下唇、舌及附属肌群运动；吹气；听觉（叫名字）；视觉（看图片、实物）；理解手势；模仿发音；模仿动作；表示需要；面部、口腔肌群手法按摩。头针：智七针、运动区。其他：中药熏洗，体感音乐治疗。药物：苯海索片、复合维生素片。家庭护理方案：合理喂养，提高营养，增强体质；正确的坐姿、抱姿、睡姿等脑瘫患儿在日常生活中的正确护理；感知觉刺激按摩，关节活动度按摩等家庭康复治疗。

经一个大疗程（60天）综合康复治疗，至患儿3岁6个月大，坐位立直建立。主要进步表现为，异常姿势：存在刺激性紧张，手足徐动阳性，姿势不对称，居中对称活动较前改善，扶站扶行时存在尖足，双下肢硬直模式，交叉剪刀步态，双上肢前方跪位伸展模式，存在整体运动模式；大运动：患儿竖头欠稳，俯卧位可抬头90°，维持时间短，能肘、手支撑，能完成翻身，能撑手坐，能四点跪，能腹爬数步，未能独站、独行；精细动作：双手有主动抓物意识，动作稳定性较前好转；平衡及协调：居中活动能力较前改善，能左右手互换物品，但坐位平衡能力差；肌张力、肌力：四肢肌力低，四肢肌张力不协调；关节活动度：内收肌角60°，腘窝角90°，足背屈快角100°，慢角90°；智力及语言：能理解简单日常指令，但语言表达能力差。伴随障碍：认知功能低下，体质差，易患呼吸道感染。继发肌肉、肌腱、关节障碍：跟腱挛缩。

患儿继续坚持门诊康复治疗，但运动、智力、语言等方面均进步缓慢。

小结：患儿主要障碍表现为异常姿势固定，存在刺激性紧张、非对称性紧张性颈反射（+）、双上肢前方跪位伸展支撑模式、角弓反张模式、手足徐动、双下肢硬直模式等异常姿势及运动模式，均影响大运动功能改善，康复治疗重点为抑制异常姿势，降低四肢肌张力。经治疗，患儿大运动功能较前稍进步，但上述异常姿势仍明显。

讨论：我院应用中西医结合治疗小儿智力低下、脑瘫的科研成果开展了传统医学康复（针灸、穴位注射、中医中药、推拿按摩等）、现代医学康复（理疗、体疗、水疗、西药等）和家庭医学康复三结合的康复治疗模式。对7岁以下脑瘫儿实施长期康复治疗，该种多元、多方位、多途径综合疗法，有效率67%～80%，显效率36%，但即使经过多种康复治疗，仍有20%～32%的患儿很难见效。

影响康复治疗疗效的因素包括：早产儿胎龄小于30周，有核黄疸后遗症者；年龄3岁以上严重的手足徐动型脑瘫儿；严重的异常姿势反射、异常运动模式长期存在者；营养不良，体质较差，出汗较多，易疲劳者；反复呼吸道感染者；伴有癫痫者，如婴儿痉挛症等；继发肌腱挛缩，膝反屈，关节变形等的患者；伴有重度精神发育迟滞或语言发育障碍者；伴有视觉障碍（如视神经萎缩）者；过度紧张、激惹较严重者。若患儿存在上述情况，则康复治疗受影响，治疗疗效差，预后不良。

本例患儿诊断为小儿脑瘫（手足徐动型+痉挛型）Ⅲ度，粗大运动功能分级系统评为Ⅴ级，病情重，康复治疗难度大。初次开展治疗时已3岁2个月，既往未经系统康复治疗，错过了脑神经发育的最佳时期，大脑细胞可塑性下降，缺乏正常感觉及运动模式刺激，异常姿势及运动模式长期存在。加之患儿平素体质差，易患呼吸道感染，影响康复治疗进程，家长治疗配合程度差。以上因素均影响其智力、运动功能发育，康复治疗疗效差。

康复训练的辅助设施

辅助设施一直在康复训练过程中起着非常重要的作用，正确地选择和使用辅助设施不仅可以帮助康复治疗的顺利进行，同时也可以将康复治疗过程推广至家庭中，为家庭康复治疗提供更多的选择方法。康复训练器械种类繁多，现将常用家庭康复训练器材的结构、规格和用途介绍如下。

1.侧躺椅

（1）**结构**（见图96）：由底板和靠背板构成，胸部和髋部用安全带固定，另附枕头及膝部枕垫。底板与靠板均用木板制成，木板外层加铺海绵和人造革。

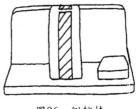

图96　侧躺椅

（2）**规格**：

①普通型：底板面积38厘米×71厘米，靠背板面积30厘米×71厘米。

②青少年型：底板面积38厘米×107厘米，靠背板面积30厘米×107厘米。

（3）**用途**：

①**阻止异常的原始反射**：当患儿处于侧卧位时，异常的原始反射，例如非对称性紧张性颈反射、紧张性迷路反射将受到抑制，使全身的痉挛得到改善（见图97）。

②**使患儿全身姿势对称**：当患儿侧卧在侧躺椅上时，头和身体均处于对称的中线位，为发展正常运动奠定了基础。

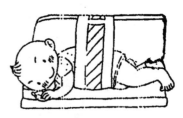

图97　侧躺椅中侧卧位姿势

③促使手放到胸前中线位，增进前臂和手的功能（见图98）。

④体位引流，通过升高侧躺椅底板的一端，使患儿呈头低足高位，增进引流（见图99）。

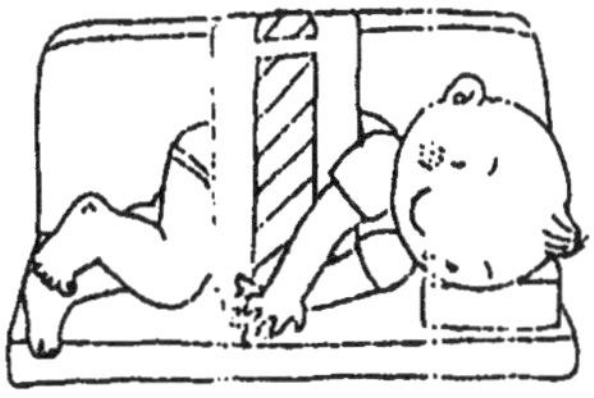

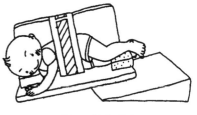

图98　居中对称体位

2.角椅

（1）**结构**：由一个底座和两个衔接成90°的靠背板构成，上面架一个垫盘（见图100）。

（2）**规格**：底座面积51厘米×71厘米，垫盘面积56厘米×51厘米，靠背板面积38厘米×48厘米。

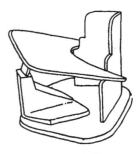

图99　体位引流

儿童型角椅靠背高38厘米，适用于身高122厘米以上的儿童；青少年型角椅背高48厘米，适用于身高152厘米以上的患儿。

（3）**用途**：

①控制头部姿势：角椅可以提供理想的状况支撑，防止头部后仰及左右偏斜，使头部保持正中位（见图101）。

②限制肩带收缩，促使双手放至中线位：角椅90°的靠背垫，可以限制肩带收缩，便于肩部旋前，促使双手放至中线位置（见图102）。

③保持躯干正直，避免脊柱后凸及侧弯。

④促使髋关节90°屈曲，膝部充分伸展。

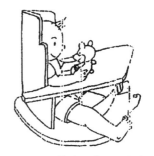

图100　角椅

图101　角椅中头部姿势控制

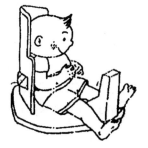

图102 利用角椅使双手居中

3.滚筒

（1）结构：滚筒是一种圆柱状的滚动器械，可以是实心的，也可以是空心的，外裹5厘米厚的衬垫。为携带方便，可在每个滚筒上装一个提环扣（见图103）。

（2）用途：滚筒的作用主要是通过滚动来实现的。

①训练抬头功能：患儿俯卧，将滚筒置于其胸下，双上肢伸直放在滚筒前，此时患儿颈部伸展，自动抬头（见图104）。

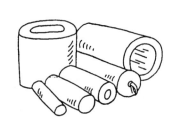

图103 滚筒

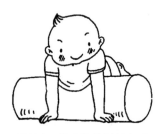

图104 利用滚筒训练抬头

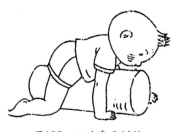

图105 四肢负重训练

②四肢负重训练：患儿取爬行姿势，滚筒置于患儿胸腹部下方，这样在滚筒支撑患儿躯干部位的前提下进行四肢负重训练（见图105）。

③平衡功能训练：患儿骑跨在滚筒上，滚筒高度应使患儿脚平放地面，膝关节屈曲成90°，躯干微微前倾，双手平放在两膝之间的滚筒上。当患儿分别先后抬起双脚时，滚筒左右滚动，迫使患儿不断调节重心以适应滚筒多变的位置。当滚筒左右摇晃时患儿前举双臂，仅用腿和躯干维持平衡。患儿以俯伏的姿势纵趴在滚筒上，双臂抱住滚筒（已有一定平衡力的患儿，双臂也可不抱滚筒，仅让双臂贴在滚筒两边），髋部伸直，膝部微屈，双腿夹住滚筒，当治疗师轻柔地

将滚筒左右晃动时，要求患儿调节多变的重心，维持平衡（见图106）。

　　④分腿能力训练：患儿分腿跨坐在滚筒上，让两腿外旋、痉挛的内收肌得到拉伸，可增强分腿能力（见图107）。

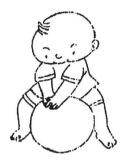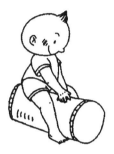

图106　利用滚筒进行平衡功能训练　　图107　分腿能力训练

　　⑤躯干旋转能力训练：患儿分腿坐在适当大小的滚筒上，通过左右旋转躯干或躯干左右屈曲，以手触碰地面来增强躯干的旋转功能（见图108）。

　　⑥躯干转动功能训练：患儿坐在适当大小滚筒的一侧，躯干向左右转动，逐渐向两侧弯，直到能触及滚筒另一侧地板的程度（见图109）。

　　⑦空心滚筒的应用：空心滚筒用于爬行训练；空心滚筒站立训练；空心滚筒调节反射训练（见图110）。

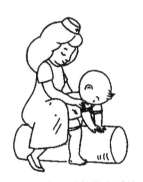

图108　躯干旋转能力训练

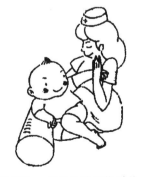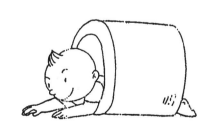

图109　躯干转动功能训练　　图110　空心滚筒爬行训练

4.楔形垫

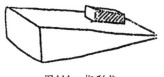

图111　楔形垫

（1）**结构**：木制楔形框架，铺以海绵或棉花，外层包裹人造革（见图111）。

（2）**用途**：特别适用于头不能自控、坐不稳、自动调节体位能力低下的患儿。理想的楔形垫长度为患儿处于俯卧位时，自胸骨到脚（至少到膝盖）。高度相当于支撑地面时上臂的高度。

①**促进抬头和增加头控力**：患儿取俯卧位对称姿势，双上肢搭在楔形垫的边缘，有利于肩胛带拉伸及促使其抬头和增加头控力（见图112）。

②**训练上肢负重**：患儿俯卧在大小合适的楔形垫上，用肘支撑，这样有利于肘部、肩部的负重和伸展状态下的前臂负重（见图113）。

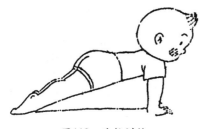

图112　头控训练

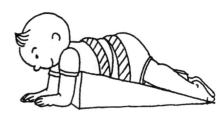

图113　训练上肢负重

③**促进髋部和膝关节伸展**：患儿匀称地俯卧在楔形垫上，重力促使髋部及膝关节自然伸展。

④**体位引流**：患儿匀称地仰卧在楔形垫上，头朝下持续一小段时间，作为引流体位（见图114）。

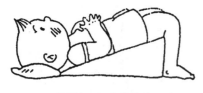

图114　仰卧位引流

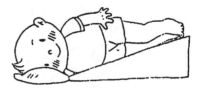

图115　侧卧位引流

⑤**促进躯干旋转功能**：患儿横躺在楔形垫的斜面上，斜面可以辅助患儿躯干的旋转（见图116）。

⑥**训练行走平衡能力**：将两个楔形垫最高的顶端对接在一起，形成一个上坡和下坡，当患儿沿楔形垫上坡或下坡时，可在行走时的前后体位变化中提高平衡能力（见图117）。

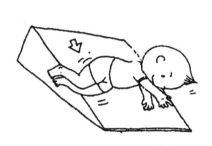 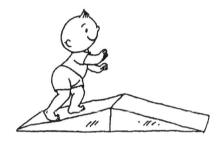

图116　躯干旋转功能训练　　　　　图117　行走平衡能力训练

⑦**缓解痉挛**：将两个楔形垫对接，患儿侧卧在上面，可以减轻痉挛，促进双手活动及身体对称，且有助于防止脊柱变形（见图118）。

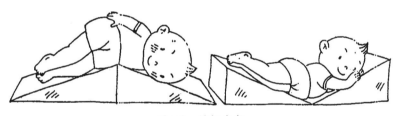

图118　缓解痉挛

5.训练球

（1）**结构**：充气球或内装泡沫海绵的实心球。

（2）**规格**：球的直径分别为28厘米、41厘米、56厘米、61厘米、66厘米、81厘米、91厘米、106厘米等。

（3）**用途**：训练球是训练前庭功能、平衡功能、特殊定向能力、体位感觉和增强肌力的较好器材，最小的球直径为28厘米，主要是为滚、推、掷、抓、踢设计的。

①**平衡功能训练**：让患儿趴在适当大小的球上，髋部伸直，双手前伸，治疗师用双手握住患儿小腿或髋部并轻轻地滚动球，从一边滚到另一边，并逐渐增加滚动的距离。或让患儿坐在直径为56厘米的球上，治疗师用双手扶住患儿髋部，前后滚动球均可，刺激并训练患儿不断调节头、躯干和四肢的平衡功能（见图119）。

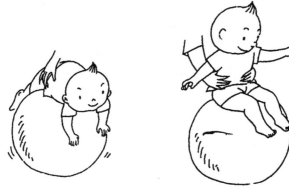

图119 利用球进行平衡功能训练

②**促进抬头和躯干的挺伸**：当患儿像图120所示那样，匍匐在球上时，可促进抬头和躯干的伸展。

③**改善躯干和上肢的功能**：让患儿俯卧于球顶，头、躯干、手臂完全放松，紧贴着球面下垂，鼓励患儿从球面上抬起上半身，当治疗师用双手握住患儿臀部或下肢时，患儿可像飞鸟一样伸展四肢（见图121）。

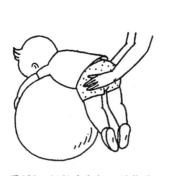
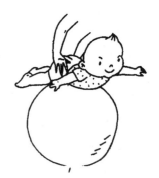

图120 促抬头和躯干的伸展　　　图121 促四肢伸展

④引出保护性伸展反应：患儿俯卧在适当大小的球面上，手臂放在球的前面，治疗师在其臀部给予支持协助，从后向前推动球体，引出患儿保护性伸展反应（见图122）。

⑤仰卧位屈曲功能训练：患儿仰卧在适当大小的球上，治疗师给患儿臀部以支撑，然后慢慢地向前、向后、向两边滚动，刺激患儿身体各部做出调节反应（见图123）。

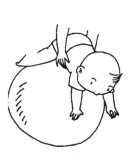 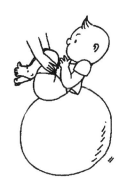

图122　保护性伸展　　　图123　仰卧位屈曲功能训练

⑥促进机体调节反应：患儿俯卧在适当大小的球上，治疗师给患儿臀部支撑，然后慢慢地向前、向后、向两边滚动，刺激患儿身体各部做出调节反应（见图124）。

⑦刺激躯干旋转纠正脊柱两侧弯：患儿侧卧在球上，治疗师持续用一定的压力，一手推其肩部，一手向后拉其臀部，然后推和拉交替进行，促使躯干旋转，纠正脊柱侧弯（见图125）。

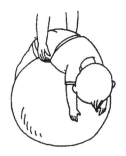 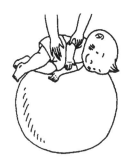

图124　俯卧位促机体调节反应　　　图125　促躯干旋转

⑧**促使肌肉松弛**：对痉挛型脑性瘫痪儿童尤为适用，让患儿趴在球上，治疗师轻轻摇球，可以减少患儿肌肉的张力，改善痉挛。

⑨**训练前庭功能**：患儿仰卧、侧卧、俯卧在大小合适的球上，治疗师通过转动球，在不同的平面上向患儿提供前庭刺激。

⑩**增强膝踝部的负重能力**：患儿手抱适当大小的球跪着行走，可以训练患儿膝踝部的功能（见图126）。

⑪**感觉的同化作用**：适宜两个身材大致相仿的患儿来操作，其中一个患儿仰卧在地板上，全身放松，将一只56厘米或41厘米直径的球放在他的腹部，另一个患儿趴在球面上，让球顶上的患儿做前后左右运动，使球对下面的患儿产生重压感，同时引起上面的患儿俯伸和产生平衡反应（见图127）。

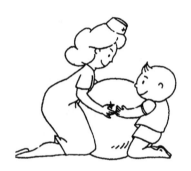

图126　增强膝踝部负重能力

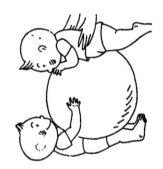

图127　感觉同化

6.步行双杠

（1）结构：类似体操运动的双杠（见图128）。

（2）用途：

①**扶走训练**：患儿双手扶着步行双杠行走（见图129）。

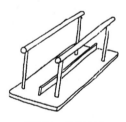

图128　步行双杠

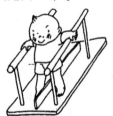

图129　扶走训练

②纠正步态：在步行双杠的一端放一个立式镜，两杠之间的地面按步幅大小可铺设步道（步道是一种以数字或脚印显示的供行走的条幅状防滑塑料薄膜）。这样，步行双杠、立式镜、步道三者就成了一套纠正患儿步态的器械（见图130）。

③增强下肢肌力：借助于一根横杆，患儿可练扶站、下蹲起立、踢腿等动作，以增强下肢肌力（见图131）。

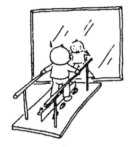

图130　纠正步态训练

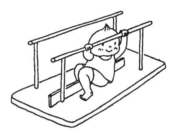

图131　增强下肢肌力训练

7.阶梯

（1）结构：木制的阶梯，由上台阶、下台阶、中间的平台及两边的扶手组成（见图132）。

（2）用途：

训练患儿扶走、爬、独走和上下台阶的能力（见图133～图135）。

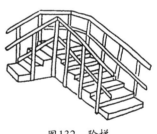

图132　阶梯

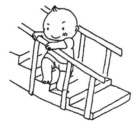

图133　扶走

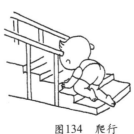

图134　爬行

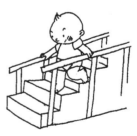

图135　上下台阶

8.平衡板

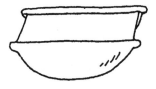

图136 平衡板

（1）结构：由一块圆形或长方形的平板和两块弧形的支撑板组成（见图136）。

（2）用途：在治疗师的保护下，让患儿坐、跪、站在平衡板上，治疗师轻轻摇摆平衡板，促使患儿身体各部随着重心的改变而不断调节，以促进平衡能力的发展（见图137～图139）。

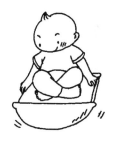

图137 坐姿训练

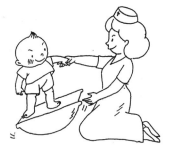

图138 站姿训练

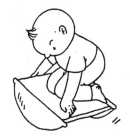

图139 跪姿训练

9.肋木

（1）结构：用质地好的木料加工而成，框架是方形木，横档是光滑的圆杆（见图140）。

（2）用途：肋木是一种较好的全身功能训练器。

①手握住肋木横杆可做各种肢体的训练（见图141～图142）。

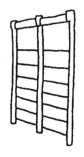

图140 肋木

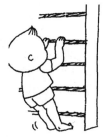

图141 伸臂屈肘训练

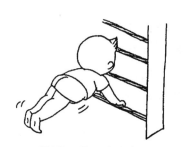

图142 俯卧撑动作

②下肢的下蹲起立动作（见图143）。

③双手握住肋木横杆做直跪训练、扶站训练（见图144）。

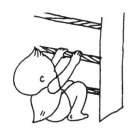 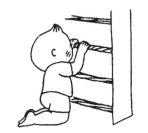

图143　蹲起动作　　　　　图144　直跪训练、扶站训练

④沿着肋木做扶走训练（见图145）。

⑤做手脚交替的攀登训练（见图146）。

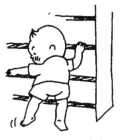 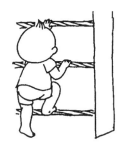

图145　扶走训练　　　　　图146　攀登训练

10.助走器

（1）结构：一种类似手推车式的助行装置，由两个定向前轮、两条后腿及两根有一定倾斜度的手推车杆组成（见图147）。

（2）用途：既可用于扶站训练，又可用于学步、扶走训练（见图148～图149）。

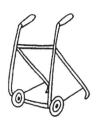 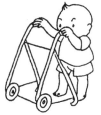 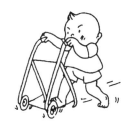

图147　助走器　　　图148　扶站训练　　　图149　学步、扶走训练

11.地面平衡木

（1）结构：该平衡木与体操运动的平衡木不同点是平放在地面上（见图150）。

（2）用途：主要训练患儿站立和行走时的平衡功能。

①在逐渐狭窄的平衡木上走（见图151）。

②站在平衡木上，双手抱头，向侧方左右摇摆，把重心从一足移到另一足（见图152）。

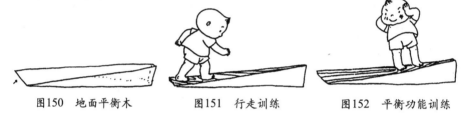

图150　地面平衡木　　　　图151　行走训练　　　　图152　平衡功能训练

12.学步车

（1）结构：方体状，框架结构，下面有四个轮子，两个前轮为定向轮，两个后轮为万向轮，车的上部有扶杆，车内设有座位（见图153）。

（2）用途：主要用于患儿练扶走、推行（见图154～图155）。

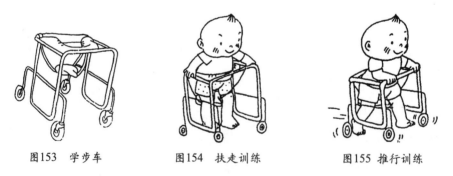

图153　学步车　　　　图154　扶走训练　　　　图155　推行训练

13.日常生活矫正坐姿的桌椅

（1）结构：由一块凹进半圆桌面的桌子与加高靠背的椅子构成（见图156）。

（2）规格：桌子：高55厘米，长60厘米，宽50厘米，缺口宽33厘米，深20厘米。椅子：高30厘米，宽30厘米，长35厘米，后背高50厘米。

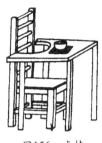

图156　桌椅

（3）用途：主要于脑性瘫痪患儿进食时使用，也可用于写字、画画。利用凹进半圆桌面的桌子，固定患儿的躯干，保持身体的稳定，而且加高的靠背椅可防止头后仰，对伸肌张力高的患儿有抑制作用。

14.附有托盘的靠背椅

（1）结构：由一个略呈弧形及加高靠背，且前面带有挡板的踏脚板的椅子和带缺口的托盘构成。另外配有楔形踏板（见图157）。

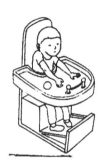

图157　附有托盘的
靠背椅

（2）用途：靠背略呈弧形有利于抑制肩向后回缩的倾向，并可促使双臂保持胸前中线位，加高的靠背可防止头后仰，对伸肌张力高的患儿有抑制作用；托盘可以替代桌子供患儿坐着玩玩具；踏脚处根据患儿足下垂程度放入不同高度的楔形踏板，矫治跟腱挛缩，而且踏脚板前面的挡板可以阻止患儿下肢僵直引起的足过于前伸。

15.爬行器

（1）结构：由一个长度相当于患儿身长及带四个滑轮的木板构成，木板前端为一个中央凹陷的挡板，木板后端为一个柱状分隔板（见图158）。

（2）用途：训练患儿爬行运动（见图159）。

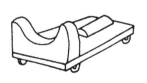

图158　爬行器

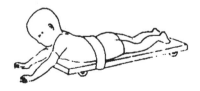

图159　爬行训练

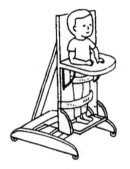

图160 站姿矫正训练器

16. 站姿矫正训练器

（1）结构：由一个相当高度靠背且配有踏板的站立板和带缺口的托盘构成，附安全带（见图160）。

（2）用途：主要用于不能独站及不能保持站直姿势的患儿，使患儿保持正确的站立姿势。

17. 被动站立板

（1）结构：由一个相当高度的带孔靠板和可调高度角度的脚踏板构成（见图161）。

（2）用途：用于患儿被动站立，矫治尖足、足内外翻。

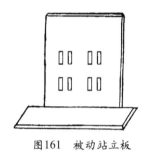

图161 被动站立板

18. 保持坐位姿势椅子

（1）结构：保持坐位姿势的椅子除具有一般椅子的特点外，另附有：头靠垫，扶手内侧小半圆器，可活动的圆柱形分隔器（见图162）。

（2）规格：椅子靠背高76厘米，宽40厘米，长32厘米；扶手高20厘米，扶手下高10厘米，长22厘米，厚5厘米；扶手内侧小半圆器宽5厘米。

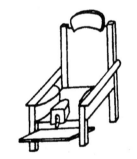

图162 保持坐位姿势椅子

（3）用途：适用于双下肢内收、内旋，头部背屈及控制能力差，坐位保持能力低下的患儿。

19.助走训练椅

（1）结构：由两前腿装有两个小轮子的椅子构成（见图163）。

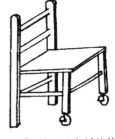

图163　助走训练椅

（2）规格：后靠背高50厘米，缺口宽33厘米，深20厘米；椅子高55厘米，长60厘米，宽50厘米（注：前面带2个滑动轮）。

（3）用途：帮助患儿训练行走。

20.足内翻纠正器

（1）结构及规格：底40厘米，两侧高6厘米（Ⅰ种）；底10厘米，两侧高10厘米（Ⅱ种）。

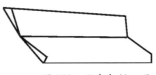

图164　足内翻纠正器

（2）用途：主要用于纠正患儿足内翻（见图164）。

21.足外翻纠正器

（1）结构及规格：底40厘米，中间高6厘米或10厘米。

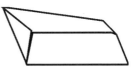

图165　足外翻纠正器

（2）用途：主要用于纠正患儿足外翻（见图165）。

22.楔形板

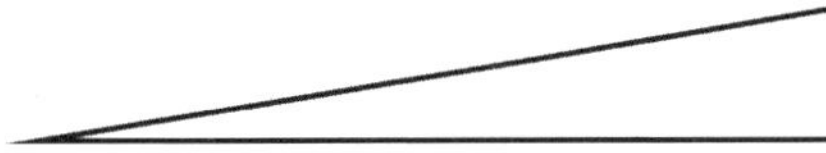

图166　楔形板

（1）结构及规格：底25厘米，高10厘米（Ⅰ型）；底25厘米，高6厘米（Ⅱ型）。

（2）用途：主要用于足下垂患儿，矫治跟腱挛缩（见图166）。

23.婴幼儿综合训练器

（1）结构：由俯卧底板一块，弧形脊柱靠背一个，侧卧位脊柱靠板，助爬双半轮器，桌面带镜子的小桌构成（见图167）。

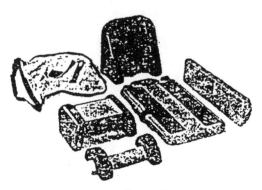

图167　综合训练器

（2）规格：俯卧底板长100厘米，宽57厘米，两侧凹槽深1厘米，宽15厘米；弧形脊柱靠背宽57厘米，高50厘米，长60厘米，内凹深55厘米，两侧扶手间宽30厘米；侧卧位脊柱靠板长90厘米，宽30厘米，高10厘米；带镜子桌子平面长60厘米，宽36厘米，高25厘米；助爬双半轮器长57厘米，宽15厘米，高9厘米。

（3）用途：

抑制异常姿势，如非对称性紧张性颈反射等。

训练患儿抬头、肘支撑、翻身及爬行。

训练患儿坐位姿势。

进行体位引流。

第八章

脑性瘫痪的作业治疗

这些日子我的孩子每天都要去做作业，噢，对了，不是做作业，是"作业治疗"。我也不是很懂，不过孩子双手的动作协调、灵活确实为将来生活自理打下了良好基础。看着孩子的手一天天灵活起来，我真的很高兴。

作业治疗的目标

作业治疗（occupational therapy，OT）是应用有目的的、有选择性的作业活动，对于身体、精神、发育上有功能障碍或不同程度丧失生活自理和职业劳动能力的患者进行治疗和训练，使其恢复、改善和增强生活、学习和劳动的能力。作业疗法又分为功能性作业疗法、心理性作业疗法、精神疾患作业疗法、儿童患者作业疗法及老年病作业疗法。对脑性瘫痪主要采用功能性作业疗法，治疗躯体功能障碍或残疾，改善上肢的活动能力。根据障碍的性质、范围、程度的不同，有针对性地采用适当的作业运动，以增大关节运动的范围，增强肌力，改善运动的协调性和灵活性，改善手部运动的灵活性，提高肌肉运动的耐力，改善对运动的调节控制，使其能完成日常生活和劳动必需的运动。而儿童作业疗法是通过专门训练、游戏、文娱活动、集体活动等促进患儿感觉运动技巧的发展；掌握日常生活技能，提高社会生活能力。依据功能性作业疗法的特点，脑性瘫痪的作业治疗的目标是：让脑性瘫痪患儿随意地、有目的地、有效地使用上肢和手，最大限度地提高其生活自理能力，恢复其感觉、认知操作能力，培养其学习与社会交往能力，使其生活满意。

作业治疗的基本方法

应用认知、自理生活、生产和文娱等经过选择和设计的作业进行训练。其特点是：认知和感知觉训练比重大；精细运动比重大，粗大运动比重小；与生活自理、生产技能和学习技能（书写、阅读）的关系密切；注重操作与认知能力训练。其应用的训练工具以自理生活用品用具、生产性工具、文娱工具、认知训练用品、自行设计制作的矫形器为主。训练患儿的人员是作业治疗师。其运作模式为依靠作业治疗师，采纳患儿及家长的意见，与患者合作进行治疗。作业治疗的目标实现程度，与患儿在自理生活、生产活动、游戏、操作等作业的训练中积极参与并做出的贡献大小有密切关系。在实际操作中，也必须理解患儿及家长的主观期望。

肩关节的活动训练

1. 目的

提高肩胛带肌群的肌力，改善肩关节的活动度；提高双上肢精细动作稳定性、协调性（见表41）。

表41 作业疗法的应用方式

功能性活动	自我照顾活动	相关的活动	休闲活动	家务活动
抓握与放松运动	洗脸、刷牙、沐浴、如厕	学习知识的相关活动	学会遵守规则	计划并准备餐饮
眼手协调运动	学习穿着、学习进食与营养	认同从事该项活动	学会成为队员	购置食物及其他
伸手取物运动	学习安全转移或移动	形成该项学习者的自我概念	学习如何得与失	洗涤食品及餐具
握持和携物运动			如何对待得失	整理、清洁床褥
提举和放置运动			学习如何设定目标	洗涤、晾干储藏

2.意义

双手抓物、取物、穿脱衣服、解系纽扣、用勺、用笔等生活自理的精细动作完成必须依靠肩和肘关节的活动能力、自主控制能力。因此，肩关节的活动训练是精细动作良好完成的前提。

3.方法

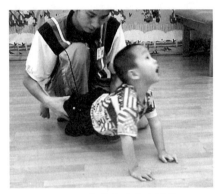

图168　肩关节的负重训练

①**肩关节的负重训练**：让脑性瘫痪患儿以手支撑或肘支撑进行三维加压的训练，以提高肩关节的负重能力。作业治疗师也可以双手托起患儿双下肢及腰臀部，让患儿处于俯卧位，练习用双手支撑行走，以更好地提高肩胛带的自主控制能力（见图168）。

②**肩关节的活动训练**：作业治疗师让患儿进行主动或被动的肩关节上举外展训练，类似于用手背去摩擦前额部（见图169），由内向外，反复多次练习。对肩关节内收活动障碍者，作业治疗师可让患儿进行主动或被动的肩关节上举内收训练，类似于用手从头后侧去摸对侧耳朵的动作（见图170）。

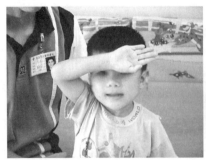

图169　肩关节上举外展训练

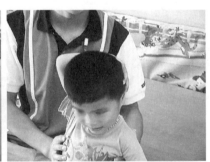

图170　肩关节上举内收训练

肩关节活动障碍的患儿，可进行肩关节充分的内收与外展的主、被动训练，以增大肩关节的活动范围。痉挛型脑性瘫痪患儿大多有持久强烈的肩关节内旋外展位异常姿势，所以作业治疗师需进行主动或被动的肩关节外旋、外展训练。也可让患儿做双臂伸直、外展后伸动作，利用拉锯、投篮与传球动作进行肩关节的屈伸训练（见图171）。让患儿俯卧在滚筒上，双手交替支撑，做向前、向后爬行的动作。让患儿维持手膝四点支撑姿势于平衡摇板上，治疗师控制摇板，并做缓慢晃动。让患儿俯卧在滚筒上，一手支撑于地面上，并在支撑臂的肩部施以适当的压力，另一手从事某一作业活动。

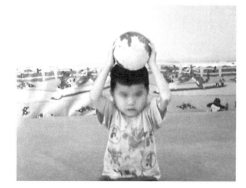

图171　肩关节的屈伸训练

③肩关节的牵拉训练：利用吊环、单杠、拉力器等器材，对患儿进行肩胛带、肩关节的牵拉训练，以提高肩胛带肌群的肌力。

肘关节的活动训练

1.目的

增大关节活动度，提高患儿对肘关节的自主控制力。矫正肘关节的屈肌痉挛，以达到关节的屈伸、旋前、旋后功能正常为目的。

2.意义

没有正确的上肢粗大运动功能的脑性瘫痪患儿是不可能进行手部精细运

动功能的训练的。所以，首先进行粗大运动技能的训练，直到能很好地维持精细运动的进行。同时，给患儿提供手部不同感觉的体验机会，加强对手、眼的认知训练。

3. 方法

①肘关节的屈伸训练：

治疗师帮助患儿进行被动或主动的肘屈曲与肘伸展训练，训练的力度逐渐增大，关节屈、伸的幅度逐渐加大，屈曲与伸展训练的次数逐步增多。对痉挛型脑性瘫痪患儿则应以肘关节伸展训练为主。

让患儿俯卧在鲍巴斯球上，肩胛带前伸，伸肘取物，或手握一硬的圆锥状物体去触碰桌前方某一目标。患儿手握一端带有磁铁的柱状物，去收放在桌面上的金属物，动作过程要求涉及肘关节伸直。对年幼患儿，可将其抱坐于腿上，让其伸手去拍治疗师的手掌，注意不要让他失去姿势控制。

②肘关节的负重训练：

◆ 俯卧位支撑训练：患儿俯卧，用双上肢支撑身体，治疗师将其双下肢托起，待保持平衡后，患儿用双上肢交替前行（见图172）。

◆ 肘关节屈曲位挛缩的负重训练：患儿取坐位，治疗师位于患儿体侧，用一只手通过患儿掌心握住他的手，将这侧

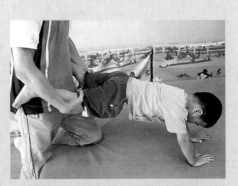

图172　俯卧位姿势下的支撑训练

上肢拉至外展45°，用另一只手辅助患儿肘关节使其充分伸展，然后用辅助其肘关节的那只手握住患儿这侧手的大拇指，使拇指伸展并外展。其余四指伸展平放在患儿体侧的台子上，最后将对侧上肢抬起，使重心移向支撑侧的上肢。

③肘关节的旋前、旋后训练：

被动活动伸、屈法：先使患儿前臂旋前，用摆抖法，双手或单手握住患肢手臂，用轻力做小幅的上下连续抖动，使关节周围肌肉放松，然后单手抓住腕部进行拔伸屈曲的练习。

取坐位，双脚平放地面。治疗师一手抓住患儿的肘部，固定肘关节，另一手握住患儿同侧的手（两者拇指相扣），然后把前臂旋后，向上推为屈，再向下拉为伸，反复练习。对肌张力高、痉挛严重者，要缓慢、均衡、有序地抑制患儿过度用力，因势利导，让患儿做出自发性的屈伸活动。

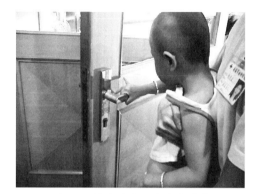

让患儿主动进行前臂旋后、旋前的训练，如拧开房门的把手。反复多次的主动训练，会取得更佳的效果（见图173）。

图173　前臂旋后、旋前的训练

④肘关节的牵拉训练：

◆肘关节屈曲位挛缩的牵拉训练：患儿取坐位，治疗师用一只手通过患儿掌心握住，将其肩关节拉至前屈90°，然后用另一只手辅助其肘关节使之充分伸展，随即用握患儿的那只手将患儿腕关节背屈90°，同时提示患儿向前推，并在这个姿势下保持数分钟，反复训练。

◆对手屈曲挛缩的牵拉训练：治疗师首先对患儿手背部由尺侧向桡侧轻轻敲击，待手部张力稍缓解后，治疗师用一只手握住患儿拇指向外牵拉，另一只手握住其余四指，使其伸展。

综合性手部动作能力的训练

1.目的

手部动作训练的最终目的是可以做综合性、连续性、具有功能性的动作，达到用手做事的目的。

2.手的作用及意义

我们的手臂和手指随时都听从自己意志的指挥，但当患脑性瘫痪时，动作的节奏及协调受到干扰，成长受到阻滞，即使一些简单的工作都不能完成，妨碍日常劳作和学习。

手不能单独动作，需要依赖躯干与手臂肌肉联系的固定力来活动手及臂部，精细和粗大动作都需要固定力，如写字、拉小提琴、吹笛子等。其他情况下身躯的活动是由手部带动的。我们从仰卧到起坐，从坐着到站起，都需要手支撑着身躯，又如踏着石头或越过溪涧，我们一般都会抓住树枝来稳定自己的身体。

儿童正常发育程序，大肌肉和小肌肉动作是平衡发展的，到入学年龄时，已能完全控制手部活动。当儿童在成长的过程中建立了眼、手及足之间的充分联系时，一些简单的技能，如脱袜子，便能在不知不觉中做到。

3.正常婴儿的手指发育

出生后2～3个月的婴儿，由于手指紧张性强，存在把握反射，稍触碰手掌便会引起强烈把握，握着的手张开而小指则仍有抵抗。4～5个月时，能用小指侧做抓取和夺取动作。6个月时，如身体前倒时便能用两手前伸扶撑着，并能把身体一侧的东西用一只手转换到另一只手去，握持有用全手抓的倾向。到8个月时，抓的动作虽不好，但能双手操作。到10个月时，就能用拇指、食指很好地捏容器中的小物品，并能灵活地拿出、放入。

手也是一个很重要的感觉器官，它能分辨软硬、大小、方圆、干湿、冷热、轻重等，这些活动由手部传至大脑皮质，然后使我们考虑如何着手去做一项工作及用多少力量完成。

当语言不能正常发展时，我们会利用手语及符号等帮助儿童发展沟通技能。手势是人类沟通的重要一环，可分为偶然性、表达性、模仿性、象征性等，但脑性瘫痪儿童只能利用少量手势，而且属于以刻板的动作模式与外界沟通。

因此，治疗脑性瘫痪儿童，手的功能训练十分重要。手是感觉器官，重量的反应器，行动的诱发器，同时也是沟通工具。

当患儿能推母亲手的时候，可以叫其推矮一点儿的桌子上的固定物，如木制人形、沙袋等，其次叫其伸展着肘关节和腕关节去抓东西，再叫他推到一定距离外。抓的时候，最初叫其用指尖和手腕，那时也可叫其同时推动物体。将肘放在桌子上，练习握着东西做屈肘、伸肘动作，以后抓着东西将肘关节置于自由位置，做手腕也能伸展开的活动。

如果以上动作都能很好完成的话，可以开始训练屈肘和伸展手腕从桌子上抓起东西的动作，最后进入训练一个个手指分离的运动阶段。这需要专门的训练。

4.脑性瘫痪患儿的手功能障碍

我们知道，随意动作是大脑皮质指挥的，所有动作都是有意识的组合，即"动作模式"。每个手指都能各自灵巧地活动，大部分技巧都是依靠手及眼睛的密切合作（手眼协调）和在身体的中线上进行的。

如果我们观察脑性瘫痪患儿，就会发现他们有不同的动作模式。这些模式不是由大脑控制，而是反射作用的结果。而且都是全然的、刻板的及无意识的，这些模式表现的强弱则决定于脑部受损的严重程度。

什么是全然的、刻板的模式动作呢？当我们让脑性瘫痪患儿举起双手时，他会向后倾，可能同时会提高双脚；叫他举高一只手，他则会同时举起两只手来；让他向左或向右望，可能引出非对称性紧张性颈反射（僵直反射）；

如果使其向上或下望时，他的身体会跟着向前或向后，因为他不能单独地活动颈部；假如我们告诉他一个好消息，或突然发生响声惊动他，他则会表现出手臂抬高，双脚离地，身向后倾。这些是在严重脑性瘫痪的孩子身上常看到的模式，若是轻微患者，则不易看到这些情况。

无意识模式，是指不随意的指挥，是为达到某功能或动作模式所需而组成的。孩子举手可能是全然性僵直手臂内旋，拳头紧握（拇指向掌心内收）而不能张开，肘、腕屈曲，手指伸直而不能抓握。很明显，这些动作模式是没有功能作用的。

脑性瘫痪患儿手是否有问题，应该观察患儿在仰卧、俯卧、坐立及站立时的双手功能，看他们是否有抓握动作，手能否移动，手能否抓握、紧握及放手，能否用手指捏成环状（对指），拇指是否常收藏在另四个手指内等。

5.脑性瘫痪患儿手的训练方法

①训练原则：

训练是为了促进手的自由活动和手指功能的发育。简单的关节运动是从中枢向末梢进行的。基本的抓握、握紧及放手动作训练最为重要，是将来进行日常动作的基础。

完成持续训练最重要的是想办法诱发患儿的兴趣，例如用玩具做训练时，要从有同样作用的玩具中，根据患儿的智力和要求来选择玩具。

当其能完成一个动作，不管这个动作多么简单，为了增加孩子的自信心和积极性，要多表扬；就是做不成，也不要进行指责，那样会使孩子丧失自信心，产生自卑感，不能收到好的效果。

同时，要鼓励孩子参加集体活动，到外边玩，要有伙伴，集合几个年龄相仿的孩子，加强其竞争心理，能产生一定程度的社会适应能力和自信。家长们组织参加星期天活动日、交谈日等，让孩子和正常儿童一起活动是十分好的做法。

②训练步骤和方法：

早期上肢训练中，注意避免错误的动作和不良的姿势习惯是绝对必要的，否则将来难以纠正。直接的使用手的训练，以患儿能坐时开始，与坐位训练平行进行为好。上肢基本训练如下：

a.仰卧位置的训练

让孩子仰卧在稳定较宽的床上，便于进行运动，在炕上当然更好。教其按肩、肘、手腕、手指的顺序做关节活动，如果自己不能做，可以由母亲一边帮助一边完成。

这种各关节活动有两个意义，一是教孩子自己缓解处于痉挛性（一伸展肌肉就反射性收缩的症状）不随意运动的肌肉，再用活动的手去抓，这就是手眼协调的第一步；二是婴儿期的抚摸、伸手、紧握是将来复杂的手部动作的基础。

b.俯卧位置的训练

俯卧位趴下，先以肘支撑，前臂能支持体重后，在胸下放一细长枕头，使手掌支持体重，再放有趣的玩具叫其抓取。

也可用抱着的姿势使患儿突然向前倾倒，他会反射性地使两上肢伸向前方；或让其俯在大球上，向

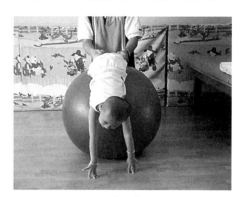

图174　前臂负重练习

前滚球，两上肢会向下做出两手着地的样子（见图174）。

c.上肢活动的练习方式

练习自己伸手去抓握，上半身有了一定的稳定性后，可以叫其俯卧、侧卧，或坐在母亲膝上用手摆弄各种玩具，如摆积木、抓吊环。

可令脑性瘫痪患儿卧向痉挛较为轻微的一面，再抓洋娃娃、水杯、皮球等。孩子应学习用双手拉近和推离玩具，可和他玩一些游戏，教他紧握住老师的手去拉，同时通过歌谣、儿歌、数数来增强他的耐力。

教孩子保持双手互握，或握玩具、握棒，用握着的手摸鼻、下颌、前额及口部（这是进食模式的开始），握着的手由胸部伸向天花板，眼望着双手，亦可把手举高到头上，然后放到下腹部。

运用适当的语句和歌谣，灌输一些简单概念，如上、下、中间等，进一步认识身体各部分，如腹、胸、背及面部。

可以在坐着时做这些动作，重复训练次数视孩子能力而定。也可在椅子前自由地举高、推动木棒、滚动皮球，或握着布娃娃及木偶的手臂，使其上下活动。

d.坐在椅子上使用玩具活动

能坐在普通的椅子上训练当然没有问题，假如坐有困难，可以用训练的椅子，以保持良好的上半身姿势及上肢的位置来进行上肢训练。

可让孩子玩塑料积木，玩汽车的搬运物体，训练手抓放功能。有的孩子虽懂得抓握，但不懂得放手。母亲可以跟他要手里拿的摇铃玩具等，但不能勉强地拉出来，而是把他的手腕向下屈曲，这样，他便会放手。这种抓握、放手动作，或用语言教孩子去摆弄玩具，既是一种游戏，也是用手诱发出的一种人际沟通，可以利用袜子、浴巾、手帕在任何时候重复这种游戏，当然也可以叫其握笔写字、画画、做手工训练来练习手的精细动作。

e.应手玩具训练

主要在学龄前和小学低年级的儿童中使用这种办法。训练孩子常用的手开始玩玩具，以获得自信，从简单的动作如抓、握、放下，将抓到的东西拿到近处开始，以后逐渐用两手进行顺序训练，渐渐地发展精细动作。

要选用色调明快、不软不硬、便于拿放的玩具为好。

训练时要注意姿势，不能坐者可以用辅助椅、扶手椅、带桌椅等来保持体位，必须考虑坐的角度、足的固定、手的位置问题。此外，要随训练进程，指导其坐普通的椅子，或自己站立来玩。无论在哪种姿势下，手的动作务必准确。现举一些游戏方法来训练手的功能，当然也可以自己创造一些适合孩子的方法。

◆ 捏胶皮球：叫其抓捏胶皮球（见图175），捏时玩具的另一端便膨大，放开手可缩回来。用来练习握住、松放的基本动作。

◆ 堆积木：用木箱装积木，叫孩子一块块向高摆，向高抬起手再放下。可以练习拇指张开抓握，以及手眼协调运动。

◆ 摇车运动：可以利用车轮，或用铁丝做一圆圈，中间固定一把手，叫孩子握住摇车把来摇，练习手把握和肩关节回旋运动。轮上可挂彩色玩具或铃来逗引孩子，引起兴趣。

◆ 向板上挂圈：在木板上插若干木棍，分列不同高度水平，叫孩子向上挂圆圈，木板应半倾斜。这样可以训练简单握圈和向远处伸手动作。

◆ 推沙袋：叫孩子推动动物形状的沙袋，可以缝制成猫、狗、熊等动物形状，用手掌推，有伸肘的效果。

◆ 套圈：叫孩子抛出竹圈或硬塑圈。套圈动作可以做肩、肘运动，突然的抛掷放手动作，可改善手眼协调配合及反射的握掷动作。

◆ 插空游戏：用木板钻许多小孔，用木棒或塑料棒等叫孩子插入空洞内来玩（见图176），训练拇指和食指的对捏功能，训练手眼协调及用指捏动作，可以由大到小，按自己想法来插，为较难动作。

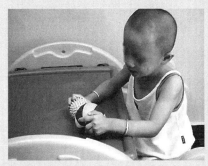 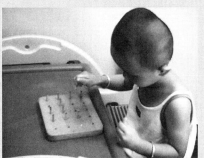

图175　抓捏胶皮球　　　　　　图176　插木棍练习

◆ 弹球：用圆板刻些小洞，然后叫孩子弹球入洞，或叫孩子弹电子琴，可练习手指快速伸展，以及手指一个个的分离运动和音感教育。

◆ 剪纸：使用剪子剪各种人物、几何形状，训练手指灵活。

还可进行其他两手训练，如拉手风琴、拼图、拧螺丝、镶积木等游戏。

偏瘫手的训练

　　患儿表现为手部向掌侧屈曲，拇指伸不开，很难抓握东西；肘关节进一步呈屈曲位，手掌向下。这种类型的偏瘫训练有一定困难，特别重要的是患儿已习惯了凡事只使用好手，而不去使用不自由的手。

　　治疗的关键，首先不要总是使用好手，而要训练使用双手，在使用好手的同时，更要使用患侧的手。

　　同时用两上肢的方法，可以在俯卧时两手向前伸；还可以叫其做四爬，然后提起两脚做倒立姿势，练习用双手支持，能两手伸出时再给一些用双手玩的玩具叫其来玩。

　　不自由侧的手，由于固定于一个不良位置，常常发生关节挛缩。为了防止这种情况，母亲要扳回其前臂使手腕向上，将手腕向指尖抬，同时做手指伸展活动，当手腕肌肉有力量时，指导其做保持抬起手腕的动作。

　　还可教其做一个个伸手指的精细动作，同时做扣纽扣、系鞋带的动作。

　　伸展手腕锻炼，叫患儿和母亲对手交织在一起后，向母亲手的方向去推。由于孩子手腕向掌侧屈曲的筋肉有较强的牵拉，所以应该缓慢地一点点去推，等孩子的手贴近身体，再伸肘推出，母亲可用另外的手帮助完成。随着孩子能推出母亲手后，再教其正确握法，要注意孩子不可向曲指的方向使力，为了容易伸展肘和手腕，孩子的脸虽可转向不自由手那一侧，但不要横抬起肩。

　　下面介绍刺激及训练基本抓握能力的一些活动：

　　将孩子抱至胸前，叫其拨弄母亲脖子上挂着的一串红色的串珠，也可用小铃、铁环等代替，叫孩子一个个数，逐渐增加个数。

　　利用吊在墙上的圆圈来训练年龄大一些的孩子抓握的能力，也可使用配对的方式让他将相同的图样木板配在一起，在做这种动作时可以训练他身体与眼手协调，以及让上肢在各方向位置上学抓握及放松的能力。

起初让小孩抓大人的手，后来可以让他抓毛巾，当他紧握住时，大人沿各方向移动，或让他沿各方向移动，注意小孩要置于平衡的位置（见图177）。

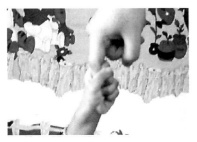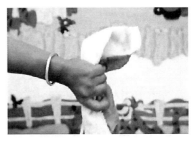

图177　抓握能力练习

图178为一痉挛型的脑性瘫痪患儿，当让他摸父亲的脸时可以练习同时抬高头，保持背部平衡，父亲将手放在孩子的胸下，当孩子用一手前伸，其重量会落在另一只手的方向，练习支撑力。

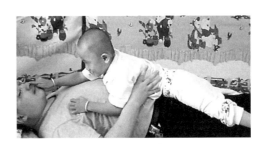

图178　上肢练习

将孩子屈膝伸腰，叫孩子用手来触摸你的耳朵、脸部，你会感觉有下压弯曲倾向，故需两手抓其手臂轻轻向外转，上举。

叫孩子骑坐身上，用膝盖支持，叫孩子抓你的手去碰他的脸、耳、鼻等处。孩子可以自己摸脸时，大人可以抓住他上肢往外转，以避免他下压（见图179）。

将孩子下半身弯曲，下肢伸直分开，外转，用腿压上可以使他坐稳，并将他的手分开放在他的耳朵上，可以加强他手指和拇指抓的能力。孩子手掌面朝他的脸，大人可以支持其手臂（见图180）。

认识自己的身体对痉挛型与徐动型的患儿都相当重要。不过徐动型患儿需要有稳定的感觉。

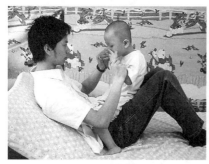
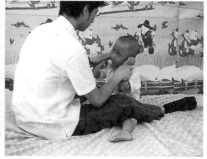

图179 手功能训练1　　　　　　图180 手功能训练2

保持孩子的上肢平直，抓住他的手，将他拉向你，再快速将他向后推一些，如此增加他抓的感觉，及改进头的控制，或者让他推你的手，来增强他向前的推力（见图181）。

控制孩子的肩膀，将他的手转向内，并平直地放在两边，平放在膝上，再慢慢往前，放在自己的脚上、脚前，再回到原来位置。大人应提供稳定的坐位（见图182）。

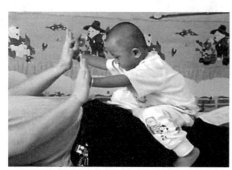
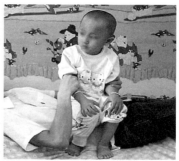

图181 推力练习　　　　　　图182 姿势转换练习

案例十一

袁××，男，9个月，因"左侧肢体运动障碍5月余"，以"小儿脑瘫（偏瘫型）Ⅰ度（GMFCS：Ⅱ级），维生素D缺乏性佝偻病（激期），侧脑室扩大"住院治疗。

患儿系第一胎第一产，足月为避免自然产痛苦而行剖宫产，出生体重3350

克，否认出生后有窒息及黄疸史。出生后1个月可微笑，2个月可笑出声，3个月可竖头，5个月可翻身，7个月可独坐，可发"ma"等单音。但左侧肢体活动较右侧笨拙，于8个月大时来我院就诊，诊断为小儿脑瘫（偏瘫型）早期，行门诊康复治疗。为求进一步系统诊治，后收入我科。入院时患儿竖头稳，翻身灵活，可独坐、四爬，四爬时左下肢活动欠灵活，可抓物站起，不能完成仰卧位至坐位姿势转换；左手握拳及拇指内收，左足趾时有跖屈；双手可主动伸手抓物，右手可用拇指、食指捏取细小物品，左手不能捏物，抓物笨拙，活动较右侧少。辅助检查：颅脑CT：右侧侧脑室增大；经颅多普勒：颅内各动脉阻力高；脑电图：同龄组大致正常脑电图/正常脑电地形图；智力测试：社会适应DQ＝91，大动作DQ＝85，右精细动作DQ＝82.8，左精细动作DQ＝62，语言DQ＝85，个人社交DQ＝82.9；粗大运动功能测试量表：A＝96.1，B＝60，C＝11.9，D＝0，E＝0，总分＝33.6。

入院后给予手功能训练、体疗训练、按摩、理疗配合药物等中西医结合康复治疗。

（1）患儿的主要障碍：

①异常姿势及异常运动模式：刺激性肌紧张，拇指内收。

②粗大运动：独行时左侧跛行。

③精细动作：左手活动较右侧少，不能主动取物，不能完成拇指、食指捏物。

④平衡协调：动态平衡协调能力差；左右侧肢体不协调，上下肢欠协调。

⑤肌力：左侧肢体肌力低，Ⅳ级。

⑥肌张力：左上肢肌张力1级（MAS），双下肢肌张力0级（MAS）。

⑦关节活动度：左侧肩、肘关节活动度稍差。

⑧智力及语言：反应较灵敏，可认人，叫其名字有反应，指令性语言理解尚可。

（2）确定近期（0～3个月）手功能训练康复目标如下：

①抑制异常姿势：左侧拇指内收，左手握拳。

②改善左侧肩、肘关节活动度。

③提高运用左侧上肢的意识，促对称性用手的形成。

④提高左侧手指灵活性，促左手拇指、食指对指捏物的完成。

（3）制订手功能训练方案——改善左侧肩、肘关节活动度训练：

①体操棒训练。

②前臂被动旋后训练。

③推球。

（4）提高左侧手指灵活性的训练：

①抓放粘贴物。

②戳小球。

③捡豆子。

（5）双手配合训练：

①套圈圈。

②互换小球。

经过两个月康复治疗，复查显示，粗大运动功能测试量表：A＝100，B＝93.3，C＝68.3，D＝17.9，E＝6.9，总分＝57.3；智力测试：社会适应DQ＝97.4，大动作DQ＝86.3，右精细动作DQ＝89.4，左精细动作DQ＝83.2，语言DQ＝96.7，个人社交DQ＝99.9。治疗后运动、智力较前均有明显进步，左手活动较前增多，取物意识提高，可主动左手取物，动作较前灵敏，可拇指、食指捏物。能双手互抱、交换玩具。家庭康复3个月后，患儿左手可拇指、食指捏物，协调运动恢复正常，智力、语言发育正常。

第九章

脑性瘫痪的语言治疗

|

•

|

　　医生说孩子的语言发育比正常儿童的要落后，说要开始语言治疗了，还说要抓住年龄小这个有利时机。我不太清楚，再翻翻书吧！

脑性瘫痪患儿语言障碍的原因

1.语言发育迟缓

在脑性瘫痪患儿当中，语言发育迟缓的发病率较高，诸多因素影响着脑性瘫痪患儿的语言全面发育。特别是脑性瘫痪患儿由于语言环境及周围环境的限制，以及脑性瘫痪患儿运动阶段发展落后等因素所致，如词汇增加迟，抽象词及功能词获得迟，组句使用时期迟，使用词句范围受限，语言表达机会少，再进一步读、写能力均存在不同程度的问题。

2.发音器官功能障碍

脑性瘫痪患儿的全身运动障碍势必也影响到发音器官的运动功能。运动的基本因素有运动的范围、运动的力度、运动的速度、运动的准确程度、运动的稳定性等。脑性瘫痪患儿的发音器官运动功能在基本因素上均有程度不等的障碍，且所占发病率的比率很高，另外其障碍程度又受瘫痪类型左右。

3.听觉障碍

脑性瘫痪患儿听觉障碍率很高，从类型来看以手足徐动型为多见。此类患儿大部分伴有高音区的感音性听力障碍。由于母亲在孕期受到风疹等病毒感染，致使小儿听神经在宫体内受到损伤，出生后可出现在特殊频率上的听力障碍或听觉敏感性低下等听力问题。在临床上主要表现为听力低下、吐字不清等。脑性瘫痪患儿的听力检查应作为临床常规检查，但由于受脑性瘫痪患儿的运动发育、坐姿以及对听觉的反应程度等条件的影响，给检查带来一定的难度，因此，检查必须多次进行，以便确认检查结果的准确性。如有可能的话，还可以参考脑干诱发电位检查结果。

4.交流意欲障碍

脑性瘫痪患儿由于表情缺乏，随意运动和发音障碍，以及手势语表达等功能均有一定障碍，还有一部分脑性瘫痪患儿不能将语言作为交流的手段，尤其是从出生以后，在生活当中失败的教训连续不断，另外还要受养育人协助态度等一些条件的制约，因此脑性瘫痪患儿对周围的事物、对他人的关心程度及向他人表达自己意愿的能力低下，在与环境的相互作用中难以养成主动性，容易陷入无能为力的状态，从而阻碍了儿童本来具有的潜在能力的发育及主动交流意欲的形成。像这样因运动障碍所致的继发性发音障碍，是脑性瘫痪患儿一个很大的问题。

5.其他方面的障碍

脑性瘫痪患儿对外界刺激的反应异常，特别是对口腔刺激、听觉刺激、视觉刺激都容易诱发全身的过度紧张，过度紧张会出现异常姿势反射，从而又妨碍了对新的外界刺激的反应。

脑性瘫痪患儿语言障碍的分类

脑性瘫痪患儿所表现的语言障碍比较复杂，但总体来说都是指组成语言行为的听、说、读、写4个方面的障碍。由于病因不同，症状也不同，脑性瘫痪引起的语言障碍可分为以下3种类型。

1.语言发育迟缓

这种患儿的语言能力明显落后于同龄儿童。正常儿童出生后5个月能发出单个音节，7～8个月可发出"爸爸""妈妈"的复音，12个月可叫出物品的名称，2岁会说简单句，3岁会说儿歌。而脑性瘫痪患儿因为脑组织在发育中受到损伤，使语言发育落后，与同龄儿相比表现出明显的延迟。

2.运动性构音障碍

大脑损伤后引起的语言障碍——构音障碍，这是性质最复杂的语言障碍，也是脑性瘫痪患儿最常见的语言障碍，同时是语言治疗师最主要的治疗内容。脑性瘫痪主要是因神经系统损伤后造成发音器官的肌肉麻痹、肌力减弱等，肌张力改变或运动不协调，使语音的形成发生障碍，如音质、音量、音调异常所致的声音异常；由于构音器官运动功能障碍，动作协调障碍，口腔等发音器官运动障碍引起发声、呼吸、共鸣、发音节律、韵律障碍。

3.失语症

语言的接受能力或表达能力障碍，使患者在听、说、读、写等各方面都存在问题，不能进行语言交流，失去语言能力。这是最严重的语言障碍。

脑性瘫痪患儿语言治疗的目的与目标

语言是人和其他动物相区别的主要标志之一，是人类交往的工具，也是表达个体思想的工具。语言的发展在婴幼儿认知社会的过程中起着重要的作用。

1.目的

语言训练的目的是为了提高患儿的语言表达能力和理解能力，恢复患儿的语言交际能力。其语言治疗的原则是早期干预、早期治疗，为患儿提供较好的语言环境。应坚持因材施教的原则，根据评估结果为每个患儿制订具体的训练计划和康复目标。定期开办家长培训班，家长的密切配合是脑性瘫痪患儿语言功能康复的重要保障，无论在任何时候、任何环境下，都要结合情境对患儿进行语言训练，逐步确立语言表达的意识。通过综合、系统的语言训练，使患儿语言的各个方面都能得到改善和提高。

2.目标

见表42。

表42　语言障碍患儿的治疗目标

分度	远期目标
轻度	改善言语功能，力争恢复入学
中度	充分利用残存功能，在交流上做到自理
重度	利用残存功能和代偿方法，进行简单的日常交流

脑性瘫痪患儿语言治疗的基本方法

脑性瘫痪患儿约有1/3并存语言障碍，其表现为发音功能障碍，语言表达功能障碍及语言发育迟滞。因此，语言治疗在小儿脑性瘫痪的康复中占重要地位，主要有发音功能训练，包括舌功能训练，唇功能训练，构音肌群功能障碍的被动矫治训练；语言理解能力训练，包括言语性理解能力训练与非言语性理解能力训练；表达能力训练，包括言语性表达能力训练，认知训练，非言语性表达能力训练。训练方法见表43。

表43　语言训练方法简表

类　别		治疗方案
发音功能训练	舌功能训练	伸缩舌头，舔上下口唇 舌尖运动 舌及附属肌群运动
	舌体运动训练	吹气 唇运动
语言理解能力训练	言语性理解能力训练	听觉（如叫名字等） 视觉（如看图画、实物等）
	非言语性理解能力训练	理解手势 辨别常听到的声音 跟着音乐节奏拍手
表达能力训练	言语性表达能力训练	模仿发音 发音训练 说出图画上物体名称 模仿动作，练习说话 复述故事
	非言语性表达能力训练	表示需要 表示物品用途

脑性瘫痪患儿语言障碍的评价

对脑性瘫痪患儿进行语言训练前，语言治疗师必须对患儿进行语言障碍的检查及评价，找出病因，做出正确评价。这对决定语言训练的方法、判定治疗效果及预后均有重要的作用。

1.构音器官的运动功能评价

主要通过对产生语言发音的肌肉与器官进行详细的检查，注意有无结构异常和运动障碍，评价时要明确产生障碍的部位、形态、异常的程度，是中枢神经性的还是周围神经性的，是否对称，是否协调，相关肌肉的张力如何等，都要一一准确记录。

2.发音和呼吸

注意发声的状态，是哭声、笑声还是咳嗽声；声音的模仿、拟声是持续发声还是突然中断；耳语、重复别人说的单词和短文、唱歌音调是否准确。此外要注意呼吸，注意安静时的胸部、腹部状态，用口还是用鼻呼吸，能否深吸气，呼气持续的时间，能否吹气、吹蜡烛等。

3.检查构音器官的机能

①下颌：注意下颌的开闭动作，计数每分钟的次数，安静时的状态，可否准确及时按指示做开闭动作。

②口唇：注意口唇的张开闭合动作，能否按指示张口闭口，每分钟次数；安静时的状态，是张开，半张开，还是口唇紧闭；能否做露齿、叩齿、吹口哨动作。

③颊部：能否鼓起颊部。

④舌头：舌能否伸出口外，舌尖能否上抬，舌能否舔到两侧口角；软腭左右是否对称，有无上腭裂，能否做漱口、咳嗽、清嗓动作。

饮食动作：对咀嚼、吞咽、吸吮等的动作要仔细观察。

4.语言理解力的评价

①对动作的理解：如对实物的认识，用手摸、用眼看，看图片、看手势。

②对事物分类的理解：对动物、食物、各种车辆、日常用具、颜色、大小、形状都要认真试验。

③**对语言的理解**：理解单个字的水平及多个字的水平。

④**对文字的理解**：可用文字与图画对照，文字与语言对照进行检查，或有完全不能理解的情况。

5.语言表达能力的评价

判定某种程度的表达能力，完全不能说或说单个字的水平，说一句话以上的水平，能否独自发音，还是重复别人的讲话。

了解发声、构音、节律、声音的强弱、清晰程度，别人能否听懂。

声音的性质：有无嘶哑，声音过强过弱，过高过低，可否调节。

注意说话的速度，说话是否流利，有无口吃，是否自然。

做构音试验，了解构音状态，用单音节、双音节，单词的读音或重复别人的发音。做发音分析，找出正确的和错误的发音，找出究竟是哪一类型的音节发音不准。

关于构音的检查评价可参考中国康复研究中心构音障碍检查法，该法是以普通话为标准的语音，结合构音运动，对患儿语言构音进行具体评价的方法，利于系统分析、总结，制订语言训练计划，对治疗后的再评定有一定的指导意义。

6.听觉、视觉、触觉机能的评价

听觉、视觉、触觉对语言功能的发育有重要的作用，尤其是听觉。因此在语言训练前必须评价这一部分的功能。

①**听觉**：注意对声音的反应，观察患儿对乐器、对声音的反应，对各种声音的区别，同时要进行听力检查，如新生儿听力检查，标准听力检查，语音听力检查，有条件时要做听觉诱发电位检查。

②**视觉**：用视觉辨别文字、图形、色彩等，了解视觉功能。

③**触觉**：通过触摸了解患儿的触觉功能。

7.语言交流评价

观察和患儿打招呼、说话时其反应，是理睬还是不理睬地背过脸去；和患儿对视时其眼神表现；是否与他人接触、模仿；对提问的反应；注意患儿和周围人的关系，是愿意和小朋友一起玩，还是独自一人玩耍，不与别人接触。

8.语言发育评价

可应用日本的语言发育迟滞检查法进行检查。目前中国康复中心根据该法的模式，参照汉语特点设计了一个系统的检查方法（CRRC），是利用文字符号测试交流的状态和基础发育的检查方法，可于早期发现语言障碍。

脑性瘫痪患儿语言训练的方法

脑性瘫痪患儿语言训练方法很多，有的可以由家长完成，有的则要由专业的语言治疗师来进行。以下的内容将帮助家长对这些方法进行较深一步的认识。

1.构音障碍的训练治疗

构音障碍又称运动性构音障碍，与发声语言相关的呼吸器官、喉头、口腔、下颌、舌、口唇等功能障碍有关，所以语言障碍的治疗首先是运动性构音障碍的训练。具体的训练方法如下：

（1）呼吸训练。因为脑性瘫痪患儿想要说话时，往往由于肌肉紧张而引起发音困难，手足徐动型的脑性瘫痪患儿表现得最明显。呼吸训练的目的就是降低与语言发音有关肌肉的紧张性，消除全身的过度紧张状态，使不随意肌松弛，利于呼吸与发音。

正确控制呼吸之间的气流量是发音的基础，而且控制呼吸又可减轻咽喉肌的紧张性，利于发声。正确的发声和构音，必须靠呼吸做动力，当形成一定的气流压力时，才可以发声，所以做语言训练前必须先进行呼吸训练。脑性瘫痪患儿不能只单独进行语言训练，必须与理学治疗师、作业治疗师共同进行综合训练治疗，患儿全身机能得到改善，呼吸机能也会相应得到改善。

（2）口唇与下颌的运动训练。脑性瘫痪患儿下颌运动障碍，口唇难以正常地开闭，因而也就无法构音，所以我们可以用以下方法刺激下颌及口唇周围的肌群，使之收缩而达到口唇闭合的目的。

对智力较好的患儿可以用语言指示做张口、闭口、噘嘴、露齿、咧嘴、圆唇、鼓腮、吮颊、微笑的动作，反复进行，直到熟练为止（见图183）。

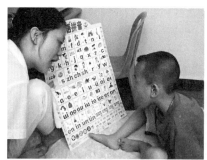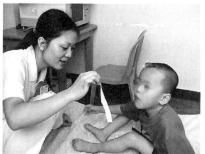

图183　张口、闭口等训练

①用压舌板刺激：当患儿张口不闭合时，可用压舌板伸入患儿口腔内稍加压力，当向外拉压舌板时，患儿则出现闭唇动作，防止压舌板被拉出（见图184～图185）。

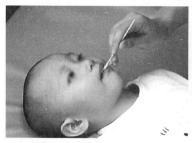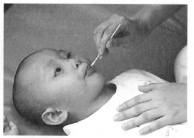

图184　利用压舌板进行闭口训练1　　图185　利用压舌板进行闭口训练2

②冰块刺激法：可用冰块在口唇或口唇周围进行摩擦，用冷刺激促进口唇闭合、张开的连续动作。

③毛刷法：用软毛刷在口唇及口唇周围快速地以每秒5次的速度刺激局部皮肤，也可以起到闭唇的作用（见图186）。

④拍打下颌法：用手拍打下颌及下颌关节附近的皮肤，可促进口唇闭合。训练人员一手放在患儿的头部上方，一手放在患儿下颌处，用力帮助患儿的下颌运动，促进下颌上抬，促进口唇闭合动作（见图187）。

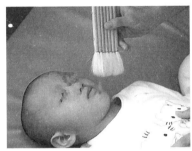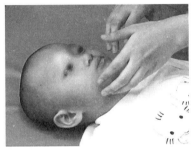

图186　利用软毛刷进行闭口训练　　　图187　拍打下颌法

可用吸管回吸，用奶嘴吸吮，在口中放上食物，以促进口唇的闭合动作。利用吹气泡、吹羽毛等方法，大的患儿照着镜子吹泡泡糖，都可以取得较好的效果。

双唇的训练对发声十分重要，一定要坚持下去，口唇与下颌的协调运动，会为发音打下初步的基础。

（3）舌的训练。

①舌运动训练：包括舌的前伸和后缩，舌上举舔上腭，向后卷舌，以及舌的两侧性运动。利用咀嚼运动和吸吮动作，使舌与口唇动作协调，增加舌的搅拌动作；舌向前伸动作，使患儿口张开，用食物、玩具或小勺放在口唇前方，使患儿出现舌伸出舔物的动作，并能自行控制；舌向前、后、左、右动作阶段，用蜂蜜涂在口周，鼓励患儿做出伸舌舔蜂蜜的动作。此外也可以用压舌板做被动抵抗训练，如用压舌板压舌尖，使患儿舌尖用力上抬等，对舌的运动

都有促进作用。

②**改善口腔感觉**：正常小儿常常把物品放在口内，通过口腔能感觉物体的形状和特点，而脑性瘫痪患儿由于运动功能障碍和口腔的感觉功能障碍，不能辨别口内物体的形状，所以要改善口腔的感觉。可常用各种不同形状、不同硬度的物体放在口腔内进行刺激，使之获得感觉的经验。治疗师常用洗净的手指在患儿口腔内进行不同部位的按摩，这对于调动口唇、舌、软腭的动作十分有利，对发育也会起到积极作用。

③**对手足徐动型脑性瘫痪伴有不随意运动的训练**：利用拮抗肌互相抵抗作用调节其相互间平衡，如对舌的上下运动使之稳定时，要让患儿伸舌，用压舌板向上抬舌和向下压舌，给舌肌以交替抵抗作用，使舌肌主动肌与拮抗肌平衡，使舌运动稳定。

④**轻触法**：当令患儿做噘嘴和咧嘴的随意动作时，语言治疗师可用手指轻触口唇或用手指轻触患儿的两腮，这样可以抑制其不随意运动，缓解口唇口角的抽动，并逐渐达到自我控制的能力。

（4）**发音训练**。脑性瘫痪儿童的构音障碍个体差异很大，应具体情况具体分析，制订训练计划时既要有近期目标，又要有远期目标。构音训练要按照语言发育的规律，并与视觉、听觉、触觉等功能密切配合，利用患儿已能发出的音，先从容易构音的音开始，如唇音b、p、m等，然后再训练较难的音，如软腭音k、g等，齿音及舌齿音t、d、n等。也可按先训练发元音，如a、u等，然后训练发辅音，如b、p、m等，再将已掌握的辅音与元音相结合，如ba、pa、fa。训练时要让患儿用眼睛看着训练师发音的口形，反复模仿，熟练掌握以后，就采用元音＋辅音＋元音的形式，如ama、apa训练，最后过渡到单词和句子的练习。在训练语言清晰的同时，也要注意音量、语调和韵律的控制。

①**发声训练**：先发双唇音p、b、m，发双唇音时，患儿可通过视觉、听觉作用，听着训练师发出的音，用眼睛看着训练师发音的口形，反复模仿。在训

练中要不断地鼓励患儿练习口唇的张开闭合动作，每秒要求达到3~4次以上。如果达不到以上的要求时，语言训练师可用手指帮助患儿闭合口唇，协助发音（见图188）。

其次要进行软腭音k、g的训练，要求舌头不触及上腭，进行发音训练。患儿可采用仰卧位，两腿向胸部屈曲，稍后仰或者坐在有靠背的椅子上，头稍后仰，躯干稍后倾。治疗师可用指腹轻压舌根，或用压舌板限制舌尖触及上腭，或用手指轻压下颌处（相当于舌根部），同时鼓励患儿发音。当手指或压舌板从舌根拿掉时则发出k、g音（见图189）。

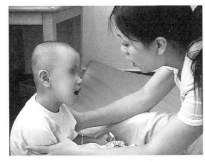 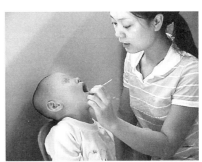

图188 双唇音训练　　　　　图189 软腭音训练

最后进行齿音、舌齿音t、d、n的训练（见图190）。训练时患儿的姿势很重要，可以采用患儿仰卧位，四肢伸展，治疗师托起患儿的头部，略向前屈；或患儿取俯卧位，双肘支撑，使头部前屈或头与躯干呈一条直线；或患儿取坐位，两手支撑躯干，头略前屈。总之不论取哪种姿势，都必须使头前屈，头前屈时才能使下颌受到由下至上的压迫，使下颌被动地上推。训练师发音的同时令患儿模仿，或用手指固定舌，然后进行发音训练，当呼气经过鼻腔时发出n音。发

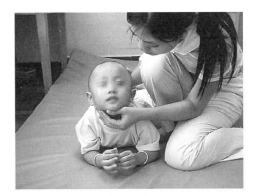

图190 齿音、舌齿音训练

音训练从双唇音开始，如p、b、m，再与元音结合，形成pa、ba、ma，最后是元音、辅音、元音结合形成apa、aba、ama等，逐渐过渡到单词与句子或短文。

②持续发音：构音训练时吸一口气，尽可能延长发音时间，由单个元音过渡到2～3个元音，逐渐增加，反复练习，持续发音。在训练时要求患儿做鼓腮、吹气、吸入、呼出的动作，对发音很有帮助（见图191）。

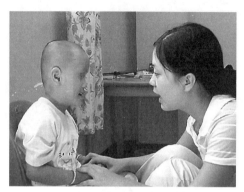

图191　持续发音练习

③做克服鼻音的训练：脑性瘫痪患儿由于软腭运动减弱，发音时咽腭部不能闭合，将非鼻音发成鼻音，这种鼻音化的构音明显影响语音的清晰度而难以被听清楚，影响语言的交流。所以对脑性瘫痪患儿进行语言训练时，必须做克服鼻音化的训练。方法是引导气流通过口腔，如吹笛子、吹蜡烛、吹小喇叭，或者训练患儿用力发"啊"音或发"卡"音，这样可促进软腭肌收缩和上举，增强软腭肌张力及运动机能，促进咽腭部正常闭合，克服鼻音。

④训练患儿控制音量、音调与韵律：脑性瘫痪患儿由于运动性构音障碍，发音的音量小、音调低，没有重音变化，缺少抑扬顿挫的变化，所以要训练患儿控制音量、变换音量，如由小变大，由大变小，一大一小交替进行，扩大音调范围，从低、中、高不同的音调进行训练。同时可用声控玩具、电子琴、钢琴等配合训练，调节音量及音调。为培养一定的韵律感，可用节拍器配合调节发音的韵律。

2.语言发育迟缓的训练治疗

（1）语言发育迟缓的类型。

①**语言符号障碍**：主要是未掌握语言符号。训练的目的是通过各种语言符号、手势、儿语使患儿掌握语言符号，建立人际交流的基础，然后再做理解符号的训练。

②**语言表达障碍**：患儿不能用语言表达意愿。这部分患儿训练的目的要以表达为目标，在训练时与语言的理解能力相配合，有手势语、语言的实地训练，使患儿获得语言表达能力。

③**语言水平落后于同龄儿**：这一部分患儿占脑性瘫痪患儿的大多数，表现为语言水平落后，符号理解障碍，表达障碍，所以要加强训练，加强语言的理解与表达能力，促进语言发育。

④**理解语言符号但不能表达**：对这一部分患儿训练的目标是在加强语言理解的基础上，提高语言的表达能力，开始可采用手势语训练，然后再进行表达训练。

⑤**语言交流态度障碍**：这部分患者可以理解语言符号，有一定表达能力，但是有交流的态度障碍，性格孤僻，怕人，不能与人交流，训练时要重点从改善交流态度上下功夫。

语言发育迟缓的脑性瘫痪患儿，多数全身的运动功能也落后或有不同程度的障碍存在，因此在进行理学疗法、作业疗法训练的同时，要配合做语言疗法的训练，这对语言发育迟缓的患儿会有更大的帮助。

（2）**语言发育迟缓的训练**。

对脑性瘫痪患儿语言发育迟缓的训练，必须根据其所处的阶段制订具体的康复计划和训练方法。训练中要注意双向发展，即先横向扩展，再纵向提高，如学说名词"帽子""手套""裤子"等（横向发展），进一步增加词汇"黄帽子""红手套""蓝裤子"（纵向提高）。

①**游戏疗法**：对于年龄较小的脑性瘫痪儿童，要注意在游戏的过程中学习语言，在不同的发育阶段加入不同的游戏内容，使患儿在游戏时应用自己学过的词汇和语句，促进交流行为的发展。

②**手势符号的训练**：手势符号是利用本人的手势作为一定意义的示意符号，可通过手势符号来表达自己的意愿，与他人进行非语言的交流。对中度和重度语言发育迟缓的儿童、语言符号未掌握的儿童以及表达困难的儿童，均可将手势语作为表达训练的导入方式，逐步过渡到用儿语、口语进行表达的目标。

③**文字训练**：正常儿童的文字学习是在全面掌握了语言的基础上再进行的学习。但对于语言发育迟缓的儿童来说，如果将文字符号作为语言行为形成的媒介，是一种非常有效的学习方法。另外，文字还可以作为语言的代替手段。文字训练适用于语言理解与表达的发育均迟缓的儿童；语言理解好而表达困难的儿童；既有以上原因又伴有构音障碍、说话清晰度低下的儿童。文字训练的顺序为文字形的辨别→文字符号与意义的结合→文字符号与声音的结合→文字符号与意义、声音的构造性对应的结合。

④**交流训练**：交流训练不需要特殊教材，主要是根据儿童的发育水平选用合适的训练项目进行训练。交流训练不仅在训练室中进行，在家中、社会中应随时随地进行，应尽可能帮助患儿参与家庭和社会的活动，鼓励患儿和其他小孩一起玩，鼓励患儿和其他小孩一样活动，增进其社会交往的能力。注意不要把表达的手段只限定在语言上，要充分利用手势语、表情等可能利用的随意运动。随着其日常生活交流能力的提高，会大大地促进语言的发育，为将来患儿进入社会做准备。

3.认知训练

见表44。

表44　认知训练简表

项目	训练方法	
感知觉训练	●感觉是对事物个别属性的反应，知觉是对事物各个属性整体的反应。感觉是知觉及其他一切知识的来源	
	●视觉：用两眼注视并跟随，用玩具诱导儿童用眼跟踪 ●用眼跟踪塑料管里的东西。在透明塑料管内装入水及彩球，来回移动，训练儿童的目光跟踪管中小球。认颜色游戏：配对—分类—挑选—说出名称—与其他概念配合 ●听觉：听各种声响 ●寻找声源，反复更换声音的方向、远近和强度，以不断提高儿童对声响的敏感性，以及寻找声源的反应速度 ●触摸觉：用手摸东西 ●准备一些柔软的毛巾或较硬木块等，让儿童分辨哪些是软的，哪些是硬的。轻重、大小、冷热的比较。魔袋游戏：备几个儿童熟悉的物品装到一只布袋中，让儿童把手伸进布袋，抓住一件物品，然后反复抚摸。通过物品的形状和质地，猜猜抓到的是什么	
	注意力训练	●对智力低下儿童一般从无意开始训练，先让儿童充分发展感知觉，如用视觉注视和跟踪刺激物，利用听觉捕捉和分辨各种声响，逐渐扩大注意的范围和时间。当儿童的语言发展以后，训练者可以通过词语调节其大脑皮质的兴奋中心，抑制其他无关刺激物的影响和干扰，培养他有意注意的能力 ●训练注意力不集中的儿童，首先反复提醒他，并可用声响引导他的注意力，尤其训练者在进行面对面教学时，可要求他："看着我的眼！"这样有助于他的注意力集中，稍有进步应立即表扬 ●愉快的情绪能使儿童在训练中较好地注意某一事物，因此训练时尽可能地使用游戏的方式，使儿童保持情绪愉快。游戏中还可利用放大镜看昆虫、听耳语等来强化儿童的注意
	记忆力训练	●通过视觉、听觉反复练习，形成暂时联系，从而提高记忆速度。训练短时记忆能力，要求儿童根据训练者的口头指令马上去执行；训练长时记忆能力，多采用反复再认和回忆的方式，让儿童记牢
		●视觉：认物认图，取物品，快速看图说物品名称，识字，记舞步 ●听觉：背儿歌，传话游戏
		●什么东西没了：准备几件儿童喜欢并能叫出名字的玩具或食品，让儿童看一会儿，撤掉其中一件，让他说出什么东西没了

项目		训练方法
思维能力训练	动作思维	●拉绳取物：准备2～3个儿童喜欢的玩具或食品，用不同颜色或不同粗细的绳拴着，不拴绳的玩具放在他够不到的地方，而拴玩具的绳则放在他容易够到的地方，鼓励他去拉绳取玩具
	形象思维	●形板的放入和旋转：将有形的物体（如圆形、三角形）正确放入已准备好的形板（制好各种图形的板面）中，当儿童学会正确放入后，水平旋转形板90°或180°，再让他将形板放入相应孔洞中
		●木珠归类：准备3种不同形状、不同颜色的珠子，每种4个，训练儿童准确地将其归类 ●套桶：准备4个大小不同的套桶，按从大到小的顺序，让他逐个套入，必要时可示范或手势指导
		●几何图形游戏 ●图片分类：训练者按水果、蔬菜、动物、交通工具等类别准备一些图片，先让儿童认识图片上的物体，再让儿童将图片分类归纳。比如，水果包括桃、梨、香蕉、苹果等 ●认出残缺物缺失的部分：自制一些残缺物品的图，训练儿童将残缺的部分找出来
	抽象思维	●相同点与不同点的比较：拿一些实物或图片，训练儿童认出其相同与不同点。训练者要从中提示，通过比较可以提高他的观察力和分析力 ●回答问题：问一些简单问题，帮助他推理判断，启发他想问题、找答案、猜谜语
社会行为训练	早期社会基本行为训练	（1）对镜中形象微笑和发声；（2）注视母亲的脸；（3）模仿成人做拍手和挥手动作；（4）模仿摆弄玩具；（5）遵从成人指示；（6）模仿成人做简单的家务；（7）依指示说"请""谢谢"
	社会交往技巧训练	（1）摸成人的脸；（2）"藏猫猫"；（3）滚球；（4）招待客人；（5）认识自己家庭的成员；（6）角色游戏；（7）遵守游戏规则；（8）与成人谈话
生活自理能力训练	进食行为训练	（1）自己吃固体食物；（2）从成人拿的杯子中喝水；（3）自己拿杯子喝水；（4）用勺吃东西；（5）使用筷子
	大小便行为训练	（1）大小便时用语言或手势表示；（2）自己上厕所大便
	穿脱衣物行为训练	（1）配合成人穿衣服；（2）脱鞋、脱短袜；（3）穿鞋、穿袜子；（4）解开及系上纽扣；（5）穿衣服
	洗漱行为训练	●自己洗手并擦干，刷牙，洗脸，梳头（短发）
	注意：小步子，反复练习，程序化	

4.语言治疗的注意事项

语言训练应该在有隔音和吸音的语言训练室进行，训练室的房间应安静、宽敞、安全，训练室内要尽量避免视觉上的干扰，不要摆放与训练无关的器具，以免影响患儿的注意力。训练方式采用一对一训练和集体训练相结合，专业训练与家庭训练相结合；训练用具颜色要新鲜，以引起患儿兴趣，易接受治疗。训练频率越高、时间越长，则效果越大，但要按照患儿的接受能力而定。训练时间一般在儿童注意力较集中的上午，应在睡醒后1小时，饭后30分钟进行，时间以30～60分钟为宜，每日一次。训练时应注意患儿的反应，每次内容不可过多，循序渐进，以达到治疗目的。

脑性瘫痪患儿家庭语言训练方案

见表45。

表45 家庭语言训练简表

项 目			训练方法
发音功能训练	舌功能训练	舌体运动	伸缩舌头：尽力往外伸，说一些形象生动的儿歌，示范伸舌头，并且诱使儿童往外伸舌头
		舌尖运动	舔上下口唇：将蜂蜜涂抹在其唇周围，鼓励他伸舌舔
		舌及附属肌群运动	发"嗒"音：舌尖顶住上腭，向前打出一个"嗒"的音 发"啦"音：利用歌曲
	唇功能训练	吹 气	吹蜡烛、纸、泡泡，用细塑料管吹纸团
		鼓 气	紧闭口唇，用口中气流将颊部鼓起，可将口中气团向两侧移动
		唇运动	噘嘴、抿嘴、吧嗒嘴发出声响

项　目			训练方法
理解能力训练	言语性理解能力训练	听　觉	叫名字有反应：从不同方位反复呼名
		视　觉	指身体部位：用手抚摸儿童身体部位大声、重复地告诉他名称
			找回指定物品：要求儿童能按要求走到所说的物品前，拿到并交给训练者
			指出书中的图画：准备几本图画书，反复教熟悉以后，要求儿童指出书中图画
			实物与图片匹配：将实物与图片联系在一起
			辨别图片中的动作名称：准备一些有人物的动作图片，如吃饭、睡觉、看书、扫地等，首先教儿童，然后训练他说出
			听懂成人的简单问题：多向儿童提出一些简单问题，如"妈妈在哪里？""这双鞋是谁的？""这是什么？"
		其　他	同时指出两三件物体：锻炼儿童的注意力、记忆力。拿五六件物体先让他按要求拿出两件，如不会，就示范给他看，逐渐、反复训练
			理解抽象概念：在掌握较多物体名称的基础上，教一些抽象概念，如动物、水果、蔬菜等，或教一些时间概念，如"今天""一会儿"
	非言语性理解能力训练	理解成人手势	抬手表示叫走，摆手表示不行等
		辨别常听到的声音	儿童转过身或蒙上眼睛，训练者发出一些声音，如咳嗽声、倒水声等，让儿童辨别听到了什么声音
		跟音乐节拍	跟音乐节奏拍手

注：言语性理解能力训练，利用儿童听觉和视觉系统，培养儿童语言能力；非言语性理解能力训练，儿童对成人的表情以及周围环境中各种声音的接受与理解。

项 目			训练方法
表达能力训练	言语性表达能力训练	互相模仿发音	训练者模仿儿童曾经发出的声音，如"啊、喔、哒哒"音，等待几秒钟后再重复发一次，等待他的模仿声音，如儿童模仿着发出声音，再向他重复第二次，形成"对话"，经常互相模仿发音
		发音训练	看口型，用手放在嘴、鼻子上来体会感觉
		说出图画上物体的名称	教儿童说出图画上物体的名称时，先从用手指开始，然后再教说
		模仿动作练习说话	做动作，并同时说出动作名称
		会两个字的句子	开始训练把名词和动词分开来教，然后再用情景或动作指导他联合说出。如"妈妈抱"，先教"妈妈"，下一步在他想让妈妈抱时教他说"抱"，最后再教他说"妈妈抱"全句
		复述故事	和儿童一起看着图画书来讲故事，情节要简单、生动，可讲一遍、两遍、三遍，然后适当提问故事情节，最后让他试着复述
	非言语性表达能力训练	表示需要	用手或手指，指所想要的物品。看手指或拉着成人的同时，嘴里发出"嗯嗯"声
		表示物品用途	对尚不会说话的儿童，训练者可事先准备一些家庭用品，反复训练儿童能迅速表示家庭常用物品的用途，如帽子、钥匙、牙刷、梳子、鞋等的用途分别是什么
	注意事项		儿童学说话需要有一个良好的语言环境，除特殊训练外，家里人还要多跟他说话 通过游戏尽量使儿童情绪愉快而发音、说话 训练时，充分利用反馈技巧，比如儿童模仿教师说出所教的词就给吃的，不说出来就不给吃的，以此诱导儿童说出话来。训练时用的奖励食品最好是一放到嘴里就能化的小食品，以免影响儿童口语训练过程

注：言语性表达能力训练，首先通过听觉，接收人的言语信号以及模仿人说话时的口型，当有一定理解能力时配合声带、舌、唇等各种发音器官协调运动，说出单字、句子；非言语性表达能力训练，注意儿童的手势、声音、表情、动作等。

第十章

脑性瘫痪的物理因子治疗

●

　　孩子要做一些仪器的治疗，还要经常下下水，在音乐按摩床上听听歌，一起治疗的孩子有的还要经常穿着怪怪的鞋子，后来我才知道这些都属于物理因子治疗，对脑性瘫痪的康复还挺重要。

　　物理因子治疗在康复医学中的应用，主要是通过物理因子如电、光、磁、冷、热、声音的能量的被吸收、转换，引起机体许多生物物理和生物化学反应，通过神经体液机理产生局部及全身的生理反应而起到治疗作用。

经皮神经电刺激治疗

电刺激治疗是指应用频率1000赫兹以下的低频脉冲电流和应用频率在1001～100000赫兹之间的中频脉冲电流治疗疾病的方法，目前用于脑性瘫痪治疗的仪器种类较多，对于改善肌肉痉挛、肌力低下等常见障碍起到了一定的作用。本节将对常用的仪器，如神经肌肉治疗仪、痉挛肌治疗仪、经络导平治疗仪、经皮神经电刺激仪、肌兴奋治疗仪等一一介绍。

1.神经肌肉治疗仪

（1）**作用机制**：采用仿人体肌纤维动作电位波形，通过电极作用于人体表皮肌肉、神经运动点、病灶、穴位等部位，增强局部血液淋巴等微循环，改善肌肉营养，减少肌肉中蛋白质消耗；通过被动的功能训练，增加肌力，抑制肌肉纤维化，防止肌肉萎缩，恢复部分神经功能；将周围神经接收的电信号沿感觉神经上传到中枢系统，改善脑血液循环，促进病变细胞的恢复。

（2）**适应证**：主要适用于包括脑性瘫痪在内的各种神经系统疾患所致的肌肉萎缩、麻痹、痉挛、瘫痪等症状，具有增加肌肉张力，恢复神经功能的作用。

（3）**禁忌证**：活动性结核病，儿童癫痫发作期，高热，呼吸道感染，心脏病，有出血倾向者，经予电刺激治疗后过度紧张、异常姿势加重者。

（4）**治疗方法**：根据治疗目的选择病变部位，选择合适的电极板，摆放好电极板后，根据患者所能承受的范围调整输出强度及治疗时间。

（5）**疗程及效果**：一般根据病情，每天治疗1～2次，每次20分钟，20天为一疗程；经1～2个疗程治疗后，可提高被刺激肌肉的肌力，缓解萎缩，对于股四头肌、胫前肌及腰背部肌群作用显著。

2.痉挛肌治疗仪

（1）**作用机制**：以两条频率、波宽相同的方波电流先后刺激痉挛肌及其拮抗肌，使两组肌群交替收缩，通过痉挛肌本身的反射性冲动抑制肌肉的强烈收缩，并可通过拮抗肌的收缩引起交互抑制，使痉挛肌松弛。

（2）**适应证**：主要适用于脑性瘫痪、多发性硬化性瘫痪，脑脊髓外伤引起的痉挛性瘫痪脑血管意外后遗轻度偏瘫。可收到松弛肌肉和改善肢体功能的效果，适于痉挛性瘫痪。

（3）**禁忌证**：儿童癫痫发作期，肌萎缩侧索硬化症，多发性硬化的病理进展恶化期，带有心脏起搏器者，恶性肿瘤、结核病灶、急性化脓性炎症病灶部，出血部位，破伤风，治疗部位有大的金属异物等。

（4）**治疗方法**：根据治疗目的选择病变部位，选择合适的电极板，一路电流用两个小电极放在痉挛肌两端肌腱处进行刺激，另一路电流通过另外两个小电极刺激对抗肌的肌腹。缓慢调节电流强度，以引起肌肉明显收缩为准。

（5）**疗程及效果**：一般根据病情，每天治疗1～2次，每次15～20分钟，疗程的长短根据电诊断及临床综合确定（一般10～20天为一个疗程）。经1～2个疗程的治疗后，可明显改善脑性瘫痪患儿常见的内收肌痉挛、腓肠肌痉挛，缓解下肢的尖足及内收内旋状态。

3.经络导平治疗仪

（1）**作用机制**：经络导平治疗是根据病人各经穴导电量不平衡的实际情况，以2000伏高压电能，对各个经穴分别调整的补偿性平衡电流加以激导。导平治疗仪将输入人体的电能调配成对该经穴相应平衡的超高电压、超低频率、单向、矩形脉冲电流，自病灶区至相应配穴点，按指定途径、指定方向循环，在人体内形成强电流回路，促使机体内病理经络的导电量（即生物电子运动）

由不平衡向平衡转化，从而使疾病痊愈及好转。

（2）**适应证**：适用于中枢性协调障碍、脑性瘫痪和肢体运动功能障碍，智力低下，肌张力增高或减低的患儿，及视神经萎缩、神经性耳聋、癫痫、侧索硬化的小儿麻痹症等。

（3）**治疗方法**：经络导平治疗包括导平输气、导平针灸、导平推拿。

（4）**导平输气**：是将强壮健康人与虚衰病人通过导平仪输气装置连接沟通，使用10赫兹快频进行输气治疗，以增强病人的体质。治疗时，在健康人穴位置输气棉球，压紧接"负极"，病人穴位置输气棉球，压紧接"正极"，供气者通过劳宫或其他穴位向受气者治疗部位进行导平"输气"。

（5）**导平针灸**：是利用电极代替针刺，使用2.5赫兹慢频进行表面定点穴位治疗。其方法基本上是按中医针灸配穴中选择一两个主要治疗经穴，作为导平"主穴"，每一个"主穴"点上都置电极与导平仪输出脉冲的一个极性端连接；导平"配穴"是选择一、二、三甚至多个中医针灸配穴中其他的治疗经穴，每一个"配穴"点上也置电极，与导平仪输出脉冲的另一个极性端连接，从而使导平仪治疗脉冲在人体内形成强电流回路，达到疏通激导平衡病理经络，治愈疾病的目的。

（6）**导平推拿**：是用导平推拿器代替人手按摩，采用推、拉、揉、滚、揉移等多种推拿手法，使用10赫兹快频进行动态治疗。

（7）**疗程及效果**：每次20～30分钟，每日1～2次，20次为1个疗程，疗程间隔休息15～20天。经2～3个疗程的治疗，可明显提高脑性瘫痪患儿的头控能力、脊柱的控制能力，对于智力低下儿的智力提高也有一定的疗效。

4.经皮神经电刺激仪

（1）**作用机制**：是一种通过皮肤电极，将低频脉冲电流输入人体的治疗方法，可兴奋神经粗纤维，关闭脊髓闸门，并通过掩盖效应和干扰效应而产生镇痛作用。

（2）**适应证**：脑性瘫痪患儿肢体运动障碍，包括单肢瘫、偏瘫、四肢瘫、三肢瘫等；各种疼痛综合征，如头颈痛、腰痛、术后痛、神经痛等；各种原因损伤，如关节、肌肉、韧带软组织损伤，周围神经损伤，脊髓损伤等。

（3）**禁忌证**：儿童癫痫发作期，活动性结核病，恶性肿瘤的体表部位，心脏病，经予电刺激后出现过度紧张、肌肉痉挛加剧，异常姿势加重者等。

（4）**治疗方法**：电极主要放置在触发点、穴位或运动点上，可选择输出恒流和恒压两种类型的电流。

（5）**疗程及效果**：一般根据情况，每天治疗1~2次，每次30分钟，30次为一疗程。经1个疗程的治疗，可显著缓解病灶部位的疼痛，对脑血管病引起的轻度瘫痪，儿童脑性瘫痪，产后引起的痉挛性瘫痪均能缓解。

5.肌兴奋治疗仪

（1）**作用机制**：肌兴奋治疗仪通过准确定位于上肢或下肢各肌肉的运动点，直接兴奋神经肌肉组织，使所治疗的肌肉产生完整的运动，对抗拮抗肌的痉挛，增强肌力，改善步态；同时还能够逐步抑制患者的不良运动姿势，明显增加单一肌肉的收缩或舒张的目的性和有效性；还能有效地引起肌肉收缩，使毛细血管扩张，促进血液循环，从而改善肌肉营养状况。

（2）**适应证**：适用于各型脑性瘫痪引起的肌力低下。

（3）**禁忌证**：严重心、肝、肾功能衰竭者，心脏起搏器安装者，儿童癫痫发作期，活动性结核病，恶性肿瘤的体表部位，经予电刺激后出现过度紧张、肌肉痉挛加剧，异常姿势加重者。

（4）**治疗方法**：根据治疗目的选择治疗部位，如尖足选择腓骨长短肌、胫前肌；剪刀步选择下肢外展肌群；改善站立功能选择髂腰肌、臀大肌、股四头肌；改善行走功能选择骶棘肌、髂腰肌、缝匠肌、股四头肌、腓骨长短肌、胫前肌等。

（5）**疗程及效果**：脑性瘫痪类型不同，所需治疗的时间也不一样，肌力越低，所需疗程越长。

生物反馈治疗

生物反馈治疗是应用电子仪器，将人们正常意识不到的身体功能（如血压、心率、皮温等）变化，转变为可以被人感觉到的信号（如视觉、听觉等）形式显示出来，再让病人根据这些信号，学会控制自身不随意功能的治疗或训练方法。

（1）**作用机制**：生物反馈治疗与内脏和自主神经条件反射有关。当条件和非条件刺激同时发生，并多次结合之后，单用条件刺激即可引起反射。

（2）**适应证**：主要适用于以下几类疾病的功能训练：降低神经肌肉兴奋性的松弛性训练，如痉挛性瘫痪、紧张性头痛等；提高神经肌肉兴奋性的功能性训练，如弛缓性瘫痪、偏瘫、四肢瘫痪等；调节心律失常、高血压及胃肠运动功能紊乱、溃疡病等。

（3）**禁忌证**：活动性结核病、恶性肿瘤的体表部位、心脏病、有出血倾向者，经电刺激治疗后过度紧张者。

（4）**治疗方法**：根据治疗目的选择病变部位，选择合适的电极板，摆放好电极板后，根据患者所能承受的范围调整输出强度及治疗时间。

（5）**疗程**：一般根据实际情况，每天治疗1～2次，每次20分钟，疗程的长短根据电诊断及临床综合确定。

水疗法

自古以来，水就与人类的生活紧紧联系在一起，在长期的共处中，人类开始发现水的其他作用，并已广泛应用于医学工作中。

水疗法是利用水的温度、静水压、浮力和水中所含的化学成分，作用于人体不同部位以治疗疾病的方法。水的热容量大，导热性强，能溶解很多物质，能与身体各部密切接触。充分利用水的这些特点，对于促进脑性瘫痪患儿运动、智力、心理等方面的发育和改善将有极大的好处。

（1）**常用的方法有以下几类**：

①按水的温度分类，包括冷水浴（水温25℃）、低温水浴（水温25℃～32℃）、不感温水浴（水温33℃～35℃）、温水浴（水温36℃～38℃）、热水浴（水温38℃）等。

②按水所含化学成分的性质分类，包括淡水浴、矿泉水浴、海水浴、药浴等。

③按作用的部位分类，包括全身水浴、局部水浴。

④按作用方式分类，包括涡流水浴、淋浴、桑拿浴等。

（2）**作用机制**：通过水中的温度刺激、机械刺激、化学刺激等来缓解肌肉痉挛，改善局部血液循环，增加关节活动度，增强肌力，消除紧张，改善协调性，提高平衡能力，同时还可提高患儿免疫力，提高患儿自信心，改善情绪，对于语言、智力的发展也有很大的好处。

（3）**适应证**：适用于治疗各型脑性瘫痪患儿，还适用于智力低下、语言发育落后（2～3岁儿童）、自闭症、唐氏综合征等患儿。

（4）**禁忌证**：发热、外伤、炎症感染、出血倾向、恶性肿瘤、活动性结核、心肝肾功能衰竭、过度出汗、体质虚弱者。

（5）**治疗方法**：

①**痉挛型脑性瘫痪**：根据治疗部位，选择全身或局部水浴，可加以适当舒筋活血中药，温度33℃～38℃，采取舒适体位，将肢体浸入水中，在水中可配合改善关节活动度等传统中医按摩手法。治疗时间根据患儿年龄及体质而定，一般每次10～15分钟。

②**肌张力低下型脑性瘫痪**：水温25℃～32℃，加以适当促肌力提高中药，在水中可配合传统中医按摩促肌力手法。治疗时间同痉挛型脑性瘫痪。

③**手足徐动型脑性瘫痪**：根据不同目的选择不同水温及部位、按摩手法。

（6）**疗程**：每日1～2次，20天为一疗程。

（7）**注意事项**：

①水疗室要保持室温在23℃左右，通风良好。

②患儿入浴后水面不宜超过胸前区，以免影响心功能。

③治疗过程中，如患儿出现头晕、大汗、疲劳现象时，应停止治疗，观察15～30分钟后离开。

④注意水疗用水的清洁。

⑤水浴过程中要严格观察，注意安全，加强护理，防止窒息、抽搐等发生。

视觉刺激治疗

视觉是大脑的功能之一，出生4～5个月为视觉发育的关键期，关键期内视觉经验的有无以及是否丰富，对视觉功能的发育有着极其重要的作用。脑性瘫痪并存视力障碍者达1/3，积极的视觉刺激治疗，可促进视觉功能的发育，有效防止视力残疾的发生。

（1）**作用机制**：通过精细目力训练，促进视觉发育。精细目力训练可以使患儿手、脑、眼的空间联合感知得到训练，提高患儿视觉发育；精细目力描画训练让患儿在一定波长的红光背景下训练和强化锥体细胞，提高视觉中枢的感受性，有利于视觉发育和提高智力；以不同频率的黑白条栅作为视刺激源，让患眼在各个方位上既受到不同空间频率的刺激，又受到有对比度的光栅刺激，使视觉中枢细胞增强发育并提高视力；通过对眼眶周围睛明、攒竹、鱼腰等穴位的刺激，增进眼球及其组织的气血运行。

（2）**适应证**：视觉诱发电位证实有明显视神经损伤，或眼底检查证实有视神经萎缩的患儿，接受早期干预，年龄小于6个月的婴儿。

（3）**方法**：

①通过视觉治疗仪对患儿进行形态、对比、颜色等方面的刺激。每次30分钟，每日1～2次。

②家庭康复时可用手电筒包两层手帕后，对眼睛进行快速的光感刺激，每日40～60次。

（4）**疗程**：20天为一疗程。

（5）**注意事项**：癫痫患儿禁用此方法；治疗期间要注意用眼卫生，防止过度疲劳；治疗前应由眼科医生进行常规检查，明确诊断。

听觉刺激治疗

同视觉一样，听觉也是大脑的功能之一，正常的听觉功能发育对于语言、智力的提高有无可替代的作用，对于脑性瘫痪患儿进行积极的听觉刺激治疗具有重要的意义。

（1）**作用机制**：通过对患儿听觉系统反复给予不同频率、不同音调、不同音符的声音及语言刺激，使听力增强，刺激脑的发育，刺激损伤脑组织的修复及发育，同时也有助于对声音语言理解能力的提高。

（2）**适应证**：听觉诱发电位证实有损伤的患儿。

（3）**方法**：

①应用听觉治疗仪对患儿进行声音频率、音调、音符等方面的刺激。每次30分钟，每日1～2次。

②家庭康复时可选用一些胎教音乐，每天定时给脑性瘫痪儿播放，每日2次，每次30分钟。

（4）**疗程**：20天为一疗程。

（5）**注意事项**：治疗前应由耳鼻喉科医生进行常规检查，明确诊断。

超声扫描脑血管治疗

研究表明，脑性瘫痪患儿存在血流动力学及脑微循环障碍，超声扫描脑血管治疗仪（SUT）等能改善颅内供血障碍，可用于脑性瘫痪的治疗。

（1）**作用机制**：借助超声波的机械、温热和理化3种效应引起局部组织细胞内物质运动，使细胞受微细的按摩，组织分界面上温度升高，增强生物膜弥散过程，改变膜电位，使离子和胶体通透性增强，促进血液循环，软化组织，刺激细胞功能，加速化学反应，加强新陈代谢，影响酶的功能和生化物质含量，改变组织的pH值；扩张血管，加快血流，改善血液循环，有利于缺血区侧支循环建立，维持外周神经元的正常兴奋功能，加速肢体功能恢复等。

（2）**适应证**：儿童脑功能障碍和发育迟缓，以及因各种原因造成的脑部供血不足等病症；同时适用于神经痛、颈椎病、神经衰弱等症。

（3）**禁忌证**：严重脑水肿、颅内高压、颅内化脓性炎症和恶性肿瘤患者禁用。

（4）治疗方法：根据患儿病情有3种治疗模式可供选择：超声治疗、激光治疗、生物电反馈治疗。

（5）疗程：根据实际情况，每日治疗1～2次，10～20天为一疗程。

减重支撑步行训练系统治疗

减重支撑步行训练系统（partial body weight support，PBWS）是近年来受到关注的康复治疗方法之一，它主要是用减重吊带将患儿身体部分悬吊，使患者步行时下肢的负重减少，步行能力提高，如果配合运动平板进行训练，效果更好。

（1）作用机制：

①通过电脑控制减重吊带将人体悬吊，减轻步行时髋部和双下肢的负重，可使患儿步行中身体重心的分布趋于对称，提高患儿步行的稳定性。

②减少了步行中下肢相关肌群的收缩负荷，使下肢肌力不到3级的患儿能提早进行步态训练。

③下肢关节负荷的减轻可以改善和加大下肢关节的活动范围。

④减重状态下可以调节下肢的肌肉张力，避免和缓解由于早期负重行走带来的不必要的下肢伸肌协同运动和由这种异常模式导致的足下垂、内翻等病理性步态，及早输入符合正常人生理的步行模式，促进正常步态恢复，提高步行能力。

⑤患儿在减重装置的保护下安全性提高，消除步行中的紧张和恐惧心理，更好地配合治疗师的治疗，治疗师也可以把精力主要放在对下肢异常步态的矫治上。

减重训练系统主要由减重装置及电动活动平板两部分组成，除进行站立及步行训练外，还可进行坐—站位的平衡训练及姿势转换训练。

（2）适用：

①各种原因引起的下肢肌无力。

②骨关节疾病和运动创伤恢复期。

③矫形器穿戴前后的下肢步态训练。

④体弱患儿早期小运动量安全性有氧步行训练。

⑤适应于体重过重、有严重关节退行性病变患儿的有氧步行训练。

（3）注意事项：

①减重重量要控制适当，以患儿减去重量后正好双下肢能支撑身体为度，避免患儿坐在减重吊带中或完全依赖减重吊带。

②固定减重带时要注意左右平衡，每次减重前均要将减重机"校零"。

③由于患儿有感觉障碍，固定减重带时要注意松紧合适，易摩擦的部位要加衬垫，以保护皮肤，防止擦伤。

④久病卧床的患儿在开始接受减重训练之前，先进行直立床上体位训练，防止出现体位性低血压。

⑤进行减重平板有氧训练的患儿要注意训练中血压、心率的变化，有眩晕、心衰、血压波动过大者训练要慎重。

⑥减重平板训练，平板的速度控制要适当，避免突然加速或停止。

神经功能重建系统治疗

中枢神经系统受损后，在一定程度和一定范围内存在神经系统的可塑性和功能重组性，神经功能重建系统是一个利用生物反馈引导病人认知、重新再学习的智慧型神经功能重建仪，主要治疗中枢神经系统受损后导致的肢体瘫痪，恢复病人的运动功能，提高独立生活能力。

该系统在病人治疗部位的肌肉两端各贴一个电极，能准确检测出病人已经不足以致使肌肉收缩的肌电信号，利用生物反馈技术将病人意识不到的自身生物信号——肌电值，通过视觉和图形反馈展现在病人面前，让病人重新感知自身的生理信号和现存的功能。通过治疗师现场的正确指导和帮助，运用运动再学习的方法来调动和激发病人的主动参与意识，"唤醒"病人的意志，让病人重新建立积极、主动的认知过程，主动自发地调节阈值的高低，将自发的肌电信号（EMG）和外来的神经肌肉电刺激信号（NMES）巧妙地结合起来，将外来的电刺激作用作为一种奖励融入病人肌肉的主动运动之中，形成一个刺激器来自靶细胞的闭环刺激通路，重新学习正确、有效的运动方式，加强或建立病人随意控制瘫痪的肢体或随意地控制已破坏的肌肉的残余功能，从而提高瘫痪肢体的运动功能，为完成肢体的正常运动提供有力保证。

智能运动训练仪治疗

智能运动训练仪（MOTOmed）主要用于由痉挛、多发性硬化、三瘫一截等疾病引起的肢体运动障碍，可进行上肢和下肢运动。具有生物反馈功能，分别显示前后双向自动安全停止装置，可在发生痉挛状况时缓慢停止，并设反向运动模式，缓解痉挛。患儿通过使用此仪器，可以增强身体的灵活性，减少痉挛的状态，保持行走的能力，促进新陈代谢、血液循环以及肠蠕动，使下肢变得更暖和，恢复肌肉的剩余力量，增强关节活动能力，增强心肺功能，预防水肿，缓解痉挛，减轻疼痛，增强患者的康复信心。

智能运动训练仪治疗有3种治疗模式：被动训练（完全依靠电机），助力训练（电机和人力相结合）和主动训练（关闭电机电源，完全依靠人力）。还具有以下功能：显示高肌张力；对称训练；设定训练时间；选择运动方向；设定速度；设定阻力；控制显示；训练分析和事后分析（训练期间和训练结束后，都会显示主动和被动的运动里程、运动时间、各种动力供给及速率大小）。医生可以通过这些数据了解训练者的状况，并调整训练方案。

经颅磁刺激疗法

经颅磁刺激（transcranial magnetic stimulate，TMS）是基于法拉第电磁原理的电生理技术，它产生的磁场能量能够穿透头皮和颅骨，刺激大脑，产生一定强度的感应电流，使神经细胞膜电荷累积，最终导致去极化，从而对神经系统的活动产生兴奋或抑制作用。重复经颅磁刺激（repetitive transcranial magnetic stimulate，rTMS）是在经颅磁刺激基础上发展起来的一种新的电生理技术，有连续可调重复刺激的经颅磁刺激出现，并在临床精神病、神经疾病及康复领域获得越来越多的认可。它主要通过不同的频率来达到治疗目的，高频（>1赫兹）主要是兴奋的作用，低频（≤1赫兹）则是抑制的作用。因其无痛、非创伤的物理特性，实现了人类一直以来的梦想——虚拟地损毁大脑探索脑功能及高级认知功能，与正电子发射计算机断层成像（PET）、功能性磁共振成像（fMRI）、脑磁图（MEG）并称为"21世纪四大脑科学技术"。

（1）目的与作用

重复经颅磁刺激用于治疗，主要是通过改变它的刺激频率而分别达到兴奋或抑制局部大脑皮质功能的目的。高频率、高强度重复经颅磁刺激，可产生兴奋性突触后电位总和，导致刺激部位神经异常兴奋，低频刺激的作用则相反，是通过双向调节大脑兴奋与抑制功能之间的平衡来治疗疾病。重复经颅磁刺激的局部神经，通过神经网络之间的联系和互相作用对多部位功能产生影响。对于不同病人的大脑功能状况，需用不同的强度、频率、刺激部位、线圈方向来调整，才能取得良好的治疗效果，有着止痛、镇静、消炎、消肿、降压、止泻、促进创面愈合、软化瘢痕、促进骨折愈合等作用。

(2) 作用效果

增加大脑血流量（rCBF），改善微循环，增强血管的舒张和调节作用，改善血管壁的变性硬化和炎症反应，促进缺血区侧支循环的建立。

启动脑内源性神经保护机制，保护神经细胞、抗炎、消肿，加速炎性渗出物吸收、消散，加快损伤细胞对DNA合成物质的吸收。改善组织营养，改善受损区及周围区域的代谢环境，使pH值趋于弱碱性。稳定神经细胞膜电位，抑制去极化波，增加细胞膜的通透性，修复损伤的脑细胞。抑制脑部炎症反应，吸收水肿，缓解高颅压，使镇静、抗炎、消肿的作用明显增强。抑制异常脑电脑磁的发生和传播，调节自主神经，改善脑功能异常患者神经功能紊乱。

(3) 适用范围

目前经颅磁刺激技术得到了广泛使用，国内的经颅磁刺激技术达到世界先进水平，在神经心理科抑郁症、精分症、小儿脑瘫等各个方面都得到了应用。其中对抑郁症、睡眠障碍等疾病的疗效，作为一种非药物治疗在临床取得了可喜的成绩。

血性脑血管病：脑血栓形成、腔隙性梗塞、脑供血不足、脑动脉硬化等。

脑损伤性疾病：颅脑损伤、脑出血的恢复期、颅脑术后需要脑功能康复者、癫痫病、功能性障碍等。

神经性疾病：精神障碍、失眠、记忆力减退、神经性头痛、脑疲劳综合征、焦虑症、忧郁性神经症、强迫症、恐惧症、抑郁症、精神障碍等。

（4）操作方法及疗程

帮助患儿选好体位，一般使用坐位。佩戴治疗帽。接通电源，选择治疗模式（脑瘫及癫痫：F1、F2、自动变频；缺血性脑血管病：F3、F1－F6自动循环变频；睡眠障碍：F1、F6、F1－F6自动循环变频），按动治疗启动键，选择治疗强度，20分钟后定时关机。治疗时间：一般情况下每次治疗20～30分钟，每日1～2次，两周一个疗程，两个疗程之间需间隔2～3天，重症患者建议每次治疗30分钟。

（5）注意事项

全身及颅内出血性疾病的急性期患者不能使用；安装有心脏金属膜和心脏起搏器者不能使用；注意治疗体不要太靠近眼部，以防电磁伤害眼睛；治疗时最好闭上眼睛，静止不语，不要看电视及书报，可增加治疗效果；治疗中如出现头痛、头晕、乏力、心悸、气短、出汗等症状，无须特殊处理，治疗停止后，症状会自然消失。

矫形支具的辅助治疗

矫形支具是用于改变神经肌肉和骨骼系统的机能特性或结构的体外装置，过去曾称为支具、夹板、矫形装置、矫形器械、支持物、支架、辅助器等，主要用于矫形外科及康复医学事业。随着现代材料学、电子学、生物力学的发展，矫形支具的研发与装配也取得了很大的进步，促进了康复医学的发展，并已广泛应用于脑性瘫痪的康复治疗中，被视为与物理治疗、作业治疗、语言治疗同样重要的康复技术。

其作用机制：

①稳定和支持作用：通过限制异常运动，保持关节的稳定性，以恢复肢

体的承重能力。

②固定和保护：通过对病变肢体的固定保护，促进病变痊愈。

③预防、矫正畸形。

④减轻轴向承重。

⑤平衡肢体长度。

⑥抑制站立、步行中的肌肉反射性痉挛：指控制关节运动，减少肌肉反射性痉挛。

⑦改进功能：指改进病人日常生活及工作能力。

按作用部位的不同，矫形支具可分为下肢矫形器、上肢矫形器、脊柱矫形器3大类。

1.下肢矫形器

下肢矫形器包括足矫形器、踝足矫形器、髌韧带承重矫形器、膝踝足矫形器、坐骨承重膝踝足矫形器、膝矫形器、髋膝踝足矫形器、下肢扭转矫形器等。其主要功能为：预防或矫正畸形；代偿失去的肌肉功能；减免肢体承重；改善步态；固定病变关节。

（1）踝足矫形器（AFo）

用来纠正踝足畸形或保持踝足稳定性的低于膝水平位置的矫形支具，有塑料踝足矫形器、金属条踝足矫形器、金属弹簧式踝足矫形器3种不同材料制成的品种。目前临床常用塑料踝足矫形器。

适应证：

①抑制痉挛性尖足畸形。

②预防和矫正马蹄内翻足畸形。

③矫正垂足畸形。

④矫正跟足畸形。

⑤矫正膝反屈。

（2）**足矫形器（Fo）**

治疗踝、足疾病的特制矫形足垫、足托、鞋、靴的总称。

适应证：

①对下肢不等长进行补高。

②预防和矫正马蹄内翻足畸形。

③预防和矫正扁平足畸形。

（3）**膝踝足矫形器（KAFo）**

用来预防膝关节的屈曲变形，帮助维持膝伸直的由大腿上段至足底的矫形支具，又称长支具，有金属型、塑料型、混合型之分。

适应证：

①预防和控制膝关节的屈曲变形。

②矫正膝反屈和尖足畸形。

③帮助维持膝关节的伸展。

④矫治儿童佝偻病引起的膝内翻或膝外翻畸形。

2.上肢矫形器

上肢矫形器包括腕手保护性矫形器、腕手功能代偿性矫形器、肘矫形器、肩关节外展矫形器、肩吊带、平衡式前臂矫形器等。其主要功能为：固定保护作用；预防或矫正畸形；代偿丧失的功能。

（1）**腕手保护性矫形器（主要由塑料板制成）**

适应证：

①预防肌肉痉挛引起的屈腕畸形。

②减少腕手的屈肌痉挛。

（2）**腕手功能代偿性矫形器**

①预防和矫治由于肌痉挛等原因引起的拇指内收、虎口部位的挛缩畸形。

②预防腕关节屈曲。

（3）肘矫形器（包括固定性肘矫形器和功能性肘矫形器，可选用金属条、皮革、塑料板等材料制成）

适应证：

①保护关节，预防肘关节屈曲或过伸。

②代偿屈肘功能，适用于屈肘无力者。

3.脊柱矫形器

脊柱矫形器包括颈椎矫形器、脊柱侧突矫形器、硬性腰骶矫形器与软性腰骶矫形器等。其主要作用是限制脊柱的前屈、后伸、侧屈、旋转运动和减少脊椎的负重。

脑性瘫痪患儿佩戴矫形器的时间及要求：除了睡眠休息及行康复训练时，一般主张都要佩戴，因此，每日时间不应少于10个小时。

注意事项：设计尽量简单、美观，易于穿戴和取下；尽量合身，防止压疮和摩擦；经常检查支具是否合适，有无破损，要及时整修，避免出现副损伤；佩戴首日，应每隔30分钟检查一次佩戴部位皮肤有无压伤、过敏等，如有问题，请与物理治疗师联络。

第十一章

脑性瘫痪的传统医学治疗

传统医学？这个我听说过，不就是中国的医学吗？有一天我听医生讲了讲，觉得中药、针灸、按摩点穴、中医食疗还真是复杂，不过挺有意义，对孩子也很方便、实用。

脑性瘫痪的针灸治疗

中国的传统医学——针灸学具有悠久的历史，经过漫长的临床实践，证明针灸对中枢运动障碍性疾病确有良好的治疗效果。针灸疗法具有疏通经络、调理气血、调节阴阳、扶正祛邪的作用，方法简便、安全，无副作用，易于为家长与患儿接受。这里介绍头针疗法、体针疗法、水针疗法在脑性瘫痪中的临床应用。

1.头针疗法

（1）**目的与作用**：头针疗法是传统医学的经络学说与现代医学的大脑皮层功能定位理论相结合，经过医疗实践发展起来的一种针刺疗法。它可反射性地增加皮层相应部位的血流量，改善皮层缺血缺氧状态，以减轻组织损伤，使肢体肌力和关节功能得以改善或恢复。

（2）**适应证**：脑性瘫痪，智力低下，语言发育迟缓，行为障碍，中枢神经系统感染后遗症，如失语、瘫痪。

（3）**穴位配伍原则**：根据国际标准化头针定位，双侧运动区、双侧足运感区、额中带、额顶带、顶枕带以上5个区域为脑性瘫痪患儿的基本穴位选区，主治脑性瘫痪的四肢运动障碍及颈软、腰软等。下肢瘫选顶前斜线，上肢瘫选顶后斜线。平衡功能差配伍国际标准头针定位的平衡区，精细动作差配伍国际标准化头针定位的应用区，伴有语言障碍者配伍国际标准化头针定位的语言一、二、三区，伴有智力低下配伍四神针及额五针。

（4）**针刺方法**：选用30～40号长40毫米的毫针，针体与头皮成15°～30°角快速进针，刺入帽状腱膜下，将针与头皮平行推进一定深度，留针4小时。在留针期间，捻针3次，每30分钟捻针1次，每次捻针3～5分钟，速度180～200转/分。然后用韩氏电针仪通电治疗20分钟。

(5) **疗程与疗效**：隔日针一次，每针10次，休息15天，针刺30次为一疗程。据国内有关报道，头针治疗脑性瘫痪临床有效率在70%～94%。

(6) **注意事项**：电针刺激量应从小到大，根据每个患儿的体质、敏感度而定；痉挛型、手足徐动型患儿不宜采用强刺激；若针刺后患儿异常姿势加剧，应停用；头针留针期间，应加强肢体的功能锻炼，重症患儿可做被动活动；由于头皮血管丰富，因此起针速度应快，针孔用干棉球按压数秒，避免出血；小于6个月婴儿忌用；患儿癫痫发作期慎用；防止晕针：极个别患儿会发生晕针，表现为面色苍白、木呆、四肢发凉、出冷汗，出现这种情况，应立即拔针，让患儿平卧休息，给予相应的对症处理即可。

2.体针疗法

(1) **目的与作用**：用毫针刺激躯体及四肢的穴位，通过针感的传导以达到疏通经络、调整肢体功能的目的。

(2) **适应证**：脑性瘫痪及中枢性瘫痪，周围神经损伤性肢体瘫痪等。

(3) **穴位配伍原则**：选择基本穴位为督脉十三针（百会、风府、大椎、陶道、神道、身柱、至阳、筋缩、脊中、悬枢、命门、腰阳关、长强），华佗夹脊穴（颈、胸、腰骶段）。若下肢瘫配穴：环跳、殷门、委中、髀关、阳陵泉、解剪、解溪、三阴交、足三里、承山、太溪。若上肢瘫配穴：肩三针、外关、合谷、曲池、手三里等。

(4) **针刺方法**：选择督脉十三针或华佗夹脊穴。配伍穴，每次选3～5穴，上述穴位交替使用，每次留针30分钟，不捻针，拔针后重要腧穴给予艾灸，以调节脏腑机能。

(5) **疗程与疗效**：每周针2次，每针10次，休息10～15天，30次为一疗程。据我们临床观察研究，有效率为74%，据国内有关体针治疗脑性瘫痪报道，有效率为60%～75%。

(6) **注意事项**：对于体质虚弱的患儿，每次针刺穴位不宜过多，根据病情可不留针；痉挛型患儿不宜采用强刺激手法，手足徐动型患儿不宜留针；留针期间，注意让患儿保持安静，不能乱动，防止断针、弯针、滞针的发生。

3.水针疗法

（1）目的与作用：水针疗法是将中医学的整体观与西医学的局部疗法相结合，通过针刺、物理、化学、药理以及穴位开阖与传导等作用，对人体产生强烈刺激，从而恢复机体正常功能。

（2）适应证：神经系统疾病，脑损伤后遗症，如失语、智力低下、中枢性瘫痪、脑性瘫痪等类型。

（3）穴位配伍原则：主要穴位分3组，哑门、肾俞、风池、足三里、大椎、内关。下肢瘫配伍穴有委中、解剪、后血海、急脉、脑清、跟平、悬中、昆仑、申脉等。上肢瘫配伍穴有肩井、肩三针、曲池、手三里、外关等。主治运动功能障碍，语言功能障碍，智力低下。

（4）注射方法：选用麝香注射液、复方丹参注射液、维生素B_1注射液与维生素B_{12}注射液，每次选主要穴位1组，每穴注射0.5毫升～1毫升药液，3组主穴交替使用，配穴据病情每次选3～5穴，每穴位注射药液0.5毫升。

（5）疗程与疗效：隔日穴位注射一次，每注射10次，休息10～15天，30次为一疗程。与头针或体针联合应用，效果更佳。国内曾报道过用穴位注射治疗脑炎、毒痢后遗症，在脑性瘫痪的治疗中，在语言、智力、运动功能提高方面也获得了较好的效果。

（6）注意事项：局部常规消毒，严格无菌操作，防止感染；不宜在表皮区穴道上针刺注射，以免引起深部感染；严禁在关节腔内注射药物；严禁药物注入血管内；注射前必须定准穴位和阳性反应点；注射时针深刺达神经根、干时，如出现酸、麻、胀感，应稍退针，抽针无回血后再注射药物；初次注射药物宜少，注射胸背部穴位时针宜浅，刺入时针尖应斜向一侧，避免直刺而误入肺部，引起气胸，最好平进针；穴位注射时最好选用卧位为宜，深部注射时，必须考虑到该部位解剖组织和相邻脏器的安全；饭后、服药后、小儿过度疲劳及发热时不要施予穴位注射。

4.耳穴疗法

（1）**目的与作用**：耳穴疗法是用王不留行籽或磁珠等丸状物在耳郭相应穴位实施刺激以诊治疾病的一种疗法。具有疏通经络、运行气血的功能，可调节脏腑和器官功能活动，从而治疗疾病。

（2）**适应证**：适用于各类运动发育落后，智能障碍及语言障碍的脑瘫患儿；伴有心理行为异常，睡眠障碍，免疫力低下，脾胃虚弱、不欲进食的脑瘫患儿。

（3）**穴位配伍原则**：主穴：腰骶椎、肾、脾、心、神门、皮质下。配穴：颈软者可加颈、肩等，腰软者可加骶、腹等，下肢瘫者可加髋、膝、踝、下耳根、坐骨神经等，上肢瘫者可加肩、肘、腕等，智力障碍者可加脑点、额、三焦、肾上腺等，注意力不集中者可加内分泌、交感等，好动者可加胆、肝等，睡眠障碍者可加枕、内分泌、耳背心等，免疫力低下、易患呼吸道感染者可加脾、肺等，脾胃虚弱、不欲进食者可加脾、胃、小肠、口等。

（4）**操作方法及疗程**：帮助患儿选好体位，使要操作的耳朵朝向医生，严格消毒耳郭，并令其干燥。以镊子夹取备好的贴敷材料，准确贴压于所定耳穴表面，每次选穴应力求少而精，一般每次应用5～10穴。贴压完毕，嘱家长每天按压药丸或磁珠3次，每次每穴按压5～10秒，不能揉动，24小时后取下，并对局部皮肤清洁，局部皮肤破损及时到医院处理。隔日一次，共30次为一疗程。

（5）**注意事项**：对于耳郭上有湿疹、溃疡、冻疮、局部皮肤破损等病变的患儿禁用。按压时避免用力过度，造成皮肤破损，难以愈合。贴压后注意看管孩子，避免抓、抠，导致药丸或磁珠滚落耳道深处。如出现上述情况，即到耳鼻喉科寻求专科医师帮助取出。

5.灸法

(1) 目的与作用：灸法以艾绒为主要原料制成艾炷或艾条，点燃后熏熨或温灼体表穴位或患病部位，借助药物温热的刺激，通过经络的传导，起到温通气血、扶正祛邪作用，从而达到保健养生、防病治病的目的。

(2) **适应证**：适用于脾肾阳虚、四肢无力、免疫力低下、脾胃虚弱的各型脑瘫患儿。

(3) **穴位配伍原则**：主穴：神阙、关元、气海、中脘、脾俞、肾俞、身柱、命门。配穴：颈软者可加颈百劳、大椎等，腰软者可加腰阳关、腰俞、大肠俞、脊中等，下肢瘫者可加足三里、环跳、绝骨、阳陵泉等，上肢瘫者可加肩髃、外关、合谷、手三里等，肘部屈伸不利者可加尺泽、曲泽、曲池等，膝关节屈曲者可加委中、委阳、承山等，尖足者可加脑清、解溪等，智力障碍者可加太溪、神门等，免疫力低下、易患呼吸道感染者可加肺俞、风门、丰隆等。

(4) **操作方法及疗程**：对儿童进行灸法治疗，可选用艾条悬灸、艾灸盒、艾灸棒或电子艾灸器等，避免直接灸，以免因患儿不能配合而导致烫伤。施艾条悬灸时，艾卷点燃的一端对准应灸的腧穴或患处，距离皮肤约2厘米～3厘米进行熏烤，使患者局部有温热感而无灼痛为宜，可将中、食两指分开，置于施灸部位两侧，这样可通过医者手指的感觉来测知患者局部的受热程度，以便随时调节施灸的距离以防止烫伤。一般每穴灸10～15分钟，至皮肤红晕为度。每日一次，10～15次为一疗程。

(5) **注意事项**：在施灸过程中，随时询问患儿有无灼痛感，及时调整距离，防止烧伤，应认真观察病情变化及有无体位不适引起的痛苦。阳盛实热的患儿不宜使用灸法。如灸后局部出现烫伤、水泡，如范围较小，可外涂烫伤膏；如范围较大、损伤较重，应请外科指导处理。

案例十二

克里斯托夫，男，4岁，波兰人，因不能独站、独行，以"脑性瘫痪（痉挛型）"入住我院脑瘫康复中心治疗。患儿母亲在怀孕27周时不慎出车祸，经抢救2小时后被迫行剖宫产，出生体重800克，出生时全身皮肤发紫，立即给予吸氧等治疗。1个月大时查颅脑CT显示脑积水，行侧脑室腹腔引流术。此后其家人发现患儿的运动、智力及语言发育明显落后于正常同龄儿，在波兰某医院诊断为小儿脑瘫、小儿精神发育迟滞，予德国伏易特训练法治疗，并于4岁时行跟腱延长及内收肌切断术。患儿6岁大仍然不能独站与行走，其右侧肢体运动障碍，语言表达障碍及中度智力低下，当地医院认为其已6岁大，智力水平大幅提高可能性不大，多次劝其放弃治疗。后家长慕名来到中国。当时患儿双下肢痉挛较重，主要表现为存在明显尖足，双足着地时不能放平，扶站时双腿交叉呈剪刀样，下肢屈曲痉挛，不能独站、独行；右侧肢体运动障碍，右脚脚后跟不着地，不能跨越障碍物，不能扶物上下楼梯；右上肢活动度差，右手经常屈曲不能伸直，右手腕下垂，似"鹰爪"，活动明显较左手少，抓取物体无力，不能捏取细小物体；智力低下，不能区分左右手，无大小及数字概念；语言表达能力差，词汇量少，只能讲约10个简单的波兰语单词，构音不清楚，不能讲连贯性的句子。查体示右肘关节屈伸差，腕下垂，跟腱挛缩，右足背屈角90°，右下肢肌力4级，肌张力1级（MAS评估），右侧腓肠肌萎缩；膝腱反射亢进，跟腱反射亢进。智力发育测试：社会适应DQ=26.8，大动作DQ=28.8，精细动作DQ=22.7，个人社交DQ=33.9，语言DQ=36.7，复查颅脑CT显示：左小脑半球及左大脑半球后部大片软化灶，并与侧脑室穿通畸形。

（1）**主要障碍分析**：智力低下同时伴有右侧肢体运动障碍。

（2）**预后判断及康复目标确定**：由于患儿在国外已行系统康复治疗，运动功能有较大程度恢复，但智力提高不明显。从以往经验来看，针灸治疗对于智力提高有确切疗效，患儿未接受过传统中医治疗，综合分析，康复目标定为智力、语言的提高，运动方面以缓解其右侧肢体异常姿势、促独立行走为主，治疗上以传统医学治疗为主。

（3）治疗方案：

①针灸及穴位注射治疗，醒脑开窍。

②药物以中药麝香注射液点滴为主，辅助用益智健脑中药。

③一对一语言训练结合特殊教育。

④中医按摩治疗。

⑤中药熏蒸及中药浴等治疗助提高下肢肌力，缓解肌腱痉挛。

⑥一对一物理康复训练。

给予针灸治疗方案：头针选择运动区、足运感区及下肢瘫区，留针4小时，配以捻针3次，电针20分钟。隔日针一次，针10次后，休息15天。体针选择主穴及环跳、殷门、委中、髀关、阳陵泉、解剪、解溪、三阴交、足三里、承山、太溪等穴。每次选3～5穴，上述穴位交替使用，每次留针30分钟，不捻针，拔针后重要腧穴给予艾灸。水针疗法选取哑门、肾俞、风池、足三里、大椎、内关等穴，配以下肢瘫配伍穴委中、解剪、后血海、急脉、脑清、跟平、悬中、昆仑、申脉等。选用麝香注射液、复方丹参注射液、维生素B_1注射液与维生素B_{12}注射液，每次选主要穴位1组，每穴注射0.5毫升～1毫升药液，3组主穴交替使用；配穴据病情每次选3～5穴，每穴位注射药液0.5毫升。隔日穴位注射一次，每注射10次，休息10～15天。经治疗3个月后，患儿尖足及剪刀步态基本消失，可独站，可独行10余米，有跛行，其家长对治疗效果非常满意。休息3个月后患儿再次入院，经再次针灸治疗3个月后，患儿可独行数百米，跛行基本消失，颅脑CT显示脑发育不良明显好转。半年后随访，患儿运动功能恢复正常。

经过一年多的治疗后，患儿智力、语言水平明显提高，能与正常同龄儿用中文进行日常交流，能讲连贯性的句子，有大小及数字概念，能从1数到10。已能跨越障碍物，能扶物上下楼梯，右脚尖足明显减轻，右上肢能伸直，右腕下垂减轻，右手抓物能力提高，能捏取较粗大的物体。颅脑CT复查显示侧脑室扩张已基本恢复正常。再经半年多的康复治疗后，患儿的生活自理能力显著提高，已入学校接受学习，掌握了中文、英语及波兰语3种语言，能与同学进行一般的交流，能跑步及原地跳。右手抓物能力提高，能笨拙地捏取较小的物体，家长对治疗效果非常满意。

面对波兰医师给患儿下的可怕的"判决书"，患儿的家长并没有灰心，不远万里来到中国，没有轻易放弃对患儿的康复治疗。在积极配合医师进行传统医学的康复治疗后，家长终于看到了胜利的曙光，患儿智力、语言及运动功能均有较大程度的恢复。本病例的成功康复为我们继续运用综合康复疗法治疗难度较大的患者树立了信心，同时也提醒我们，任何事物的演变都不是绝对不可能的，方法正确，能不断坚持，就会不断有奇迹发生。

脑性瘫痪的推拿按摩治疗

推拿又称按摩，是以力的作用为基础，通过各种手法，刺激患儿的经络腧穴，引起一系列生理效应，使之气血流通，阴阳调和，从而达到治疗的目的。本节主要介绍脑性瘫痪推拿按摩的常用手法、目的、部位和注意事项。

1.节段性按摩法

（1）节段性按摩法的目的

节段性按摩的主要作用是反射性地刺激脊髓的节段性装置（感受装置包括皮肤的一定区域，如肌肉、韧带、肌腱的感受器），使其和脊柱肌的营养和血供同时得到改善，同时亦能间接影响中枢神经系统活动，达到促大运动（坐、站、爬、行）恢复的目的。

（2）节段性按摩法适应的脑性瘫痪类型及部位

对痉挛型和弛缓—起立不能型有较好疗效，上肢痉挛性瘫按摩颈（见图192）、胸部，下肢痉挛性瘫按摩腰骶部（见图193）。弛缓—起立不能型，调节反射发育缺陷以及脊柱后凸、侧凸和其他情况，可根据部位选择相应的治疗区域或按摩脊柱全长。脑性瘫痪的节段性按摩部位是沿脊柱从骶部到颈部的按摩，同时也按摩肩胛外缘、臀部、肩胛周围和肋间隙。

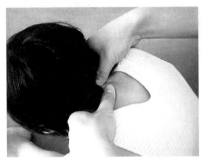 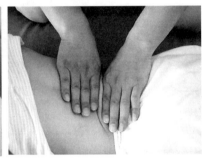

图192　颈部节段性按摩　　　　图193　腰骶部节段性按摩

（3）节段性按摩法常用的手法

①移动法：术者用拇指指面或中指指面上下移动。按摩一侧时，另一侧则起支持作用，按摩部位是脊柱棘突两侧，手指尽力触及椎间隙，并在此部位进行冲击运动。其冲击的力度据患儿病情、体质而定（见图194）。

②钻法：术者拇指与其余四指分居脊柱两侧，用拇指或中指在脊神经根出口处做环状或螺旋状运动，从一个脊髓节段至另一个脊髓节段，按摩手指与支持手指同时移动。

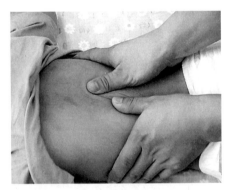

图194　移动法

③锯法：双手横跨脊髓棘突，两手指间形成按摩区的皮肤突起，双手做拉锯样运动，一个水平进行1～2次后，上移一个水平进行。

④**牵拉法**：术者用一手的两个手指，常是中指和食指，沿脊柱两侧从骶部直到颈部以同等速度进行牵引的方法，为了作用有力，可用另一手增加负荷。

⑤**震颤法**：术者手附着于脊柱或肋间隙，使治疗局部产生高频率震颤，是节段性按摩的结束性手法。

（4）节段性按摩法的疗程

以上每种特殊手法治疗3～5次，每次20～30分钟，每日1～2次，3～6个月为一疗程。

（5）节段性按摩法的注意事项

按摩必须将手指甲剪短并修理圆滑以免划伤患儿；按摩时应在按摩部位及双手蘸些滑石粉以减轻摩擦；在治疗过程中，应随时注意患儿对手法治疗的反应，若有不适，如刺激性紧张、哭闹等，应及时进行调整；体质虚弱、极度疲劳或过饥过饱者应慎用。

2.健脾益气按摩法

（1）健脾益气按摩法的目的

脑性瘫痪患儿多伴有营养不良，健脾益气按摩手法可以消食和中、调节阴阳、理气血、和脏腑，改善胃肠蠕动及吸收功能，从而提高患儿体质。

（2）健脾益气按摩法适应的脑性瘫痪类型与部位

对于各型脑性瘫痪患儿伴有营养不良者皆可使用本法。按摩部位常选腹部、背部及手和腿部的相关穴位。

（3）健脾益气按摩法常用的手法

①**摩腹**：患儿取仰卧位，术者用一手四指腹或全掌着力于前腹壁，以脐部为中心顺时针旋摩5分钟。此法能健脾和胃，常与捏脊、按摩足三里合用，作为小儿保健手法（见图195）。

②**分推腹阴阳**：患儿取仰卧位，术者用双手拇指自剑突下分沿肋弓下缘分推100～200次，或自肋弓下缘分推至脐部两侧5～10次。此法适用于消化不

良、夜啼、腹胀等（见图196）。

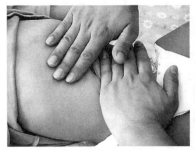

图195　摩腹

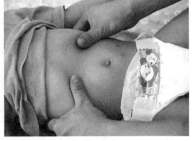

图196　分推腹阴阳

③**揉摩推中脘**：患儿取仰卧位，术者用指端或掌根按揉中脘穴称揉中脘（见图197）；用掌心或四指旋摩中脘穴称摩中脘（见图198）；用食指、中指自喉下直推至中脘称推中脘，又称推胃脘（见图199）。揉100～300次，摩5分钟，推100～300次。此法能用于小儿食欲不振、食积、嗳气等。揉摩推中脘能健脾和胃，消食和中，多与按揉足三里、推脾经合用。

④**补脾经**：术者用大拇指旋揉患儿拇指螺纹100～200次。此法能健脾和胃、补气血，用于脾胃虚弱、气血不足所致的食欲不振、肌肉消瘦、消化不良等（见图200）。

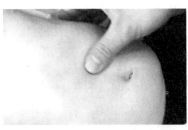

图197　揉中脘

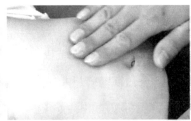

图198　摩中脘

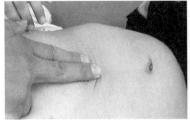

图199　推胃脘

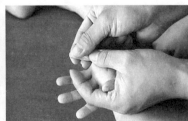

图200　补脾经

⑤推胃经（补胃经）：术者用拇指旋揉患儿拇指近端指节100～200次，此法能健脾胃，助消化，常与补脾经、摩腹、按揉足三里合用（见图201）。

⑥补肾经：术者用拇指离心性直推患儿小指螺纹面。此法为补肾经，有补肾益脑、温养下元之功，可用于先天不足、久病体虚的脑性瘫痪患儿（见图202）。

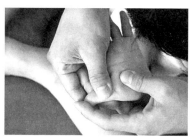 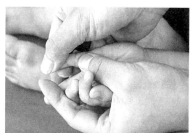

图201　推胃经　　　　　　图202　补肾经

⑦捏脊：患儿取俯卧位，术者双手食指紧贴皮肤向上推，拇指向下按压。沿督脉由下（长强穴）至上（大椎穴）缓慢推拿共7次，在推至脾俞、肾俞穴（见图203）时进行点压数次，以健脾益肾。此法调阴阳、理气血、和脏腑，具有强身健体的功能，主要用于小儿先天不足、体质虚弱、颈软不能竖头、腰背软弱不能独坐等。多与补脾经、摩腹、按揉足三里合用。

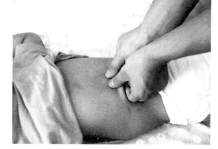

图203　捏脊

（4）健脾胃益气按摩法的疗程

以上各法，每次15～20分钟，每日1～2次，3～6月为一疗程。

（5）健脾胃益气按摩法的注意事项

按摩必须将手指甲剪短并修理圆滑以免划伤患儿；以上按摩手法适用于5岁以下的小儿，3岁以内疗效较好，1岁以内疗效更好；手法要非常注意操作方向、次数、频率和强度。

3.促肌力恢复按摩法

（1）促肌力恢复按摩法的目的

促肌力恢复按摩的主要作用机理是通过一定的手法，刺激肌肉反复多次地收缩舒张，从而提高肌肉肌力，同时又有使动作肌与拮抗肌保持协调的作用。

（2）促肌力恢复按摩法适应的脑性瘫痪类型及部位

对肌张力低下型——颈腰软，竖头、独坐不能完成者有较好疗效。对痉挛型一般不用擦刷法（快频率）。对手足徐动型中线控制有一定作用。促肌力恢复按摩部位主要有髋关节、肩关节相关肌群、颈部、腰背部、大腿等部位。

（3）促肌力恢复按摩法常用手法

①三线刺激按摩法：患儿取卧位，将按摩部位分为内侧、中间、外侧三线，术者大拇指沿着这三线运用揉、按、推复式手法，由上到下推拿，如此反复30次。此法主要适用于四肢近端肌力低的脑性瘫痪患儿（见图204）。

②点穴法：术者以中指为主，微屈掌指关节与指间关节，食指按于中指背面，拇指指间关节、无名指、小指握紧，在所取穴位上较用力下压10～20次。上肢近端肌力低下时取穴：肩井、肩髎、臂臑、臑会、肌汇、手五里、曲池等；下肢取穴：秩边、环跳、承扶、殷门、风市、梁丘、伏兔等（见图205）。

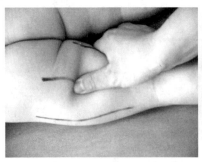 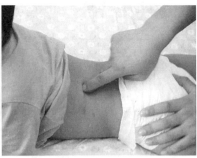

图204　三线刺激按摩法　　　　图205　点穴法

③**空心拳叩击法**：患儿取卧位，术者沉肩屈肘，肩关节放松，手握空心拳，以屈曲小指和小鱼际为着力点，以腕部一起一落和自然屈伸摆动带动空心拳垂直着力于施治部位，均匀持续，反复快速敲打。此法适用于腰背部及双下肢近端肌群肌力低下的脑瘫患儿（见图206）。

④**擦刷法**：患儿取卧位，术者借助软毛刷，在肌群活动表面快速擦刷，每次30秒，3～5次/秒。此法可提高肌张力，适用于肌张力低下型脑性瘫痪患儿（见图207）。

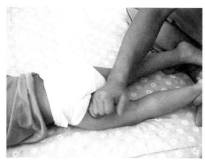 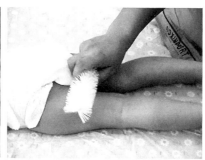

图206　空心拳叩击法　　　　图207　擦刷法

⑤**叩击法**：术者沉肩垂肘，以中指指腹为着力点，以腕部一起一落带动中指垂直着力于治疗部位，为提高治疗作用，力度应稍大。此法适用于腰骶、臀部及大腿部肌力低下的脑瘫患儿（见图208）。

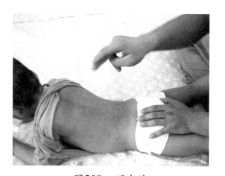

图208　叩击法

（4）促肌力恢复按摩的疗程

以上手法每次10～20分钟，每日1～2次，3～6个月为一疗程。

（5）促肌力恢复按摩的注意事项

按摩时如引起患儿过度紧张，应停止手法或减轻力度；对于肌张力低下型脑性瘫痪患儿，按摩时速度要稍快，力度要稍大；久病体虚、多汗或剧烈运动后要慎用，手法宜轻。

4.抑制异常姿势按摩法

（1）抑制异常姿势按摩法的目的

脑性瘫痪患儿存在各种异常姿势，如上肢内收内旋、拇指内收、双下肢交叉、尖足等，越紧张越严重。抑制异常姿势类手法有活血化瘀、通经活络、缓解痉挛等作用，是治疗脑性瘫痪患儿的重要手法之一，必要时边点穴边矫正，疗效尤为显著。

（2）抑制异常姿势按摩法适应的脑性瘫痪类型及部位

抑制异常姿势类手法对痉挛型及手足徐动型有较好疗效，上肢存在异常姿势的选择上肢按摩法，下肢存在异常姿势的选择下肢按摩法。因脑性瘫痪患儿脑部损伤后不能正常地抑制下级神经，使正常神经功能亢进，形成肌张力高，导致各种异常姿势的存在，故此按摩时，应由上至下，即先做双上肢后做双下肢。常选部位是四肢六关节等部位。

（3）抑制异常姿势按摩常用的手法

①松肩法：术者使患儿双手置身体两侧，术者大拇指压患儿劳宫穴，食指压合谷穴，固定术侧上肢，使对侧上肢尽量缓慢伸展，上举过头顶后，再

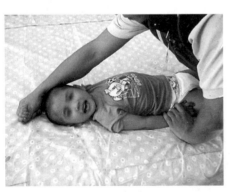

图209　松肩法

缓慢恢复原位固定。对侧上肢也同样缓慢伸展，上举过头顶后再恢复原状。如此反复40～60次（见图209）。

②双臂相交法：患儿取仰卧位，医生两手握住患儿双手，大拇指轻压患儿劳宫穴，食指压合谷穴，中指压大陵穴。使患儿双臂外展，手心向上，在胸前双臂缓慢交叉，使双肘关节相交后再缓慢恢复原状。如此反复40～60次。该法适用于上肢痉挛、肘关节屈曲、前臂旋前、双拳紧握的患儿（见图210）。

③双手叩肩法：术者使患儿双臂平行于双肩，双手掌心向上，医生双手指压穴位（劳宫、合谷、大陵），使患儿双臂重叠，双手触及双肩，再缓慢恢复原位。如此反复40次。适用于肘关节活动障碍的患儿（见图211）。

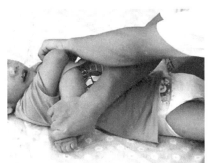

图210　双臂相交法

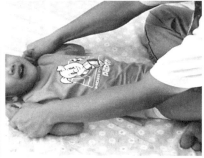

图211　双手叩肩法

④抬肩屈肘法：术者手握患儿前臂，使其双手向下，向上推令肘与肩相平，肘关节呈90°，再缓慢拉直恢复原位。如此反复40次。适用于肘、肩关节障碍的患儿（见图212）。

⑤前臂旋后障碍矫正法：患儿屈曲肘关节呈90°，术者以左手扶于肘后，固定肘关节；右手握患儿前臂。令其旋后，以矫正前臂旋后功能障碍，每次治疗操作20～30次（见图213）。

⑥松腕法：使患儿双臂外展、外旋后，推拿者双手大拇指推拿患儿手掌部，由手心向大鱼际、小鱼际方向推进，以缓解手掌大小

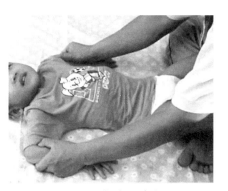

图212　抬肩屈肘法

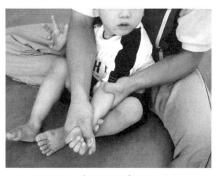

图213　前臂旋后障碍矫正法

鱼际肌痉挛。再沿拇、食、中、无名指的掌面，由指根部向指端推抹，以矫正手指屈曲挛缩。最后使腕关节做屈伸被动活动40次，以防治腕关节屈曲畸形（见图214）。

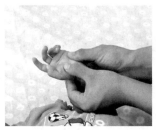 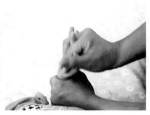 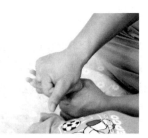

图214　松腕法

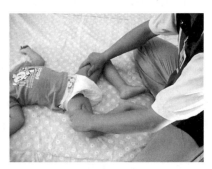

图215　分髋法

⑦**分髋法**：患儿取仰卧位，使髋膝关节呈屈曲状，术者以双手扶患儿双膝内侧，双大拇指揉压双解剪穴，并推拿痉挛的股内收肌群，以缓解内收肌痉挛。双手扶按患儿双侧大腿内侧，缓慢将双膝分开，使髋关节外展到较大程度。如此反复做40～60次。此法适用于髋关节内收挛缩患儿（见图215）。

⑧**髋（股骨头）内外侧旋转法**：患儿取仰卧位，膝关节呈屈曲位，使患儿右腿向内屈曲，右踝置于左腿的膝部固定，向下压右膝，如此反复40次。左腿用同样方法做40次。术者左手握患儿右脚踝关节，右手握其膝关节，同时拇指按压阳陵泉穴，使右膝屈曲、右髋内旋，向内下方压其膝部，再缓慢恢复原状，如此反复40次。左下肢做法同右下肢。此法主要适用于双下肢内收、内旋，髋关节屈曲挛缩患儿（见图216）。

⑨**髂胫束松解法**：患儿取侧卧位，屈曲患儿向上的一侧髋、膝关节，使另一腿伸直。术者一手扶髂嵴固定，另一手沿挛缩的髂胫束由上向下按摩20～30次。此法主要矫治髋关节屈曲挛缩（见图217）。

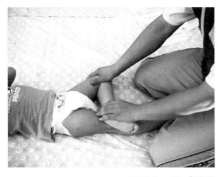
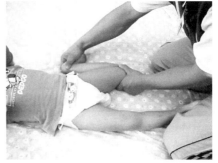

图216　髋（股骨头）内外侧旋转法

⑩**按臀法**：患儿取俯卧位，术者左手握住患儿双小腿或踝关节，右手压其腰部的肾俞穴，向下按压20次。术者左手左右轻轻摆动患儿双腿40次。该法适用于髋关节屈曲挛缩患儿（见图218）。

⑪**直腿抬高三指按摩法**：术者一手握患儿一侧下肢，使其伸展向上抬高，与身体呈90°，另一手食指、中指、无名指并拢沿大腿后面的肌肉反复按摩40次。适用于下肢屈曲痉挛患儿（见图219）。

⑫**压足及小腿后三指按摩法**：患儿取俯卧位，屈曲患肢膝关节于90°位，另一腿伸直，术者左手按压前足向下，另一手的食指、中指、无名指并拢沿小腿后面的腓肠肌起端向下按摩到跟腱止端，用于

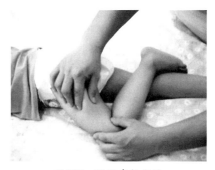

图217　髂胫束松解法

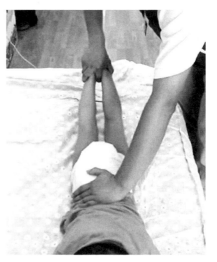

图218　按臀法

矫正足下垂畸形，每次操作20～30次（见图220）。

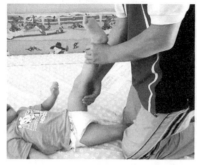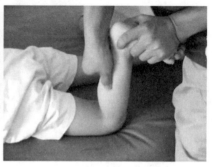

图219　直腿抬高三指按摩法　　　图220　压足及小腿后三指按摩法

⑬**压膝整足法**：患儿取仰卧位，术者使患儿一侧下肢屈曲，右手使踝关节呈90°固定，拇指紧压解溪穴，左手按压膝部，向前下方按压，再恢复原状，如此反复做40次。该法主要矫治踝关节运动障碍、髋关节屈曲挛缩及尖足（见图221）。

⑭**搬足法**：患儿取仰卧位，术者左手拇指按压解溪穴，并固定踝关节，右手握前足，拇指紧压涌泉穴，向前、向外推揉30次，以矫正足内翻畸形（见图222）。

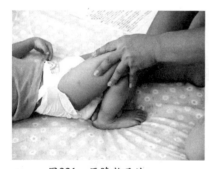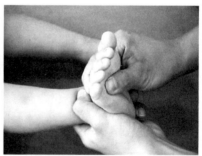

图221　压膝整足法　　　　　图222　搬足法

（4）抑制异常姿势按摩的疗程

以上手法每次20～30分钟，每日1～2次，3～6个月为一疗程。

（5）抑制异常姿势按摩的注意事项

按摩时力度以患儿能接受而无异常反抗姿态出现为适合；按摩时动作要圆润、流畅，力度要适合，切忌用力硬拉，以免拉伤患儿的筋骨；按摩时对抵抗力大、肌紧张亢进易引起过度紧张者，应用轻而缓慢的动作；操作时应在按摩部位及双手蘸一些滑石粉或护肤用的霜膏等，以避免摩擦伤；按摩时据患儿年龄、体质决定推拿次数，一般从少到多，按摩次数逐渐加大。

肌肉紧张、功能障碍者，先用一般手法放松肌肉。

5.关节活动度按摩法

（1）关节活动度按摩法的目的

痉挛型及手足徐动型脑性瘫痪患儿多伴肌张力高、关节活动度差。推拿手法有旋、摇、屈、牵四法。旋法是对关节的扭错运动；摇法是对关节的环转运动；屈法是一手握住远端肢体，一手固定于关节部位，然后缓慢、均衡、持续而有力地做适当被动的屈伸或外展内收的动作；牵法是固定关节端，对关节另一端进行牵拉。此类手法有滑利关节、松解粘连、增强功能、解痉矫形、柔筋壮骨、调理气血之功。故此种手法可达到缓解肌肉痉挛、松解肌腱挛缩、扩大四肢六大关节活动度的目的。

（2）关节活动度按摩法适应的脑性瘫痪类型及部位

对于痉挛型或手足徐动型伴肌张力高、关节活动度差的患儿，可用关节活动度按摩法，但需了解关节面的结构，运动轴及其附着肌肉韧带的大体解剖。常选部位是：双上肢的肩、肘、腕及指间关节，双下肢的髋、膝、踝关节。

（3）关节活动度按摩法常用的手法

①摇肩法：术者左手握住患儿腕关节，用右手固定肩关节，来回旋转摇动。此法有疏通经络、滑利关节、柔筋壮骨的作用，适用于肩关节活动障碍的脑性瘫痪患儿（见图223）。

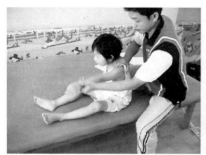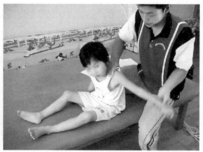

图223　摇肩法

②抖肩法：术者双手同时握住患儿单手的食指、中指、无名指、小指手指摇动，当摇力传到肩部时，突然抖动一次，此法作用与功效同摇肩法（见图224）。

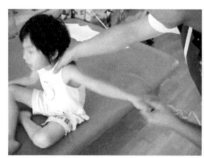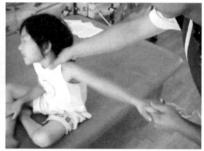

图224　抖肩法

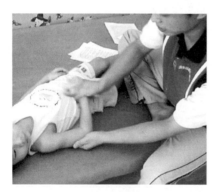

图225　摇肘法

③摇肘法：患儿取仰卧位，患肢上臂平放于床面，肘关节屈曲90°～135°，术者一手握其上臂远端作为固定，另一手握其腕部将前臂做屈伸与旋前、旋后运动10～15次。此法是肘关节屈伸和联合动作，具有改善肘关节活动的作用，对痉挛型脑性瘫痪患儿有肘关节屈曲障碍者效果较佳（见图225）。

④**屈伸牵腕法**：术者双手并列按于患肢腕关节下端，拇指并列于腕背侧，指端朝向前臂，另四指托于手掌，然后将患儿手腕屈伸抖牵10～15次。适用于腕关节屈伸障碍的脑性瘫痪患儿（见图226）。

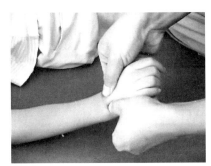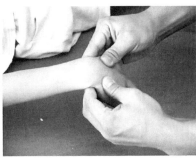

图226 屈伸牵腕法

⑤**捋抖十指法**：术者用拇指和食指着力握捏患指指骨关节，捋而抖之至指端，依拇指、食指、中指、无名指及小指的顺序自上而下捋抖，捋要疾速，抖之以劲，力度适当，连贯自如。此法主要适用指间关节活动障碍的脑性瘫痪患儿（见图227）。

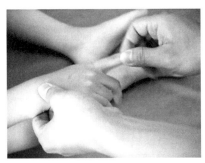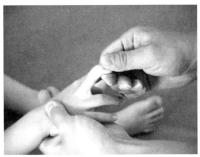

图227 捋抖十指法

⑥**仰卧位摇髋法**：患儿取仰卧位，术者一手按患肢膝部，另一手握踝上端，两手协同用力对髋关节依顺、逆时针方向环转各5～10次。适用于髋关节屈曲、内收、内旋的脑性瘫痪患儿（见图228）。

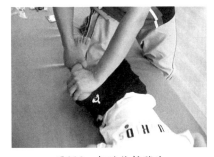

图228 仰卧位摇髋法

⑦旋膝法：患者俯卧或仰卧，患腿半屈膝110°～130°，术者立于患侧，手分别按于患肢踝关节上端前后，做推拉动作，以带动膝关节旋转。反复10～20次。有改善膝关节屈伸功能作用（见图229）。

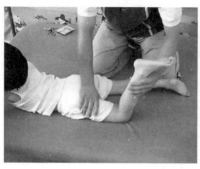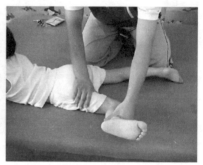

图229　旋膝法

⑧摇踝法：患者坐或卧位，术者位于患侧，一手握其踝关节上端，另一手握足跖部，将踝关节跖屈15°～30°。适用于踝关节功能障碍患儿（见图230）。

⑨踝屈伸法：按摇踝法的操作体位，对踝关节做跖屈5～10次；或一手按患儿小腿前下方，另一手握足背向其足底方向推压，使踝关节跖屈5～10次。适应证同摇踝法。

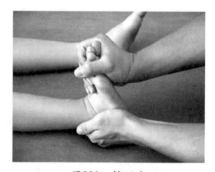

图230　摇踝法

（4）关节活动度按摩法的疗程

每次15～20分钟，每日1～2次，1～3个月为一疗程。

（5）关节活动度按摩法的注意事项

关节肌肉紧张或功能障碍者，先用一般手法放松肌肉；运动幅度适当，有关节功能障碍者，最大运动幅度不超过患者主动运动幅度的5°～10°（感染或器质性病变者禁忌）；引起刺激性紧张及哭闹时手法宜轻而缓，或停用；在大关节旋转运动时，用力要轻，切忌用力硬拉，以防关节脱位；多汗、体弱患儿慎用此类手法。盲目而粗暴地应用被动运动，不但关节功能得不到改善，甚至会造成严重后果。

6.足底按摩法

(1)足底按摩法的目的

足底按摩方法，能通过刺激足部相应脑部、脊柱、四肢反射区，调节人体内部的机能，协调其平衡，同时缓解足底屈肌痉挛，促使足底小肌群肌张力协调，为促通站位立直及平衡而创造条件。

(2)足底按摩法适应的脑性瘫痪类型及部位

此类方法可用于各型脑性瘫痪存在的上下肢功能障碍及颈、胸、腰骶无力等，也可用于脑性瘫痪患儿伴有智力低下、语言障碍、视听障碍、行为障碍等。足底按摩的顺序，一般从左脚起，按摩脑部、小脑、肾、肝、平衡、脾6个反射区。选区的原则是依照病症累及的部位和脏器，并结合整体观点和辨证施治来确定重点选区和配区。重点选区是指病症上累及的部位和脏器相应的对应反射区，如脑性瘫痪患儿髋关节内收、内旋，膝关节屈曲，可取髋、膝的反射区；配区是根据患者具体情况选出辅助作用的对应区，如心开窍于口，即语言障碍需配心区。

(3)足底按摩法常用的手法

①按压法：用大拇指指端、指腹或指关节按压反射区，按压的力度可大可小（见图231）。

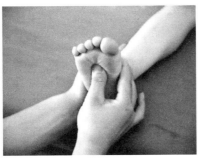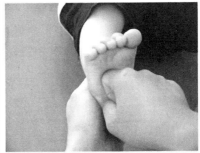

图231　按压法

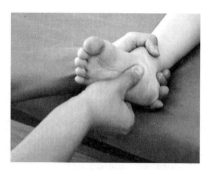

图232 推拿法

②**推拿法**：食指、中指弯曲，用指腹用力于足反射区的受力部位后，可做单方向直线或弧形推进，不宜做往返推动（见图232）。

③**掐法**：用手指在反射区掐捏。按摩时，由浅入深（见图233）。

④**捻法**：用拇指和食指腹掐住一定的部位，对称捻动，动作要灵活。此类方法主要用于趾关节部位（见图234）。

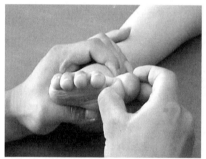

图233 掐法

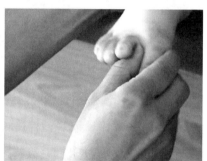

图234 捻法

（4）足底按摩法的疗程

每日1～2次，每次10～15分钟，1～3个月为一疗程。

（5）足底按摩法的注意事项

做足部按摩的室温要在24℃～26℃；按摩结束后，患儿要饮用250毫升温开水。体弱多病的患儿，要适当减量，治疗手法要轻、短、柔；饭前半小时及饭后一小时内，尽量不做足部按摩；治疗后，患儿足部要注意保暖，防止着凉。

7.健脑益智按摩法

（1）健脑益智按摩法的目的

脑性瘫痪患儿多伴有智力低下、言语障碍，健脑益智按摩法有清利头目、醒神开窍的功效，可提高智力，改善交流及语言表达能力。

（2）健脑益智按摩法适应的脑性瘫痪类型及部位

对伴有智力低下、语言发育迟缓、社交障碍、行为异常的脑瘫患儿均可应用。治疗部位以头颈部、四肢内侧、胸背部为主，其中头部按摩为重点。

（3）健脑益智按摩常用的手法

头部按摩，开天门法，用两手大拇指指腹自眉心交互推至前发际，约半分钟。推坎宫，用两手大拇指指腹沿眉毛上缘向两侧分推至眉梢，约半分钟。点按头部穴位，百会、四神聪、睛明、迎香、廉泉、承浆、天柱、脑户、风府、风池、率谷、垂根（耳垂根部）、完骨、大椎等穴，言语不利或流涎者点按地仓、承浆、廉泉、哑门、翳风等穴，时间约5～10分钟。

心经、心包经为循经点穴，心包从泻，心经从补，先从心包经井穴起，逆经点揉而泻，中冲→劳宫→大陵→内关→郗门→曲泽→天泉→天池，最后于胸中取膻中穴向两侧分推，再以补心经，循经而下，极泉→青灵→少海→灵道→通里→神门→少府→少冲。依此循环2～3次。补心经、掐十宣、点按肾俞、心俞、太溪、涌泉。结束手法以双手十指指端轻轻叩打前头部，从前额部至后枕部，再从后枕部沿颞侧经耳上叩回前额部，重复3～5遍。

（4）健脑益智按摩法的疗程

每次15～25分钟，每日1～2次，15～20日为一疗程。

（5）健脑益智按摩法的注意事项

由于智力低下患儿配合度较差，治疗时应注意手法轻重适宜，避免患儿产生抵抗情绪，不利于调和气血。治疗中可播放益智背景音乐，以缓解紧张，提高疗效。

脑性瘫痪的中医治疗

根据中医理论，脑性瘫痪运动功能障碍的关键是胎气怯弱，先天禀赋不足，多导致患儿肝肾两虚、精血不足、脾气亏虚、肌肉软弱无力，而产生"五软""五迟"。治疗原则应以补益先天肾气、填精益髓为主，兼顾培育后天脾胃之气，调理饮食并祛邪。本节根据脑性瘫痪运动障碍的病因、病理及其临床表现，将其分为6型，详述了脑性瘫痪中医辨证的立法、治则、方药及注意事项。

1.脑性瘫痪的中药治疗目的

本病多为虚证，或虚实夹杂，有因先天禀赋不足而致肝肾亏虚者，有因后天失养而致脾虚不能化生气血者。临床因证论治，前者补肾养肝健脑、填精益髓，后者健脾益气、养血荣脑。对于少数瘀积脑络、痰湿内蒙者分别活血化瘀、通窍醒脑和健脾化痰、熄风醒脑。治疗本病的基本法则以扶正固本、增补脾肾为主。

2.脑性瘫痪的中药治疗辨证分型

（1）**肝肾亏损，精血不足**：相当于西医诊断的运动发育迟缓，脑性瘫痪的早期。

主证：坐、立、行迟，出牙迟，走不稳，颈项软，腰脊软弱，膝胫痿弱，面色苍白，脉细弱，舌质淡。

治则：补益肝血肾精、强壮筋骨。

方药：补肾地黄丸。鹿茸、山萸、熟地、山药、茯苓、泽泻、丹皮、怀牛膝、杜仲、桑寄生。

（2）**血虚风乘**：相当于痉挛型脑性瘫痪。

主证：握拳不展，腕指屈曲，肘肩内收，双腿内收、内旋交叉呈剪刀步态，足尖着地，舌质淡，脉细弱。

治则：补益气血、舒筋活血。

方药：若以手屈伸不利为主，选用薏米仁、当归、秦艽、酸枣仁、防风、羌活、人参、杜仲。若以脚屈伸不利为主，选用海桐皮散、当归、川牛膝、山萸、羌活、丹皮、生地、补骨脂、杜仲、人参。

（3）**脾肾虚弱**：相当于肌张力低下型脑性瘫痪。

主证：肌肉松软无力，不能站立，扶立时身体下坠，手软下垂，不能抬举，口唇松软，不会咀嚼，少气懒言，面色无华，饮食少，脉细，舌苔白。

治则：补益脾气、益肾壮骨。

方药：补中益气汤加六味地黄汤加减。人参、白术、当归、黄芪、炙草、升麻、柴胡、陈皮、山药、山萸、茯苓、泽泻、丹皮、熟地。

（4）**阴虚风动**：相当于手足徐动型脑性瘫痪。

主证：手足徐动，舞蹈样动作，头不停摆动，全身震颤，共济失调，舌质红，苔少，脉细。

治则：滋液熄风。

方药：大定风珠加减。蛋黄、阿胶、生地、麦冬、白芍、火麻仁、龟板、鳖甲、牡蛎、五味子、甘草、陈皮、砂仁。

（5）**肝强脾弱**：相当于强直型脑性瘫痪。

主证：肢体肌肉阵发性强直，僵硬，颈项强直，刺激后加重，吞咽困难。

治则：平抑肝气、健运脾气、熄风通络。

方药：六君子汤加减。炮姜、肉桂、升麻、柴胡、天麻、全蝎、白花蛇。若颈项强硬，不能转侧，四肢板硬不灵，难以屈伸俯仰，多为风寒所致，宜用小续命汤加减以温阳散寒、通行气血。川芎、麻黄、防风、防己、附子、肉桂、人参、灸炙草、黄芩、杏仁。

（6）**心气不足**：脑性瘫痪伴语言发育迟滞。

治则：补气养心、开心宁神。

方药：菖蒲丸。石菖蒲、丹参、人参、天冬、麦冬、防风、五味子、茯苓、茯神、桂心、山药。

3.脑性瘫痪中药治疗的疗程

以汤剂为主。一般连续服药15剂，休息7～10天，再服15剂，共服45剂为一疗程。

4.脑性瘫痪中药治疗的注意事项

虽然我们将脑性瘫痪中医辨证分为6型，但在临床实践中，往往可见两种类型并存，如肝肾亏损与血虚风乘同时存在，或肝肾亏损与阴虚风动并存。所以在临床治疗中要认真辨证，随证加减。另外，患儿有外感风寒、发热时，宜停服。

脑性瘫痪的中药浴及中药熏蒸治疗

脑性瘫痪的中药浴及中药熏蒸治疗是综合康复手段之一，通过温热效应、药物渗透效应，利用中药的舒筋活络、活血通痹的药理作用，达到刺激皮肤、促进血液循环、改善肌肉及肢体功能障碍的效果。本节介绍了其原理、作用、操作方法和注意事项。

1.中药浴式水疗

（1）中药浴式水疗目的与作用

中药浴式水疗是综合康复中的一种手段。它既是运动疗法，也是物理疗法。利用水温、静压及中草药等，以不同的方式作用于患儿体表。通过温度、机械和化学刺激来缓解肌痉挛，改善循环，调节呼吸频率，增加关节活动度，增强肌力，以提高平衡能力，促进大运动坐、站、爬、行的恢复。通过药浴可达到：缓和肌紧张，使患儿得到活动身体的快乐；学习控制全身肌肉和身体的平衡及头的控制能力；强化呼吸器官功能，在水中，为了抗水压，要增强呼吸功能，需要增大胸廓运动力度，并可使胸廓肌肉放松，有助于呼吸节律的调整，加强发声，使患儿呼吸顺畅，说话声音变大，语言流利，并可改善咀嚼、咽下动作；中药浴液能刺激皮肤，改善循环，增强易感冒患儿的抵抗力。中药浴式水疗不仅可以改善肢体运动障碍，也有助于智力、语言能力的开发。中药浴式水疗有活血化瘀、舒筋活络等功效，对于缓解肌肉痉挛，改善肌肉血液循环，改善肌肉营养代谢，提高四肢、颈部及腰背部肌力有着重要的作用，同时也可以改善关节的活动度，对脑性瘫痪患儿肌肉萎缩及营养不良有着较好的康复作用，是其他治疗无法代替的。

(2) 中药浴式水疗适应证

各类型脑性瘫痪、脑炎后遗症患儿，脑出血所致的中枢性瘫痪患儿，还有外周神经损伤所致的肢体瘫痪患儿等。

(3) 中药浴式水疗方法

用伸筋草、透骨草、艾叶、桂枝、防风、赤芍、牛膝、红花、杜仲、桑寄生等舒筋活络、活血化瘀的中草药制成中药浴液，无菌塑封袋存。据年龄、病情严重程度，加入3000毫升～6000毫升药浴液于水疗池中，水温36℃～38℃，将患儿缓缓放入水中，可穿救生衣，使患儿在水中运动，时间每次15～30分钟，每天1～2次。

(4) 中药浴式水疗疗程与效果

20天为一疗程，疗程间隔休息7～10天。中药浴式水疗对痉挛型脑性瘫痪患儿有较好的缓解肌痉挛效果，尤其是腓肠肌痉挛者效果明显，可在2～3周内使足踝关节的活动度增大，运动功能改善。

(5) 中药浴式水疗注意事项

肌张力增高的患儿，药浴水温宜在38℃左右；体质差的患儿及婴儿在水中时间不宜过长，一般10～20分钟即可；水温不宜过高，水疗房要注意通风、换气良好；水疗过程中要注意观察患儿面色、呼吸、出汗情况，防止虚脱的发生；注意保暖，预防感冒；注意护理，防止溺水；患儿感冒发热时应暂停治疗。

2. 中药熏蒸

(1) 中药熏蒸目的与作用

中药熏蒸是利用其温热效应、经络效应、药物渗透效应于一体的物理治疗方法。药物主要由透骨草、防风、当归、红花等中药组成，借助药力、热力、生物电场3种功能，作用于患处，使局部皮肤的血管扩张、充血，血液循环加速，新陈代谢过程加强，局部的肌肉营养得以改善，肌张力降低，缓解痉挛。该疗法的特点是内证外治，由表透里，通经活络。

(2) 中药熏蒸适应证

痉挛型、肌张力低下型、偏瘫型脑性瘫痪患儿，肢体功能障碍者，肌腱挛缩者。

(3) 中药熏蒸方法

将病变部位置于熏蒸机上，温度设定在40℃左右，时间15～25分钟。

(4) 中药熏蒸疗程与效果

每20天为一疗程。经治疗后患儿的肌张力可明显降低，痉挛缓解，由于局部皮肤微循环的改善，对肌肉的营养状况和肌力的提高有一定疗效，对肌腱挛缩有改善作用。

(5) 中药熏蒸注意事项

设定好温度，防止烫伤；患儿感冒发热时应暂停治疗。

脑性瘫痪的食疗

脑性瘫痪患儿大多伴有不同程度的咀嚼、吞咽障碍，并发营养不良，免疫力低下和反复上感，贫血，佝偻病，生长发育落后，影响正常康复治疗进行和疗效的巩固。合理喂养、补充营养是康复治疗过程中极其重要的环节之一。此节主要介绍了多种简单、易操作的食疗方法，选用具有药物特征的食品，与中药一起进行合理烹调，以辅助治疗疾病。

1. 小儿脑瘫伴体弱常用食疗方

（1）**乳鸽乌鸡汤**。补肝益肾，强筋壮骨，益气固精。乳鸽1只，盐炒黑芝麻25克，黑木耳10克，乌鸡半只，红枣10克，炒核桃仁6个，太子参5～10克，肉苁蓉5克，陈皮与生姜各1片。煲汤，每周3～5次，每次给孩子饮一小碗即可，发热与感冒时禁用。适用于肝肾虚损、气虚乏力、腰膝酸软无力、生长发育迟缓、经常感冒的小儿。

（2）**乳鸽红枣粳米粥**。滋肝补肾，益气固精。鸽肉100克，红枣10枚，粳米100克。将鸽肉洗净，切成小块；红枣去核洗净；将红枣、粳米与鸽肉一起熬煮成粥，调入精盐，即可食用。适用于出汗较多、食欲不振、发育迟缓、营养不良的体弱小儿。

（3）**莲子粳米粥**。滋补虚弱，养胃健脾。莲子肉25克，粳米100克，红枣10克（去核），桂圆肉10克，鲜淮山药15克，芡实5克，百合15克。适用于脾胃虚弱、食欲不振、体质消瘦、营养不良、夜间睡眠差的小儿。每周可服用3～5次，晨服一小碗粥。

（4）**营养八宝粥**。健脾益气，强筋壮骨。青豆（或黑豆）50克，桂圆肉10克，核桃仁6个（去皮），薏米仁5克，花生15克（去皮），芡实10克，红枣15克（去核、去皮），淮山药20克，粳米100克。煲粥，每天早晚可食一小碗，可以连服2～3个月。适用于脾胃虚弱、瘦弱的小儿，出汗较多、不思饮食、四肢软弱无力、大便秘结的小儿。

（5）**鹿角粉粥**。补肾阳，强筋骨。鹿角粉5克，粳米50克。用粳米加水煮粥，待熟后加入鹿角粉，拌匀，再煮10分钟左右即成。可加盐及少量味精食用，每日分1～2次服完，连服10日为一疗程。可连服数疗程。感冒期间停服。用于肾虚骨弱，腰背痿软，足膝无力。外感风寒、发热者停服。

（6）**菟丝子粥**。补肾益气。菟丝子15克～30克，粳米30克～60克，白糖适量。将菟丝子洗净捣碎，加水煎汁，去渣留汁，入米煮粥，粥成后加入白糖。分早晚2次服食，入冬即食，须坚持长期食用。一般7～10天为一疗程，每隔3～5天再服。阴虚火旺、大便薄稀小儿不宜食用。外感风寒、发热期间停服。用于肝肾不足、体弱虚衰、发育不良的小儿。

（7）**杜仲增力汤**。补肝肾，强筋骨。杜仲10克，猪蹄60克。将杜仲、猪蹄煮汤服，每月可服3～4次。用于体质虚弱、四肢瘫痪、发育迟缓者。外感风寒、发热者停服。

（8）**胡萝卜排骨汤**。益精补血，养筋强骨。胡萝卜、猪排骨各约250克，生姜2片。将胡萝卜、猪排骨洗净切块，加生姜和水适量同炖2小时左右即成。调味后食物喝汤。适用于行动迟缓、筋骨发育欠佳、唇干、口燥、形体消瘦者。

2.小儿脑瘫伴营养不良常用食疗方

（1）**鸡内金粥**。促进消化，增进食欲。鸡内金2克，粳米30克。将鸡内金研成细末，待粥煮熟后撒入，再煮2～3分钟即可食用。

（2）**淮山药扁豆粥**。对脾胃虚弱，纳少之症有效。选淮山药30克，白扁豆30克，粳米30克，煮粥。每天服2次，连服15～20天。体质消瘦、虚弱小儿可加鹌鹑1只，切小块肉与上述淮山药扁豆一起煮粥，效果更好。

（3）**鸭胃双芽汤**。麦芽30克，谷芽30克，鸭胃1个，煲汤饮用。每周服3

次，连服15～20天。

3.小儿营养不良的注意事项

忌不洁食物与生冷食物的摄入。忌服用冷饮与饮料，如冰激凌、雪糕、可口可乐、雪碧等。忌高糖食物，如巧克力、水果糖、果酱、甜饮料等。忌油炸、油煎食物，如炸猪排、炸糕、炸鸡、油酥点心等。忌长纤维食物，如芹菜、韭菜、蒜苗、菠萝、菠菜等。忌高脂类食物，如肥肉、奶油等。忌不易消化食物（易伤脾），如葵花子、西瓜子、松子等。

4.小儿脑瘫常用健脑食疗方

（1）枸杞鸡。补益心智。母鸡1只，枸杞30克，精盐、胡椒面及葱姜适量。将母鸡去皮、爪及内脏，洗净，将枸杞子装入鸡腹内，鸡腹部向上，放入盘内，摆上姜葱，注入清水，加盐、胡椒面，隔水蒸2小时后即可。可做正餐食用。适用于智力不全的脑瘫患儿。

（2）猪心枣仁汤。补脾益胃，养心安神。猪心1个，洗净剖开，茯苓、酸枣仁、远志各10克。纱布包好诸药与猪心同煮成汤。待熟透取药渣，加调味品适量，喝汤吃猪心。可反复吃多次。适合于体质虚弱、智力低下者，对学龄儿童多动症也有益。外感风寒、发热者停服。

（3）猪脑汤。补脑增智。新鲜猪脑1个，将猪脑泡于清水中，剔净血筋，漂净，加盐适量，水煎30分钟，食脑喝汤。适用于智力低下、语言发育迟缓的小儿。

（4）菊楂决明饮。疏风平肝，润肠通便，益脑。菊花10克，生山楂片15克，决明子15克。将决明子打碎，同菊花、生山楂片同煮取汁，加入适量红糖即可，代茶饮。适用于手足徐动型脑瘫患儿，大脑软化患儿，对阴虚阳亢、大便秘结等症有效。

（5）香菇炖鸡。健脾益气。香菇100克，黑木耳100克，母鸡肉500克。

将香菇、黑木耳用凉水泡发，鸡去毛及内脏，洗净。把香菇、黑木耳、鸡同放入锅内加适量水烧开，文火炖酥，加入少许调料调味。分次服食，2～5天1剂。适用于脾虚型脑瘫小儿。

（6）**参芪莲苓粥**。健脾益气。党参10克，黄芪10克，莲子5克，茯苓15克，大枣10枚，粳米50克。先将党参、黄芪等四味入锅内水煎去渣，再放入粳米、大枣煮熟。分2次服食。适用于气阴不足型脑瘫小儿。

（7）**龙牡茱萸粥**。健脾益肾。龙骨20克，牡蛎20克，山茱萸10克，山药30克，大米50克。将龙骨、牡蛎、山茱萸加水同煎1小时，去渣取汁，放入大米、山药，用文火煮熟。每2日1剂，每日服食2～3次。适用于脾肾亏虚型脑瘫小儿。

（8）**猪骨核桃汤**。猪骨500克，核桃仁50克。将猪骨打碎，与核桃仁一起放入锅内加水煎汤，加适量调味品。适用于肌张力低下型脑瘫小儿。

5.小儿脑瘫伴便秘常用食疗方

（1）**白木耳糖粥**。补益气血，润肠通便。白木耳10克，冰糖适量。白木耳用清水浸泡12小时，放碗中加冰糖适量，文火，隔水蒸1小时。每日1剂，分2次服食。小儿习惯性便秘属气血亏虚型适用。

（2）**芝麻粥**。滋阴润肠。黑芝麻20克，大米50克，白糖10克。将黑芝麻炒熟，研末备用。大米煮粥，粥成加入蜂蜜和黑芝麻末调匀，再稍煮。每日1次，分2次服食。主治阴虚便秘。

（3）**黄芪核桃粥**。健脾益气。黄芪30克，核桃仁30克，大米100克。将黄芪水煎，去渣取汁，与核桃仁、大米共煮成粥。每2日1剂，分2次服食。适用于脾虚型便秘小儿。

6.小儿脑瘫伴流涎常用食疗方

（1）**党参香菇汤**。党参10克，干香菇6克。水煎服，每日1剂，连服

7～10天。适用于脾胃虚寒型小儿流涎。

（2）山药党参茯苓汤。健脾，益气，摄涎。党参、白术、茯苓各9克，山药、薏苡仁各12克，鸡内金6克，陈皮4克，炙甘草3克，姜2片。水煎取汁。每日1剂，分3次服。适用于小儿多涎症。

（3）四味糯米粥。温中健脾。炒白术6克，干姜1.5克，黄芪10克，甘草3克，糯米100克。先将前四味水煎去渣，再入糯米煮粥食用。每日1剂，2次分服，连服5～10天。适用于脾胃虚型小儿流涎。

（4）羊肉粥。补益精血，温中厚胃。取新鲜羊肉100克～150克，萝卜1个，粳米30克。羊肉洗净切碎，最好用开水稍烫后，去其血腥味。与去皮萝卜同炖，待肉将熟时，取出萝卜，放粳米同煮成粥。调味后食用，可于早晚温热食。用于肾虚骨弱、肌肉痿软、流涎、足膝无力。5～7天为一疗程。最好是在冬季食用，夏季不宜服食，阴虚有火的小儿不宜服用。外感风寒、发热者停服。

7.小儿脑瘫伴语言发育迟缓常用食疗方

北芪大枣粥。北芪10克，大枣10枚，大米200克，柏子仁5克，茯神6克，猪舌1/3条。把北芪润透切片，大枣洗净、去核，与柏子仁、茯神共煮40分钟，去渣取水煮粥，再放入猪舌（切成细小块）一起煲粥。适用于心气虚型智力低下、语言发育不良小儿。

8.小儿脑瘫伴多动症常用食疗方

（1）甘草小麦大枣汤。养心安神，补脾益气。甘草10克，小麦15克，大枣10枚，茯神10克，远志10克，猪心1个。将甘草、小麦、大枣、茯神、远志放入约500毫升清水中，武火煮沸，改用文火煮30分钟后取汁去渣，放入大米、猪心煮粥。带汤猪心一起服，每日1剂，连用10天。适用于多动及神经衰弱小儿。

（2）**百合熟地龙齿汤**。滋补肝肾。百合15克，熟地15克，龙齿15克。龙齿先煎40分钟，再入百合、熟地同煎煮，取汁饮。每日1次。适用于精神涣散、多语多动、烦躁易怒、好冲动、睡眠不安、舌质红、脉细或弦细之肾阴不足、肝阳偏旺型小儿多动症。

（3）**参枣桂圆粥**。健脾益气，养心安神。党参15克，炒枣仁15克，桂圆10克，粳米150克，红糖适量。将党参、枣仁用纱布另包，与桂圆、糯米同煮成粥，加糖即成。每日2次。适用于精神涣散、多语多动、面色少华、身疲乏力、纳少体瘦、唇舌色淡、脉细弱无力等心脾气虚型小儿多动症。

（4）**龙眼肉粥**。益心脾，补气血，安神志。龙眼肉10克，合欢花5克（布包），莲肉20克，粳米50克。将上四味加水同煮为粥。每日早餐服1次，乘温食。适用于小儿虚劳羸弱、健忘、贫血、多动多语等症。

9.小儿脑瘫伴癫痫常用食疗方

（1）**天麻鱼头豆腐汤**。清火化痰，熄风定痫。鱼头1个，天麻10克，豆腐50克，钩藤20克。将天麻水煎，去渣取汁，加入豆腐、鱼头、钩藤，煮熟调味后即可。每日1剂，吃豆腐喝汤。适用于小儿癫痫的辅助治疗，四肢强痉拘挛，喉中有声，口吐白沫，烦躁不安，气高息粗，痰鸣漉漉，口臭便干，舌质红或暗红，苔黄腻，脉弦滑属痰火扰神型癫痫，相当于强直一阵挛发作。

（2）**猪心汤**。养心益智，化痰开窍。猪心1个，九节菖蒲10克。猪心洗净，用竹刀劈开，九节菖蒲研末，加入猪心内，加水煮汤。喝汤，食猪心。适用于小儿癫痫。

第十二章

脑性瘫痪的音乐疗法

•

听音乐、上音乐课也能治疗脑瘫？我这还是第一次听说。医生告诉我，大脑发育不好的孩子多听听音乐能促进脑的发育，又能提高智商、情商和促进心理行为的发展。我真的该好好学学这些知识。为什么音乐会如此神奇呢？

我们每天都生活在由大自然、人类社会、人与人之间温馨的问候、发自内心的肢体活动以及心脏有规律的搏动、血管内血流川流不息的流动所组成的音乐之中，音乐无处不在。音乐是我们心灵的窗户，灵魂的守护者，思想上的阐述者，是人类共同的语言，是世界上最美妙的声音。我们在音乐中感受自我，体验生活，寻找生命的本源，感受美与和谐。

让我们从音乐的美妙之旅回到现实。现实当中，音乐究竟有着什么样惊人的作用？影响了多少代人？

"心乐"让烦躁不安的婴幼儿安静下来。据报道，美国曾有人录制一种名为"心乐"（transitions）的心脏抚儿音乐，它是录自母体胎盘内的血流声，再配合母亲心脏搏动声和大自然的水流声，运用电子合成技术录制完成。根据临床试验，聆听对象为一些处于躁动状态的早产儿。在播放母亲"心乐"的最初20分钟内，这些早产儿出现了氧气饱和度上升、心跳和血压下降至正常指数等数种奇妙的现象。婴儿躺在摇篮里，听着妈妈的"心乐"，便会很快进入梦乡。

听音乐改变儿童的容貌，使孩子的脸孔变漂亮。我们知道，喜、怒、哀、乐都是通过接收外界的信息而产生的，即信息通过耳、眼等器官传递到大脑，大脑再经过处理指派面部某个部位的神经发生变化。常接收悲伤、恐惧、惊吓、不愉快的信息与常接收愉快、喜悦、欢乐的信息比较，儿童面部的某些肌肉有着根本的差别。因为大脑神经使面部某些肌肉长期处于紧张状态，久而久之，愉快或悲伤的面部表情难以退去而固定下来。经常让幼儿听些欢快的乐曲，用音乐来刺激神经，调节精神，会使幼儿的身心得到健康的成长。对这一点，日本幼儿开发协会做过试验，并取得很好的效果。他们把几十个出生不久的孩子集中起来，一一拍照、录像，作为原始资料。然后每天分上午、下午、晚上3次播放莫扎特的小夜曲。开始时没有什么变化，可4个月以后，这些孩子的面容发生了很大变化，表情也比一般孩子活泼，动作协调，就连眼神都与一般孩子有根本区别。由此可见，在幼儿期让孩子多听些优美的音乐，有利于容貌的发育。经常进行音乐熏陶的婴幼儿总是笑眯眯，不怕生人，提早说话，脸蛋秀丽可爱，眼神聪慧明亮，左右脑综合发展，长大以后智商（IQ）高、情商（EQ）好、创造力（CQ）强。日本幼儿教育协会的追踪调查也表明，从婴儿时期起开始接受并喜欢音乐的孩子，长大了在品行上很少有劣迹，他们会变得更善良，道德上更纯洁。

音乐有助于孩子成就更多。美国一项最新调查发现，家长在子女学习音乐上的投资是"物有所值"的，因为那些曾经学习过音乐的孩子，在长大后往往会拥有更高的学历，能够赚更多的钱。据报道，美国哈里斯互动独立调查公司对2565人进行的调查显示，88%拥有研究生或以上学历的受访者，小时候曾经学习过音乐；83%年薪在15万美元或者以上的受访者，音乐是他们受教育背景中很重要的一环。此外，70%的受访者表示，无论他们是否继续从事与音乐相关的行业，他们都认为学习音乐有助于他们实现自我。调查发现，很多功成名就的成功人士，都曾经在孩提时代学习过音乐，而这种经历可能对他们后来取得事业的成功起到了一定的促进作用。

国内外音乐疗法的发展概况

音乐疗法是指音乐治疗师通过音乐体验和由音乐而建立、发展起来的良好治疗关系，帮助求治者改善、维持或重获健康，达到完好状态的治疗方法，是一个系统的干预过程。音乐疗法的基本要素为：音乐体验与由音乐建立、发展起来的治疗关系。

近些年来，国际上重要的音乐治疗学术团体有世界音乐治疗联合会、欧洲音乐治疗联合会、欧洲心理治疗协会的音乐治疗工作组、引导想象与音乐治疗协会、诺道夫—罗宾斯音乐治疗机构等。音乐治疗在临床的多个领域均有应用。根据美国的资料显示，有成千上万名美国国家注册的音乐治疗师在如下领域工作：艾滋病、虐待与性虐待救助、监狱、脑部损伤、脑听力障碍、产科、学习障碍、外科手术、早产儿、脑瘫、自闭症、精神病、神经损伤、脊椎损伤、脑卒中后遗症、儿童心理治疗、语言障碍、临终关怀、青少年犯罪、戒毒/酒、哮喘、音乐家舞台紧张、家庭治疗、正常成人的心理治疗等。世界上有很多国家成立了音乐治疗协会。

我国也是音乐治疗最古老的发源地之一，在我国古代文献中能找到大量关于音乐治疗的论述及临床实例。我国早期音乐多用于祭祀、娱神灵、省风、宣气，而"宣气"是指在阴阳阻滞、不能通畅运行的时候，音乐具有宣导、疏通的作用。

1980年，美国亚利桑那州立大学音乐治疗专家刘邦瑞教授到中央音乐学院讲学，第一次将当代音乐治疗介绍到了中国。从此，音乐治疗学在中国的沃土上逐渐成长起来。此后，部分医疗机构实验性地采用音乐治疗的方法于一些心理生理的临床治疗，取得了很好的疗效。例如，北京回龙观医院在20世纪80年代就已将音乐治疗应用于临床。上海精神卫生中心也在精神病人的音乐治疗方面不断地探索并取得了可喜的成果。中央音乐学院、长治医学院、四川大学音乐学院、江西中医学院、首都师范大学先后开设音乐治疗专业，授予本科和研究生学位，从此我国正式开始培养音乐治疗方面的专业人才。1985年，中国成立了音乐治疗学会，在此之后，许多音乐学、心理学、医学专家都自发地参与到音乐治疗的学术研究之中来，学会成为联系国内音乐治疗工作者的纽带，促进了音乐治疗事业的发展。广州中医药大学附属南海妇产儿童医院儿童神经康复科开展了包括小儿脑瘫、自闭症、婴幼儿脑发育、智力障碍、多动症等的治疗项目，自设立科室以来治疗过上万例脑瘫儿童，帮助被病痛折磨的家庭走出困境。在助人的过程中，科室也在不断地总结经验，提高技能，并随着时代的发展搞科学研究，引进更科学的方法，逐渐形成一个具有国际性规模的康复治疗机构。2006年4月，机构率先在国内医疗卫生行业开展了儿童音乐治疗，为孩子们带来了更多的欢乐；招聘了3位医学院音乐治疗专业毕业的音乐治疗师，引进了德国的奥尔夫音乐疗法，购置了德国奥尔夫乐器。奥尔夫的乐器不是高度精确性或高度科技化的乐器（如钢琴、电子合成器等），而是"人体乐器"（如拍手、跺脚、捻指等）、原始发声乐器（如铃鼓、手鼓、木鱼等）和奥尔夫自己设计发明的"奥尔夫乐器"（一种音条可以灵活拆装的敲击乐器，包括木琴、钟琴等）。在奥尔夫看来，通过学习演奏简单易学的"人体乐器"、原始发声乐器和"奥尔夫乐器"，足以使所有的儿童（包括那些因患哑声或不喜爱唱歌的儿童）都可以亲身体验音乐，使儿童不必掌握过多技巧就可以自然地、主动地去表现音乐、创造音乐。在教儿童音乐欣赏时，奥尔夫不是让孩子们被动地听，而是借助一些辅助性的工具，随着乐器进行，分声部演奏打击乐器，这样儿童不仅体验到音乐的美妙，而且了解了乐曲的节奏、结构和风格。奥尔夫认为，让儿童主动学习音乐还应包括在课堂上教师的指导，他常常强调，教师在课堂上不是作为导演而存在，而是一个提出问题的人，鼓励学生自己去探索答案，去寻找各种各样的可能性，这对身心障碍儿童的发展起到了很好的帮助作用。

2007年1月，北京联合大学的陈莞教授莅临指导儿童神经康复科的音乐治疗实践课程，提出一对一治疗对脑瘫儿童的重要性；从客观的行为水平、音乐的感受性和情绪情感反应这几个方面制订出医学规范化的音乐治疗范例，并系统提出国内音乐治疗师手册，为日后的实际操作、记录与分析打下了扎实的基础。脑瘫儿童体验音乐治疗时，治疗的目的是向被治疗儿童证明他们自己有能力表演或者创造音乐；通过使用改造过的奥尔夫乐器和应用适当的音乐技法，可以提高患儿的这种价值感——创造美妙音乐的能力，因此而产生快乐。音乐的身势律动可以引导身体重复性的动作，使脑瘫患儿产生愉快的体验，与作业治疗、物理治疗等相比更像是游戏。音乐为脑瘫儿完成一些不舒服的身体练习提供刺激，使他们表演一些必要的动作更加自如和富有节奏。

　　2007年7月5日，广州中医药大学附属南海妇产儿童医院举办了国内首次"全国儿童音乐治疗及发育行为儿科学新进展"学习班，邀请美国儿童音乐治疗创始人、国际著名音乐治疗大师罗宾斯教授来讲课。罗宾斯教授此次授课的内容包括脑瘫、自闭症、语言障碍、精神发育迟滞、多动症、婴幼儿脑发育的音乐疗法，为来自全国各地60多位儿科医生做了整整一周的理论与实践教学，推动了我国医疗系统儿童音乐治疗的发展。罗宾斯强调的是即兴音乐治疗对儿童的作用。罗宾斯音乐治疗理念有一个主线，就是应用即兴音乐跟随患儿、尊重患儿，并通过这种安全的氛围使患儿自我尊重、自我表达，自我控制能力得到提高。音乐学习的创造性方面为有运动技能障碍的脑瘫儿的自由运动、韵律理解和价值感的加强提供了奖励。对于有沟通障碍和不能用语言学习新的方式表达自己的脑瘫儿来讲，演说的旋律性和韵律性都被提高了。有感觉损伤或者身体挑战的孩子可以通过音乐治疗发展他们的才能和体力。

音乐治疗的原理与作用

1.音乐治疗的原理

　　（1）神经内分泌学说。音乐通过听觉传导路径传入大脑皮质相关中枢（经典认为位于右侧颞叶），使局部皮质兴奋，并将冲动传至脑干网状结构及其他部位进行整合加工，通过传导纤维影响下丘脑、垂体等结构的内分泌功能，促使其分泌一些有利于健康的激素、酶等活性物质，调节局部血流量，提高细胞兴奋性，改善神经、心血管、消化及内分泌等系统的功能，维护正常生理节律和心理平衡。有研究表明，音乐能提高人体内啡肽（一种天然止痛镇静剂）和免疫球蛋白（增加免疫力）含量，对改善患者术后疼痛及提高抗感染能力具有重要意义。

（2）**共振学说**。音乐是一种和谐的声波振动，可使颅腔、胸腔、腹腔及其内部的脏器组织产生共振，进而影响人体的脑电活动、心律及呼吸节律等。亦有学者认为，人体的各个细胞时刻都在进行着微小的振动，音乐作为一种外源性振动，可通过共振使这些细胞的振动更为和谐，产生类似细胞按摩的作用，调节机体细胞的兴奋或抑制程度，最终达到改善人体功能的目的。

（3）**心理学机制**。随着现代社会生活节奏的加快，工作学习压力越来越大，身心疾病越来越多。现代医学心理学认为，这些疾病的发生主要是由于情绪过分受到压抑而失去平衡所致，自我情感的宣泄是解决这一问题的有效手段。音乐恰好具备了这种需求，为人们提供了一种情绪宣泄的途径。音乐营造了各式各样的情感意境，人们可根据自己的需要选择不同的音乐，在欣赏音乐的过程中，空间和时间感随之消失或改变，摆脱现实的烦恼，为患者带来良好的心理状态，起到治病保健作用。

（4）**1/f音乐波能量频谱学说**。体感振动音乐的频率范围在16～150赫兹，伴随着音乐旋律变化而变化的微妙细腻的体感振动幅度在数百微米到数千微米之间。这种物理作用对于改变脑组织供血状态，增加对受损脑组织的血液供给，对脑组织细胞产生细微的按摩作用，改善脑细胞的活性和细胞膜的通透性，加强细胞膜内外物质的交换，促进脑细胞再生，使受损的脑细胞逐渐被新生的脑细胞取代有很好的作用。在脑瘫患儿的康复治疗中，将脑瘫患儿置于体感振动音乐床上，在音乐振动的刺激下，患儿很快就能感觉到身心的愉悦，肢体逐渐从痉挛紧张状态缓解放松，在此基础上，再施以人工肢体活动干预，就会取得很好的效果。这种治疗方法具有无药物副作用、患儿感觉舒适愉快、护理者劳动强度降低、每日可以多次治疗等优点。

从物理学角度讲，当人听到音乐产生的振动与体内器官产生共振时，会使人体分泌一种生理活性物质，调节血液流动和神经，让人富有活力，朝气蓬勃。此外，音乐具有主动的、积极的功能，是提升创造力、思考力，使头脑灵活的方法。特有的音乐节奏与旋律，能够使儿童较常用的主管语言、分析、推理的左脑得到休息；相对地，对掌管情绪、创造力、想象力的右脑则有刺激作用，对创造力、信息吸收力等潜在能力的提升有很强的促进效果。这样一来，可使脑瘫患儿神经兴奋性下降，神经传导速度减慢，肌肉兴奋性减低，从而降低肌张力，缓解肌肉痉挛状态。

2.音乐治疗的作用

音乐治疗应用得十分广泛，从精神科疾病、心理障碍到身心疾病的治疗，以及组织损伤和外科手术中的辅助镇痛作用等。音乐为什么有治疗作用呢？因为音乐能广泛地作用于人们的生理、心理，从而改善人们的身心功能。

音乐刺激能影响大脑某些递质如乙酰胆碱和去甲肾上腺素的释放，从而改善大脑皮层功能。音乐能直接作用于下丘脑和边缘系统等人脑主管情绪的中枢，能对人的情绪进行双向调节。当人的情绪出现一种障碍，医学上称"紧张状态"或"应激反应"时，会导致肾上腺素分泌增加、心律呼吸加快、血压升高、血糖量增加等变化。音乐能使人放松，消退紧张，通过音乐放松治疗，可以在生物反馈仪上看到：应激改善后人的血压下降、呼吸心律减缓、皮温增高、肌电下降、血容增加、脑电反应r波增多，人的内稳态恢复。而对另一种障碍，主要表现为注意力涣散、反应迟钝、疲劳嗜睡、食欲不振、身体活力降低的情绪低落状态，音乐也能起到调节作用。轻松愉快的音乐能使人兴奋起来，因为音乐能作用于人的脑干网状结构，脑干网状结构接受了音乐刺激即促进大脑皮层觉醒，同时又可传给外周神经，从而提高肌张力，增进肌体活力，所以音乐能使人精神焕发，消退低落的情绪。情绪活动的中枢下丘脑、边缘系统及脑干网状结构与自主神经系统密切相关，而这里又正好是人体内脏器官和内分泌腺体活动的控制者，所以情绪的紧张状态能直接导致某些内脏器官的病变，被称作"身心疾病"，音乐能调节人的情绪，所以也就能帮助治疗某些身心疾病。

音乐有镇痛作用，大脑听觉中枢与痛觉中枢同在大脑额叶，音乐刺激听觉中枢对疼痛有交互抑制作用；同时音乐可提高垂体脑啡肽的浓度，脑啡肽能抑制疼痛，所以音乐有镇痛作用。

(1) 音乐促进儿童脑发育的生理作用

大脑的两个半球各有优势，右半球是表象存储系统，专门用来记录音乐、绘画、运动等形象信息；左半球是字词存储系统，专门用来记录概念、定义等语言信息。右脑的信息容量是左脑的数十万倍，右脑好似一座巨大的收藏录像带仓库。科学家们近年的研究表明，一般人只用了大脑潜能的10%，尚有90%在童年没有得到开发，成年后这些脑资源就废弃了。运用脑成像的技术发现，人的左右脑对声音的刺激有明显的区别，言语刺激时左脑血流量上升，音乐刺激时右脑血流量上升。

音乐治疗有利于听觉大脑皮质的发育，听音乐对脑的胼胝体发育也有积极影响，而胼胝体有助于脑的两个半球间的交流。音乐能加强大脑不同部位的交流与联络，并使大脑的信息处理更为快捷、高效。幼儿时期就接受音乐训练的音乐家比常人拥有一个更大的胼胝体（一种连接左右半球的结构组织）。

对于脑瘫儿而言，本身已存在脑损伤，能运用的大脑潜能比正常人要少，如何恢复脑功能或开发大脑剩余的潜能显得极为重要。大多数脑瘫儿都是右利手，而且在日常生活中，言语刺激是充足的，故左脑发育较好，右脑功能开发得较少，所以对脑瘫儿的音乐刺激对全脑的发展来说是很重要的。

(2) 音乐促进儿童脑发育的物理作用

由于大脑皮层上的听觉中枢与痛觉中枢的位置相邻，而音乐刺激造成大脑听觉中枢的兴奋可以有效地抑制相邻的痛觉中枢，提高大脑的兴奋程度，通过神经和体液的调节，促进人体分泌有利于健康的激素或神经介质，达到调节血液循环，加强人体新陈代谢，消除疲劳，对抗抑郁、焦虑及其他心理危机的发生、缓解、减轻心理疾病症状直至康复的效果。

明尼苏达大学的学者在研究脑的活动与对音乐反应之间的联系时，分别为音乐师和不懂音乐的人演奏了一段钢琴音乐，然后利用磁共振成像技术测出他们随音调而出现的大脑活动。在听过音乐后，音乐师与不懂音乐的人相比，其大脑活动平均大致高出25%。音乐训练开始得越早，其大脑对音乐反应的活动就越强烈。似乎音乐训练重新构建了音乐师的大脑一样，使得他们的大脑能更高效地处理声音信息，以及更容易地演奏音乐。他们的结论是，婴儿早期的音乐环境会导致脑对听觉反应能力的提高。音乐的频率、音律、1/f音乐波能促进儿童在视觉空间的推理能力，提高大脑的反应能力——大脑对音乐刺激反应的能力。音乐训练能培养幼儿的时空知觉。接受早期音乐训练有助于婴幼儿调节区分语音的能力，并能提高阅读能力。音乐能更好地使孩子在较长时间内集中注意力。

(3) 音乐促进儿童记忆力发展的作用

欣赏或演奏乐曲，能强化精神、神经系统的功能，使视觉记忆、听觉记忆得到锻炼，并能加强情绪体验记忆。音乐可使儿童记忆的快捷性、持久性、准确性得到提高。生理学家也找到了音乐促进记忆的奥秘：因为人的记忆过程与大脑的边缘系统有密切关系，而音乐能刺激边缘系统分泌的激素、酶、乙酰胆碱等增多，这些物质能对中枢神经系统的功能产生广泛的影响，从而促进记忆能力的提高。

加拿大安大略省汉密尔顿市麦克马斯特大学的研究人员进行的一项研究显示，孩子尽早接触音乐有助于提高记忆力。研究人员在一年里对两个小组年龄在4~6岁的孩子进行了4次测试，其中一个小组的孩子在幼儿园放学之后上音乐课，另一个小组的孩子则不上。结果发现，在4个月时，两个小组的孩子在记忆力方面就有区别了。接触音乐的孩子被问及有关曲调、节奏以及音调等音乐常识，然后研究人员让他们听一系列的数字、记住这些数字并重复出来。尽管此前有研究显示，那些接触音乐的孩子会比仅接触戏剧的孩子智商更高，但这项研究却首次显示出了孩子接触音乐后整个大脑的发育都在进步。

（4）音乐促进儿童注意力发展的作用

人在欣赏或演奏乐曲时，务必要聚精会神才能进行，而且音乐特定的韵律更有助于注意力的集中。经过长期的音乐实践，其注意力也必定会得到加强。

人耳首先把音的组合传到耳蜗处，这里的神经细胞（30000个）按照不同音频的传播而排列得像钢琴上的琴键一样整齐。这些声音信息经过耳蜗传至脑干，然后再进入更高的信息处理中心，其中就有听觉大脑皮质。它是负责处理听觉信息的脑组织，在脑的两个半球上至少拥有12个不同的听觉区。每一个听觉区的大脑皮层都参与了音乐信息的处理，但分工有所不同。脑的右半球擅长对旋律的感知，而左半球则善于储存旋律信息。

（5）音乐促进儿童想象力发展的作用

音乐往往表达的是一种朦胧的艺术意境，没有过多的颜色图像加以描述，需要聆听者结合自己的经历或经他人的引导，在脑海中通过思索和联想展现出来，因此能充分发挥人的想象力。

关于音乐的感受和所导致的想象力的延展是抽象的，声音的刺激在受众的脑子里能形成无穷的形象画面，声音本身对形象思维毫无限制，而情感的抒发随着无穷的想象奔跑。美国加利福尼亚大学欧文分校学习与记忆神经生物学研究所的终身教授戈登·肖（Gordon L. Shaw）博士的研究横跨多种学科领域，包括大脑理论、神经生理学、神经解剖学、脑功能成像技术、儿童发展、音乐认知、教育学、音乐教育、数学和科学教育、神经病理学和心理学，研究的课题基于芒卡斯尔（Mountcastle）原理的内在神经语言语法和特赖恩（Trion）模型，提出皮质信息的对称概念及其与皮质信息中音乐结构之间的关系，运用脑电图、磁共振成像、正电子发射层描和功能性磁共振成像等探测技术，以及人和动物的行为、认知实验等研究方法，对其进行脑成像技术的检验和脑的病理学临床应用，研制出"空间—时间动画推理"学习软件，配以钢琴训练和音乐学习，用高级脑机能的内在皮质语言的解码，提高儿童数理概念学习的质量，摒弃传统的语言分析教学模式，用内在神经语言和音乐的非词语性及对称概念，在教育实验中大幅度改善儿童数理概念学习。儿童就可能充分利用这类内在时空能力，大大提高思维、推理和创造的能力。

在著名的莫扎特效应研究中，加利福尼亚大学欧文分校的弗朗西斯·劳施和戈登·肖观察到，听音乐对我们形成解决数学问题的空间想象力有影响。劳施和肖让大学生分组，分别聆听莫扎特的奏鸣曲、轻松的节拍或什么也不听，最终的发现令人震惊。那些听莫扎特奏鸣曲不过几分钟的学生，他们在空间想象力预试中的成绩已经上升了62%，而听轻松节拍和什么也不听的学生，其成绩分别只上升14%和11%。

音乐训练与数学能力作为初期研究的延续，劳施及其同事们还试图了解，当孩子更多地积极参与音乐活动时，这种莫扎特效应是否更明显。在两年的时间内，他们让学前儿童分组进行钢琴、歌唱、计算机等方面的训练，或什么也不训练，然后测试他们排列一堆杂乱无章的智力玩具的能力。结果同样令人惊异：与其他小孩相比，那些上钢琴课的小孩的空间想象力提高了34%。由于进行数学运算的神经途径恰好紧挨着处理音乐的神经途径，故而一旦欣赏音乐的能力提高，运算能力也就相应提高了。"音乐节奏就像数学方程式，比如4/4拍、2/4拍就是如此。你可以在音乐中运用加减法。"

(6) 音乐促进儿童抽象思维能力发展的作用

音乐会改变脑神经细胞的活动方式。即便是被动地听上10分钟的钢琴奏鸣曲，也会使经过脑的高层信息处理区域的电脉冲形成更为有序与高效的模式。这种电脉冲会更加有序，或者像神经系统科学家所说的那样——更加协调。大脑能更加充分地为处理各种智力技巧做准备，而这些技巧是平衡预算收支或处理电脑代数语言问题所必需的。有研究报道，音乐能促进大脑的神经突触发育，会提升婴幼儿的多元化智能发展。

音乐形象是比较抽象的艺术形式，只能通过思维来理解，音律、节奏、乐曲结构具有高度的逻辑性，几乎可以和"科学皇后"——数学的高度逻辑性相媲美。经常欣赏和演奏音乐，可以启发智慧，加强理解能力。

有研究者指出，欣赏音乐是一种运用大脑多个部位的复杂运动。音乐美感靠右脑去体验，而对音乐的理解和分析要靠左脑去完成。左右脑同步协调运行对婴幼儿心智的发育意义重大。长期的音乐陪伴可以有效地激活孩子的右脑，避免其成年后形成语言逻辑思维占绝对优势的"左脑型"思维的弊端。音乐能改变儿童大脑的平衡能力和智力状况。

（7）音乐促进儿童智商发展的作用

研究证明，音乐对于促进人的智力开发起着积极作用。著名的心理学家佩斯里很早以前就发现，人的左脑控制人体右侧器官并主管语言和逻辑思维功能；右脑则控制人体左侧器官并主管音乐艺术和形象思维功能。右脑，因此也称"音乐脑"，不过这"可怜"的右半球脑袋瓜却常常受到忽视和冷落，很多人甚至觉得，音乐不过用来风花雪月，可有可无。但其实音乐的作用在于锻炼人的形象思维能力，使五官四肢灵敏协调及反应迅速，让人的左右脑同时得到发展和应用，增强人的创造性和想象力。生物学家认为，有节奏的音乐可以刺激生物体内细胞的分子发生一种共振，使原来处于静止和休眠状态的分子和谐地运动起来，以促进新陈代谢。

曾经有研究显示，音乐学习能促进孩子的数学和空间感知能力，专家们认为这可能是由于音乐能训练孩子按某种模式有效组织信息。不过最近研究表明，音乐学习能提高学生的智商，而这并不能用模式学习的理论来解释。

加拿大多伦多大学的心理学家格伦·施伦贝格（Glenn Schellenberg）做了一个关于音乐与智商关系的实验，他将144名6岁大的孩子随机分成4组。然后，他在9个月的时间里，让其中3组孩子在著名的多伦多皇家音乐学院分别参加了器乐、声乐和戏剧的学习，而另外一组则作为对照组没有参加任何与音乐相关的学习。在该实验之前、之后，研究人员通过标准测试方法来检测这些学生的智商，结果显示，参加器乐和声乐学习的孩子的智商平均提高了7个智商分，而参加戏剧的小组及对照组的孩子则平均仅提高4个智商分。然而这个实验的结论被另外一些专家质疑过。不过孩子的智力是在不断发展的，在幼儿期智力指数能高出7分，已足以让他们的家长相信，这些孩子将在更高的起点上加速度向前发展。

美国进行了一项新的研究，科学家在洛杉矶的一个学前班测试了33名3岁大的孩子。他们将孩子分为两组，并给其中的19人提供8个月的键盘和歌唱课程，其余14人没有任何音乐训练。接受训练的一组孩子每周接受键盘家教课程10~15分钟，每天安排时间练琴，花30分钟唱歌。8个月后，研究人员对他们进行了测试，没有接受音乐训练的孩子，其空间时间推理能力仅仅提高6%，而那些接受音乐训练的孩子却提高了46%。

科学家们还发现，学习音乐能够训练大脑进行高层次思维，包括解决问题、推理、得出结论，在两个或多个事物之间进行对比并找出其相似和差异之处、分析、综合以及信息评估等。

(8) 音乐促进儿童语言发展的作用

语言和音乐作为两个以相同方式发展的平行系统，具有许多相同的特性。在出生后的第一年里，婴儿的牙牙学语和自发哼唱前兆是很难区分的。他们通过聆听、模仿看护人的非语言提示，开始开口发声，就像语言学习那样逐渐理解音乐。为论证语言系统和音乐系统的相似性，美国哈特福特大学的约翰·费尔拉本德、克拉克·桑德斯及其同事们进行了一系列研究，观察学龄前儿童对歌曲的记忆程度如何随着旋律或歌词的改变而改变。研究人员给一群3~5岁的幼儿播放一组原创歌曲，然后，再重新播放一遍歌曲——同样的旋律，不同的歌词；或是不同的旋律，相同的歌词。结果，费尔拉本德和同事们发现，相对于歌词而言，受试幼儿对歌曲的记忆力更受到旋律的影响。但如果多放几遍歌曲，歌词和旋律之间的关系就显得密切起来——也就是说，幼儿在多次重复聆听歌曲后，旋律和歌词最终都能对歌曲的记忆起到相同的帮助作用。有鉴于此，研究人员开始假设，大脑的某一区域（被认为是左颞叶）负责处理歌曲的旋律或节奏；而另一区域（被认为是右颞叶）则负责处理歌曲的歌词。音乐治疗与语言治疗相结合，可通过音乐活动，从旋律的因素入手，改善语音和表达能力。

小孩甚至在不能念出一个长句的情况下，就能唱出一长串歌词的事实，很容易说明音乐与语言间的联系是非常大的。音乐通过强调节奏、重复、字与字和话语之间的停顿来促进语言学习。研究表明，这些因素综合起来比标准儿歌中的积极因素更能提高小孩的语言能力，因为这些歌曲很有趣，通常是反复吟唱的，如《老麦克唐纳德》和《划呀，划小船》等歌曲都能促进小孩的学习、记忆和造句能力。如果你的孩子和你一起参加育婴班或"妈妈和宝宝"班时，孩子可以学到大量与其年龄相称的歌曲和与这些歌曲相配的动作，孩子甚至可能会经常坐在厨房地板上开即兴演唱会，而唱的歌连你也不知道。

（9）音乐促进儿童心理发展的作用

音乐声波的频率和声压会引起心理上的反应。良性的音乐能提高大脑皮层的兴奋性，可以改善人们的情绪，激发人们的感情，振奋人们的精神，同时有助于消除心理、社会因素所造成的紧张、焦虑、忧郁、恐惧等不良心理状态，提高应激能力。美国著名心理学家阿诺德认为："如果一个人的情绪出现了问题，他的头脑中就一定会存在某些不合理观念。如果这种不合理观念得到纠正，情绪问题也就随之解决。"传统的心理治疗认为"认知决定情绪"，而音乐心理治疗则认为"情绪决定认知"。音乐对于人情绪的影响力是非常巨大的，当一个人情绪好的时候，往往看到事物的积极方面，把坏事看成好事；反之，当一个人情绪不好的时候，往往看到事物的消极方面，把好事看成坏事。因此只要情绪改变了，人对问题的看法也会有相应的改变。在脑瘫康复治疗过程中，选择适宜的背景音乐，或在音乐治疗过程中进行适当的肢体功能锻炼，往往能改善患儿的情绪，促使患儿主动配合康复治疗的进行。

（10）音乐促进儿童社会交往发展的作用

音乐活动如乐器合奏、合唱、音乐游戏、舞蹈等，本身就是一种社会交往活动。通过组织各种音乐活动，为脑瘫儿提供一个用音乐和语言交流来表达、宣泄内心情感的机会，让他们在情感交流中相互同情、理解和支持。这样，治疗者在各种心理困扰和痛苦得到缓解的同时，也获得了自我表现和成功的满足，从而使其增加自信心，提高自我评价，促进心理健康。

脑瘫患儿的音乐治疗

脑性瘫痪患儿主要障碍是运动发育落后、肌力低下、肌张力改变，有较大比例者伴有智力低下（精神发育迟滞）、语言或沟通障碍、感觉障碍、心理行为障碍（如社交障碍、恐惧心理、母子共生圈脱离不能、自闭症、多动注意力缺陷、焦虑、抑郁）等。脑性瘫痪给患儿造成诸多不便，使活动受到限制，需长期、终身康复治疗，患儿紧张、焦虑、恐惧、自卑的情绪日益加重，无法得到疏泄释放，随着年龄的增长，心理行为问题将成为脑瘫儿童康复的难点。这些障碍并不是都能完全通过现代医学及传统医学的常规康复治疗解决的，而音乐治疗这一辅助技术的配合，能使脑瘫儿童在生理和心理上得到全面的康复。

1.脑瘫儿童音乐治疗的目的

当脑瘫儿童采用音乐治疗时，治疗的目的是向求治者证明他们自己有能力表演或者创造音乐；通过改造乐器和应用适合的音乐技法，可以提高他们这种价值感——创造美妙音乐的能力，因此而产生快乐。音乐还可以指导身体重复性的动作，使脑瘫儿童产生愉快的体验，与作业治疗、物理治疗等相比，更像是游戏。音乐为脑瘫儿童完成一些令他们不舒服的身体练习提供刺激，使他们表演一些必要的动作更加自如和富有节奏，从而有利于掌握更多的运动技能。例如，在音乐治疗中，让一位身体左右运动协调障碍、手眼协调障碍的脑瘫儿童通过演奏乐器，练习手、腿一致的音乐动作发展协调能力；在钢琴上增加演奏更复杂的旋律，两手先各自单独演奏然后再配合，这样也可以培养协调能力。

对伴有智力发展障碍脑瘫儿童采用音乐治疗，可以令他们从中掌握一定的社交技能、运动技能和学习技能。音乐治疗为伴有行为失调的脑瘫儿童的自我表达、自我尊重、自我控制提供了机会。伴有学习障碍的脑瘫儿童音乐能力的获得，使他们在感觉和认知领域得到同样的发展。音乐治疗中积极主动的学习氛围和创造性的内容，为有运动技能障碍的脑瘫儿童的自由运动、韵律理解和价值感的加强提供了奖励。对于有沟通障碍和不能使用语言学习新方式表达自己想法的脑瘫儿童来说，增加了一种易于接受的交流方式。有感觉障碍的脑瘫儿童可以通过音乐治疗发展他们的才能。比起学习和运用语言或日常生活活动技巧，许多脑瘫儿童更喜欢学习音乐或参加音乐活动，而且其学习效果也比学语言和学运动技巧好，而实际上，音乐活动也有助于语言能力的再学习和恢复；在以强烈的兴趣练习弹奏乐器的活动中，也充分锻炼了肢体的运动能力。

对脑瘫儿童的音乐治疗实际上是一种音乐教育。通过教育，使他们掌握音乐活动的技巧，或做出音乐方面的反应和互动，长期参与或进行这些音乐活动，可给他们带来运动、感官、认知、心理社会行为、情绪等方面的改变和进步，从而取得治疗效果。此外，音乐教育或音乐治疗长期进行，有助于培养脑瘫儿童良好的品格和素质，如自尊心、自信心、自律性（情绪和心态的自我控制），以及养成注重礼貌、行为举止的良好习惯。对许多脑瘫儿童来说，音乐是一种最好的交流手段。音乐治疗师经过认真试探、了解正在进行音乐治疗的脑瘫儿童对具体乐声、乐器、节奏、旋律、音乐活动的反应，在引导音乐即兴活动（如弹奏乐器、哼唱歌曲）中，可以分析其表达（释放）的情绪或意愿，从而帮助我们对其进行评估及治疗。

2.脑瘫儿童音乐治疗的程序

根据多年来的研究和实践经验，国际音乐治疗界总结了对脑瘫儿童音乐治疗的流程，认为应包括以下10个阶段：

①申请或转介音乐治疗：由家长、学校教师或医务、康复人员把需要进行音乐治疗的儿童转介给音乐治疗部和音乐治疗师。

②音乐治疗师与儿童首次见面，相互认识，初步建立起"师生"关系，对该儿童的身心功能状况有初步的观察，对其音乐兴趣、偏爱及能力也进行初步的了解。

③对该儿童的能力给予评价，包括语言交流能力、认知能力、感觉—运动能力、音乐能力、心理—社会交往能力、情绪、行为表现。

④设定音乐治疗目标，确定需要改变或培养的靶行为（target behaviors）。

⑤观察和分析有关靶行为的表现，并做相应记录。

⑥拟订音乐治疗策略：根据情况选择以下其中1种或1种以上的做法：

> ◆ 与行为治疗相结合，把儿童喜欢的音乐活动或音乐体验作为正性加强物予以奖赏，或作为负性加强物不予以"享受"，以作为惩罚。
>
> ◆ 与物理治疗相结合，通过音乐活动辅助某些肢体（如手、上肢）功能或步行节律的改善。
>
> ◆ 与语言治疗相结合，通过音乐活动，从旋律的因素入手，改善语音和表达能力。
>
> ◆ 与社会康复相结合，除一对一辅导外，有时也要参加集体性的音乐活动。

⑦制订音乐治疗计划：音乐治疗计划为治疗过程展示了一份可行的方案。有序的目标层级为诊疗计划，设立过程中的行为标记提供了一份治疗指导图。

⑧实施音乐治疗计划：在治疗过程中不断评估，目标修正，技术采用，从而一步步实现各层级的目标。

⑨评估音乐治疗效果（治疗是否成功，主要目标是否已达到，有无收

获，对未来音乐治疗的建议）。

⑩结束音乐治疗（如治疗目标已达到，或患者无法继续治疗，或患者情况未得到改善，此时可由音乐治疗师提出终止音乐治疗）。

脑瘫患儿常用的音乐疗法

脑瘫儿童的音乐疗法要以患儿的身心特点为本，更趋多样性、即兴性。在国内发展比较成熟的适合脑瘫儿童治疗的音乐疗法有以下几种。

1.节奏音乐疗法

节奏音乐疗法（rhythm-based therapy，RBT）是以节奏为基础的音乐疗法，帮助脑瘫儿童重建有节奏的运动方式。如有节奏的步行、矫正顿足步以及减轻手足徐动，此时，要在较慢的、节拍明显的音乐伴奏下进行运动治疗，或让患儿唱着节奏明显的歌曲、哼着童谣进行运动，肢体随着歌声的韵律进行有节律的摆动。在进行治疗时，很重要的一点就是音乐治疗师要探索每一个脑瘫儿童所适应、所需要的具体的节奏，这个节奏不但能使他的运动快慢适中，活动协调，不会因太急促而不知所措，也不会因太慢而致无所作为，而且这个节奏还是他的生活方式的一个组成部分。外在的音乐节奏如果与他内在的身心活动节奏相一致、相融合，这个儿童就会接受这样的节奏，并能自动地以这样的节奏来协调生活，显得比较适意自在，这一点已为一些有经验的音乐治疗师所证实。所以，关键是要耐心探寻适宜每个患儿的节奏及相应的音乐。

案例十三

心心，女，3岁2个月，诊断为小儿脑瘫（痉挛型）Ⅱ度。智测结果：社会适应DQ=26.5，大动作DQ=37.6，精细动作DQ=25.9，语言DQ=35.2，个人社交DQ=44。患儿无目光交流，常自言自语，理解能力差，仅能理解日常生活用语及语言沟通，主动性差，注意力不集中，表情呆板，四肢运动协调差，走路不稳。患儿行为较孤僻，常自言自语，不能听指令，表达能力差，音乐反应差。

治疗方案：

①问题行为分析：

◆ 行为发生诱因：小儿脑瘫。

◆ 行为反应：身体协调性欠佳，认知欠佳，行为退缩，交流欠佳，注意力集中欠佳，听指令差。

◆ 出现后果：情绪欠佳，交流障碍，理解及表达能力差，无目光交流，情绪障碍。

②确定靶行为：改善交流，提高理解及表达能力。

③训练长期目标：促进表达及交流能力，提高智力。

④训练短期目标：

◆ 音乐活动内：尽量完成整首儿歌表演，训练听节奏敲打乐器，训练节奏感，多和患儿交流。

◆ 音乐活动外：训练目光交流，注意及时鼓励患儿，对良性行为进行强化，注意调动课堂积极性及集中注意力。

⑤治疗方法：

◆ 歌曲欣赏：《小星星》《世上只有妈妈好》。

◆ 歌曲表演：《数小鸭》《两只老虎》《向左向右》。

◆ 乐器表演：《一起来打鼓》《铃儿响叮当》《小白船》。

患儿在首次进入音乐治疗室时，面部表情呆板，行为缓慢，反应迟钝，对乐器和儿歌缺乏兴趣，和治疗师无目光交流。老师播放《小星星》，然后和患儿面对面坐下来，老师一边唱歌一边做动作，试图让患儿放松，同时也希望可以引起患儿的注意。慢慢地，老师对患儿说："一起拍手，好吗？"患儿就跟着老师一起拍起了手。接着，老师给患儿表演《数小鸭》，患儿不规则敲鼓，整节课情绪欠佳，注意力不集中。

经过两周的治疗，患儿可以对乐器进行简单的演奏，进入治疗室后主动走到鼓跟前坐下，在老师的要求下可以和老师握手，可以和治疗师有一些目光交流。老师慢慢用钢琴弹《数小鸭》，患儿可以跟着节奏拍手，双手的协调动作有很大进步，在老师引导下可以做动作，但是记忆力差，每次都不能独立完成，而且速度很慢。听音乐可以独立完成挥自己的右手、两个手交替摸自己的下巴、两手向右侧上举。可以点头回答治疗师的简单问题。在进行下一项摇铃铛时，对患儿说"换一个乐器好不好"，她也会自己主动表示。在摇铃铛时，老师手拿铃铛一会儿上一会儿下，一会儿左一会儿右，患儿可以跟老师一起做。老师明确唱出"叮叮当，叮叮当，铃儿响叮当，左摇摇，右摇摇，双手摇一摇；叮叮当，叮叮当，铃儿响叮当，上摇摇，下摇摇，双手摇一摇"，慢慢加入"左右意识"，在歌曲中患儿反应较慢。

经过两个月的治疗后，患儿情绪有很大改善，可以主动跟治疗师说"你好"，可以跟着治疗师的简单节奏，如2/4拍的节奏，独自敲鼓或摇沙锤，对节奏的变化有反应，主动性有所增强，可以跟着治疗师一起完成整首儿歌的大部分动作表演，手眼协调能力大大提高。例如，可以完整表演《数小鸭》《两只老虎》，情绪较前积极，对简单指令可以独立完成，理解力有所提高。在敲鼓结束时可以帮老师把鼓放回原处，在治疗结束时可以跟治疗师说"再见"。

脑瘫儿童很多都伴有肢体运动模式障碍及异常姿势，在做很多康复治疗时，治疗师都在抑制异常姿势和肌张力，促通患儿正常姿势和运动模式的发展，但是患儿却很少与治疗师配合。在慢慢加入音乐节奏之后，患儿的状况明显改变，不再像以前那么反抗。音乐治疗对脑瘫儿童在培养自我意识、对身体的感知、发展社交和游戏技能、发展语言和非语言交流能力以及各感官接受分析能力的提高上都有很大的作用。

2.诺道夫—罗宾斯创造性音乐疗法

诺道夫—罗宾斯创造性音乐疗法在国际上有很大的影响力。罗宾斯主张，治疗师应具备根据儿童的现场表现做针对性的即兴表演和创作音乐作品的能力，其中在他推荐的儿童敲打乐中，还增加了新产品——日本铃木制造的手中琴，运用于患儿，收到良好效果。

案例十四

婷婷，女，7岁9个月，诊断为小儿脑瘫（手足徐动型）Ⅱ度（GMFCS：Ⅱ级），运动型构音障碍。智测结果：IQ=46，语言IQ=55，操作IQ=46。语言理解能力基本正常，但表达能力差，最长可说7～8个字的句子，发音不清且不连贯；身体平衡协调能力及居中控制能力差，可独站独行，独行时步态欠稳，生活自理能力差。患儿对音乐感兴趣，左右协调差，双手抓握乐器差，不积极，对环境适应尚可，语言理解尚可，可进行简单的对答，表达能力差。

治疗方案：

①问题行为分析：

◆ 行为发生诱因：小儿脑瘫（手足徐动型）Ⅱ度。
◆ 行为反应：身体协调性欠佳，反应迟钝；语言表达能力差。
◆ 出现后果：行为不主动，协调不好。

②确定靶行为：改善情绪，缓解紧张，促身体协调，发展肢体语言。
③训练长期目标：提高智力，促语言发展及表达能力，缓解紧张。

④训练短期目标：

◆ 音乐活动内：运用节奏训练敲打乐器，训练节奏感，缓解紧张，选择节奏简单的儿歌，发展语言及肢体语言，多和患儿交流。
◆ 音乐活动外：加强肢体的协调性，改善情绪，加强注意力及自我表达的训练。

⑤治疗方法：

◆ 歌曲表演：《上学歌》《幸福拍手歌》《老师爱小孩》。
◆ 乐器演奏：《大家一起来打鼓》《小鱼游游》《向左向右》《小星星》。

患儿本身喜欢音乐，听到音乐就很高兴，同时也容易紧张，因此治疗师选择合适的音乐对患儿很重要。第一次上课，患儿参与音乐活动积极性强烈，治疗师运用"××|××"的节奏，训练患儿敲鼓，一开始要求患儿双手一起敲，患儿对节奏难以把握，治疗师放慢速度，以患儿的节奏为主进行训练，慢慢地，患儿可以和治疗师的节奏融合在一起。在儿歌表演里，治疗师选用《老师爱小孩》这首歌，跟患儿一边唱一边进行肢体表演，患儿很高兴，做动作也很积极，虽然发音不清晰，但是患儿很努力，整节课注意力好，听指令好。

经过两周的治疗后，患儿可以在"××|××"的节奏下敲鼓，紧张有所缓解，治疗师教患儿在木琴上演奏《小星星》，刚开始患儿在琴上乱敲，后来可以在老师的指导下慢慢地敲第一句，但是注意力不够集中。可以基本完整地唱《老师爱小孩》这首歌，而且完成肢体动作。可以用食指表示"你"，拍自己的胸脯表示"我"，用大拇指表示"他"，但是在唱歌时动作难以完成，或是在做动作时容易忘记歌词，需要老师不断地提示。在《上学歌》里，患儿也可以在老师的提示下完成动作，在治疗中患儿情绪好，积极配合，上肢协调有所改善。

经过两个月的治疗后，患儿可以唱3首节奏简单的儿歌，上肢动作灵活很多，可以把双手举起来。在敲鼓和摇铃铛时，可以左右很好地转换，而且左右意识很强，节奏感强，可以随治疗师节奏的变化而变化。在音乐中治疗师可以和患儿很好地融合，每个动作也可以和音乐很好地融合。

对于脑瘫儿童音乐治疗来说，诺道夫和罗宾斯创立的创造性音乐疗法被一些院所广泛应用。它是以音乐即兴演奏为主要手段，针对脑瘫儿童的个体治疗方法。这一方法的核心观念是治疗对象通过即兴乐器演奏的方式，唤起和使用自己的内部力量，而不是通过外部干预来达到治愈或康复的目的。音乐作为治疗的基本媒介，激发治疗对象的内部资源。在创造性音乐治疗中，患儿把自己内部的冲动转化为合理的音乐活动，并使其处于意识的控制之中。患儿通过音乐活动发现自己以及周围世界的最深层的感受，消除恐惧、压抑和不健康的自我控制，体验自我的自由表达和人际互动的感受，发现新的自我，改变旧的自我，增强自信和独立，从而逐渐改善内部自我的健康状态。患儿通过音乐活动以及与治疗师良好关系的建立，来学习如何在现实生活中与他人相处。

3.奥尔夫音乐疗法

奥尔夫音乐疗法的特点是将唱、动、奏3种音乐表现融为一体，形成一种音乐游戏的模式。在特殊儿童音乐教育中，对奥尔夫音乐疗法的运用主要强调手段的丰富性、灵活性、生动性，淡化技巧的深度训练，其中让儿童在音乐伴奏下即兴表演的启发式教学形式十分适合发展水平参差不齐的特殊儿童共同体验音乐。奥尔夫教学体系在我国已经发展得比较成熟，每年在中央音乐学院音乐教育系都有奥尔夫学会专家组织的定期培训班，并有相关的理论书籍、音乐光盘出售。

4.群体的音乐治疗

群体音乐治疗是各种各样具有发展方面的残障问题和多种残障的儿童和

成人，组织形成群体，使用经过专门选择、创作、改编或即兴的音乐进行的活动。每一种活动，不论是一首器乐编曲、一首歌曲、一个音乐游戏，还是音乐剧或者某种形式的动作，其选择都要适于患者群体的成熟水平，能够唤起尽可能多的患者的兴趣。每一种作品的设计，都要能够激发患者对治疗的参与，感到愉快和满足。当群体的活动成为音乐性上生动而有意义的活动，每个个体的投入才能得到最为有效的实现和回报。

治疗的活动是通过各种呈示的技法带给群体成员的，其目的旨在唤起他们对活动的兴趣，加强他们的合作和参与度，实现每一种活动的潜在的体验。这些贯彻一致、循序发展的活动，一方面强调患者在群体取得成就的过程中拓展和丰富他们整体个人的、音乐的和社会交往的发展，另一方面旨在鼓励他们在反应力方面的发展。

当治疗师感觉到一个群体已经准备好去迎接一首新歌或一种新的器乐活动的时候，他会为这个特定的群体即兴创作出新的活动。即兴活动也可以被用来适应并包含群体的主意、观念、心境、感觉和需要。在此类情境中，可以利用即兴的音乐作为支持，鼓励组员向群体表达个人的想法和关注的问题。这首同样的歌曲形式，又可以帮助群体对这位组员做出回应，分享这位组员的交流，并鼓励这个交流的延伸。群体音乐活动的一般治疗目的着眼于培育情绪成熟和社会能力的发展，及帮助以下能力的增长：知觉力、集中力、注意力的维持；自信心和取得成就的满足感；言语和语言能力；减轻退缩、歇斯底里症和其他情绪障碍。群体活动分为以下4类：

①歌曲和歌唱（要点）：个体的音域，歌曲的音高范围，转调；无词语歌唱；内容和歌词的选择；歌词在旋律和节奏上的配合；旋律的音程及和声；心境的性质和对比；有助于歌唱的速度和句法结构；用于学习目的的歌曲；用于发展言语和语言的歌曲；歌曲中个人的和社会的含义；歌唱中的自信心；能够唤起并有助于个体融入群体的歌唱；能够创设特定的社会交往情境的歌唱。

②器乐活动（要点）：现场音乐和工作上的关系；各种不同的适合的乐

器——从简单的打击乐器到手铃；器乐活动的音乐的特点；器乐的编曲准备，设计音乐情境中的各个器乐的部分；器乐活动中的各种不同情绪的体验；使用乐器的音乐故事；个体能力与器乐部分复杂性的相对；弹奏、领导和指挥的技巧；团体作业；发展数概念的器乐作品；利用器乐弹奏作为发展协调感和身体控制力的途径。

③音乐游戏（要点）：工作游戏；群体要求，实际的需要；游戏的介绍、导入；以言语残障为对象；言语与动作——领导者的角色；心境、音乐和歌曲——钢琴者的弹奏；游戏的内容；儿童经验的整体性、个体的主动性；重复、参与能力的发展。

④音乐剧本和故事（要点）：目的，对个体和整体环境的效果、影响；与个体的能力及成熟水平相适应的主题、内容和心境；角色分配；音乐支持下的对话和动作；表达心境和内容以及描述人物所需的歌曲；音乐的戏剧性和结构性的运用；促进言语发展；言语合唱的角色；服饰；器乐活动和戏剧活动的结合；经验的积累；排演技巧；编剧和制作；讲座结合学员的参与，及使用录像和幻灯。

案例十五

陈浩，男，2岁7个月，诊断为小儿脑瘫（不随意运动型）Ⅱ度。智测结果：社会适应DQ=22.5，大动作DQ=30.6，精细动作DQ=24.5，语言DQ=55.2，个人社交DQ=34。患儿能竖头，但俯卧位仰头较差，翻身欠灵活，能短时间撑手弓背坐，不能独坐，不能腹爬、四爬、独站；刺激性肌紧张明显，联合反应存在；双下肢肌张力协调障碍，双肩、髋关节负重、控制能力差，双足外翻；能主动伸手抓物，但准确度较差，呈全手掌抓物，不能用食指及拇指捏取物体；患儿反应迟钝，模仿能力差，学习能力差，理解能力尚可；可唱简单儿歌，但不愿多开口说话；胆小，依赖母亲；在治疗中难以独坐及难独立完成动作。

治疗方案：

①问题行为分析：

◆ 行为发生诱因：小儿脑瘫。

◆ 行为反应：身体协调性欠佳，不能独坐，主动伸手抓物准确度较差，反应迟钝，语言落后。

◆ 出现后果：不能独立完成治疗，依赖性强，理解及表达能力差，情绪不稳定。

②确定靶行为：改善情绪，可独立完成治疗项目。

③训练长期目标：提高智力，促独坐及抓物完善。

④训练短期目标：

◆ 音乐活动内：训练听节奏敲打乐器，训练节奏感，鼓励患儿独立完成一些肢体动作训练，多和患儿交流。

◆ 音乐活动外：加强肢体的协调性，改善情绪，加强注意力的训练。

⑤治疗方法：

◆ 歌曲表演：《小星星》《两只老虎》《生日快乐》《小小鸟》《小手拍拍》。

◆ 乐器表演：《一起来打鼓》《小鱼游游》《寂静山林》。

患儿本身存在刺激性紧张、不能独坐及主动抓物差，给治疗带来一定难度，所以必须在治疗师的指导下完成治疗。刚开始进入治疗室时，患儿紧张，治疗师弹奏轻柔缓慢的音乐《小星星》，使患儿渐渐适应环境而放松下来。治疗师一边唱一边做双手"合拢、打开"的动作，引导患儿一起做，一起活动自己的双手从而慢慢放松。患儿在听了5次之后笑了，开始放松了，对整个环境也放松下来了。接着老师唱"小手拍拍，手指伸出来"，患儿在家长的帮助下，慢慢伸出了食指，接着指自己的耳朵，在指自己的眼睛时比较困难，容易紧张，慢慢也可以指到眼睛、鼻子、嘴巴。在唱《两只老虎》拉他两个胳膊时，他很开心，感觉放松下来了。治疗师拿鼓给他敲，并教家长双手控制患儿的双上肢帮助患儿拿鼓槌，跟着简单节奏进行演奏，慢慢地，患儿开始喜欢鼓，听到音乐自己就想敲，由于双手抓不好鼓槌，很想自己用手来拍鼓，治疗师还是耐心地帮患儿用手抓鼓槌来敲鼓，在整节课里患儿偶尔会紧张而且会反抗。

经过3周治疗之后，患儿情绪有所改善，紧张也渐渐减少，整个人放松很多，在敲鼓时主动拿鼓槌时间加长，敲鼓时间也加长了。在治疗师的帮助下，坐姿好一些，反应较前灵敏了，当老师把铃铛拿出来，患儿很开心，伸手想自己拿起来，当老师把铃铛拿到他面前，他会主动打开手，然后拿住铃铛，在音乐的伴随下，可以自己摇几下，家长帮助时，可以把双手抬高，主动性有所增加，同时也缓解了一些紧张。唱《小手拍拍》时，在治疗师和家长的鼓励下偶尔可以自己拍手，家长帮忙指眼睛和鼻子时不再紧张，在做其他康复治疗时情绪有所好转。

经过3个月治疗，由于患儿喜欢敲鼓，独坐也有所提高，可以自己扶着鼓敲。患儿对音乐节奏有所反应，不再像以前那样总是老师跟他的节奏，患儿偶尔可以跟老师的节奏，当听到"咚咚咚"时，自己也敲得重，并且在老师的引导下可以敲对3下鼓。在摇铃铛时，自己主动很多，并且双手活动度比之前增加了，上举的高度有所提高，自己的主动性增加了很多，在课堂上积极性有所提高，理解力也有所提高。

在此案例中我们发现，治疗室里不仅有治疗师和患儿，同时还有家长的参与。对于一些年龄小、很容易紧张以及特殊的儿童，一般在治疗前期我们都允许家长进来。在治疗师和家长达成协议后，家长可以很好地辅助治疗，并且可以达到很好的效果。

在康复治疗中，音乐治疗是通过音乐体验和在治疗过程中建立起来的治疗关系来促进生理、精神、心理的自我康复和健康。也就是说，治疗对象在治疗师的引导和帮助下，通过对各种音乐的体验以及与治疗师之间的互动关系达到自我痊愈和促进身心健康的过程。在这里，治疗师的角色是为治疗对象提供支持和促进，而不是通常意义上的干预。治疗师的目的是通过自己提供的支持和引导以及音乐的作用，协助和促进治疗对象完成自身的痊愈过程。治疗师非常重视发挥治疗对象的自我痊愈潜能和音乐的影响力量，而尽量避免外在强加的因素和力量。因此，在康复中，音乐治疗更强调治疗对象与音乐的关系，而治疗师与治疗对象的关系则更多的是通过音乐来实现。

5.个体的音乐治疗

诺道夫—罗宾斯治疗法的个体音乐治疗的要点：注重器乐即兴和声乐即兴在治疗师与各种残障儿童和成人开始接触，以及后来发展关系和互相交往过程中所扮演的角色；认可视听录影治疗过程的必要性。

创造性音乐治疗是多方面的。这个方法是由共同的原理、过程和动力组织而成，但同时亦是广泛和多变的。由于这当中包含着极为不同的个性、条件、需要、能力、残障和状况，再加上在临床实践中有着大量音乐资源供选择，因而产生了极为广泛的教学材料。

案例十六

诚诚，男，2岁4个月，诊断为小儿脑瘫（痉挛型、偏瘫型）Ⅰ度。患儿脾气较大，易冲动，自我意愿强，不听指令，左右手协调差；容易紧张，认知欠佳，行为不主动，对音乐感觉尚可，对环境适应尚可，不主动与人交流，社交能力差。智测结果：社会适应DQ=78.6，大动作DQ=55.1，精细动作DQ=72.5，语言DQ=79.5，个人社交DQ=76.6，轻度异常。

治疗方案：

①问题行为分析：

> ◆ 行为发生诱因：小儿脑瘫，脑发育不良。
> ◆ 行为反应：身体协调性欠佳，易紧张，认知欠佳，行为退缩，交流欠佳，注意力集中欠佳，听指令差。
> ◆ 出现后果：情绪欠佳，易冲动，交流障碍，情绪障碍。

②确定靶行为：改善情绪，促上肢协调及交流。

③训练长期目标：集中注意力，配合听指令，左右手协调。

④训练短期目标：

> ◆ 音乐活动内：训练听节奏敲打乐器，训练节奏感，侧重训练右手，进行歌曲表演，结合肢体动作训练手口眼协调，多和患儿交流，建立良好的关系。
> ◆ 音乐活动外：训练听指令，相互交流，可以相互交换乐器以互动，注意及时鼓励患儿，对良性行为进行强化，注意调动课堂积极性及集中注意力。

⑤治疗方法：

> ◆ 歌曲表演：《数小鸭》《两只老虎》《上学歌》。
> ◆ 乐器演奏：《小雪花》《我的小鼓响咚咚》《铃儿响叮当》《小星星》。

患儿一周上3节音乐治疗课，经过第一周的治疗，患儿对环境不再陌生，看见治疗师会微笑，但上音乐治疗课时还是有些胆怯，对音乐室的乐器开始感兴趣，但对家长依赖性强。在进行歌曲表演《数小鸭》时，患儿刚开始比较紧张，在老师的引导和鼓励下，开始慢慢放松，并且可以在妈妈的帮助下按节奏完成动作，但是主动性还是很差，可以自己独立用小手完成小鸭"嘎嘎嘎"的动作。当老师唱《两只老虎》时，患儿很开心，但是两只手都不可以做"二"的动作，可以跟老师做"跑"的动作，只要音乐一到"跑得快，跑得快"，患儿就自己摆动肢体。在唱《上学歌》时，老师鼓励患儿竖起大拇指做"棒棒"的动作，患儿在妈妈的帮助下可以完成。在敲鼓时，患儿情绪比较好，自己也很积极，不过右手比较差，鼓槌都拿不好，在妈妈的帮助下可以完成。在此期间患儿经常扔掉鼓槌，老是想坐在妈妈腿上，注意力很差，摇沙锤和铃铛时也一样，时不时把乐器扔掉。

经过3周的治疗，患儿在课上注意力较前有所提高，在进行歌曲表演《数小鸭》时，可以做"快来快来数一数，2、4、6、7、8"，把双手打开之后会拿右手的食指点点，在妈妈身上坐得少了，患儿情绪好很多。也开始积极配合完成乐器演奏，对右手的使用也开始增加，可以和治疗师交流。听着《我的小鼓响咚咚》这首歌，可以自己敲鼓，而且时间有所延长，已经不再扔鼓槌了。对摇铃铛也比较喜欢，听着音乐双手可以跟着老师举起来摇，但是右手差，有时会要求跟老师交换铃铛。在治疗期间，患儿休息了20天，再次来上课时比之前积极很多，对乐器的使用也很积极。

经过第二个月的治疗，患儿课间不再胆怯，可以主动进入治疗室，自己独立坐好，可以跟老师一起唱《数小鸭》，同时一边唱"嘎嘎嘎"一边做动作，还可以跟老师做"上学校"的动作，肢体反应速度稍差，但是可以积极配合肢体动作。听指令较前有所改善，在《我的小鼓响咚咚》的歌曲中，患儿可以跟部分节奏，在治疗师用钢琴弹到"55|5–"时，患儿就"咚咚，咚"敲3下鼓，但是还有待提高。下课时不愿离去，课下在家长的鼓励下可以多使用右手加以锻炼。患儿的良好情绪在生活及其他治疗中得到了泛化，开始积极配合治疗，在康复的综合治疗以及家长的家庭康复治疗下，患儿恢复较好。

在音乐治疗课中可以帮助患儿获得知识和技能，这虽然不是音乐治疗课的主要目的，但由于一些认知落后或缺陷带来患儿的不健康及对生活的影响却是音乐治疗课中需要解决的问题。

6.音乐治疗与物理治疗的结合

音乐治疗师利用现场音乐与有资质的物理治疗师合作，通过集中于临床目的的音乐，帮助发动、刺激和支持身体残障的患者参与不同的练习和运动。在刺激患者参与活动和操控时，需要考虑到音乐的气氛、句法结构、歌唱的用词、重复、速度、音域、弹奏的风格和其他音乐的要素。在治疗的过程中，可以运用音乐连续性的特点，来传递有规则的节奏的流动感和方向感。治疗中，音乐的角色在于减低患者的焦虑和不安，及在运动变得痛苦的时候，为患者提供安慰、缓和、平复的作用。在音乐治疗和物理治疗的结合中，要把音乐治疗的目标融入物理治疗的目标，反之亦然。其中，可使用适合的乐器。这种结合，有助于不同学科之间的合作。

7.聆听法

聆听法又称接受式音乐治疗（receptive music therapy）。在音乐治疗师的指导下，通过聆听特定的音乐以调整人们的身心，达到祛病健身的目的。在当今世界音乐治疗研究中，因各国不同的文化传统，形成了不同的聆听治疗技术和方法。

（1）**聆听讨论法**。这是美国常用的方法，包括歌曲讨论和编制个人"音乐小传"等。由治疗师或求治者选择歌曲，在聆听后按治疗师的指导进行讨论。聆听这些音乐的同时回忆往昔的情景，常引起强烈的情绪和身心反应。一般用语言回忆往事，患者比较客观、冷静，而有恰当的音乐相伴的回忆就富于强烈的情感色彩。

（2）**音乐冥想法**。音乐冥想法是使思想、精神、意识达到深度放松的治疗方法。音乐治疗家渡边茂夫所著的《新音乐疗法》对该法有详细介绍。该法吸收了古瑜伽修行的"冥想"。冥想即指深沉的思索和想象。他认为音乐可成为开发"自我治愈力"最安全、最简易的手段。音乐冥想法是按照音乐的功能，选择不同乐曲编制特定的音乐带，进行聆听加冥想。这些乐曲分别用于人的起居和情绪调节的各个方面，如应用于起居的"早晨的音乐""催眠音乐"，调节情绪的"焦虑不安时的音乐""怒气不息时的音乐""悲伤时的音乐"，用于治疗疾病的"血压升高时的音乐""肠胃不适时的音乐"等。编制的乐曲主要是古典音乐或现代音乐，也有专门制作的音乐，如用于焦虑不安的乐曲有里姆斯基的《野蜂飞舞》、斯特拉文斯基的《火鸟》等。实施音乐冥想时有一定的程序，如"进入冥想""退出冥想"，聆听时也有规定的姿势。

（3）**积极聆听法**。国内曾将聆听法归为"被动式"。其实有意识的聆听并非被动。《莫扎特效应》一书中提出"积极聆听"概念。通常"听"是消极随意地听，不是用心地听。"聆听"则指的是一种能过滤声音、选择性集中并形成记忆和持续反应的能力。《莫扎特效应》介绍了治疗专家为培养积极聆听能力治疗训练技术，发明了"电子耳"，能让听者听已滤除低频的音乐，这些滤频的音乐已失去了原有的音乐性，并不动人，主要是利用音乐中保留的中频和高频，以刺激和锻炼中耳，通过听觉神经传导通路刺激听觉神经中枢，促进脑发育，达到改善听力的目的。"听力体操"可用来强化耳内肌肉。它的治疗机制是基于耳朵带动大脑成长的理论。耳朵相当于电脑的中央处理器，起到自动调节的作用，是人神经系统的总指挥，能整合声音信息，组织语言，控制声音，还具有感觉水平和垂直的能力，良好的听力可以呈现出人良好的外在气质。

（4）**音乐联想法**。这是在美国得到较大发展的一种音乐疗法。由治疗师诱导病人进入放松状态，在特别编制的音乐背景下产生想象，想象中会出现视觉图像，图像的象征意义与病人潜意识中的矛盾有关。在听音乐过程中，治疗师引导病人诉说产生的想象，音乐结束后与病人讨论想象内容的意义。这种疗法在20世纪70年代还形成了一套完整系统的技术，称"引导意象和音乐"（guided imagery and music，GIM）。对于这一治疗方法，必须提到7种音乐模式："积极肯定音乐""死与复活音乐""体验音乐""分析抚慰音乐""感情疏导音乐""想象音乐""集体体验音乐"。每一种音乐模式又分不同的阶段，每一阶段运用不同的乐曲。如积极肯定音乐中，就分6个阶段：准备阶段、进入阶段、建立阶段、目的阶段、安慰阶段和回归阶段。这些阶段包括如何使听者进入交替意识层，如何到达交替意识层，如何作用于交替意识层，最后如何引导听者从交替意识层回到意识中来。

8.体感振动音乐疗法（vibroacoustic therapy）

挪威专家奥拉夫·希勒（Olav Skille）从治疗脑瘫儿开始，开创了体感振动音乐疗法。他利用体感音乐床垫进行脑瘫患儿康复理疗，患儿的表情不但明显表现出愉悦感，肌肉痉挛也很大程度得到缓解放松。因此他在国际上第一次提出"体感音乐疗法"的概念。其后，欧美各国相继开展了利用体感音乐疗法对脑损伤所导致的重度运动障碍患者的康复治疗，主要目的是改善肌肉紧张痉挛、减轻疼痛、改善脑功能等。

音乐疗法能通过音乐的物理作用，直接对体内器官产生共振效果。在正常情况下，声音是以气传导为主的。正常的听觉范围内的声压级在30分贝左右，这个声压级别的声波的物理作用是很弱的，对于人的生理影响很微弱。只有在声压级高达100分贝的迪厅内，人才能开始感觉到声波引起的体感振动。在迪厅震耳欲聋的声响气氛中，人们可以感觉到身体被音乐震撼。其实，如果使用频响宽、声压级高的音乐播放器材，在扬声器附近的声压级达到100分贝左右的话，人都会感觉到很舒服。这就是因为音乐声波引起体感振动的效果所致。不过，人的耳朵长时间处在90分贝以上的声场中会受到损害，所以在空气中利用提高声压级来感受体感振动是不可取的。而采用骨传导方式可以改变其不足。体感振动音响技术是将乐曲中16～150赫兹的低频部分电信号分拣出来，另外经过增幅器放大，通过换能器转换成物理振动，然后透过特制的床垫或椅垫，将振动传导到人体，起到治疗作用。因为16～150赫兹的低频部分的重低音感大大增强，伴随着振动感和冲击感，不但给人以极其强烈的临场感，还能够给人心理和生理带来愉悦的快感和陶醉感，迅速地使人达到最佳的精神放松效果。

体感振动音乐治疗由体感振动音乐、治疗方案和体感音响设备几方面组成。体感振动音乐是一类特殊制作的、富含低频、以正弦波为主的治疗性乐曲，治疗目的不同，体感音乐乐曲有所差别。治疗方案是在临床研究的基础上确定的，内容包括治疗对象身心状态评估，体感振动音乐的选择，确定音量、振动强度和治疗时间及疗程等。体感音响设备主要形式为体感振动音乐治疗床、垫、台、椅和沙发等，其效用是使人在聆听音乐的同时身体也能感受到音乐声波振动。体感音响设备不同，音乐声波频率范围和振动强度有所差别。

传统的聆听式音乐治疗是利用音乐对人情绪的影响来降低和解除疾病的痛苦。体感振动音乐疗法是在此基础上，附加低频音乐振动的生物学效应，以强化人体音乐感知，提高音乐治疗效果。在临床应用方面，聆听式音乐治疗侧重于情绪和心理上的调整，如减轻患者的恐惧、不安和疼痛。而体感振动音乐治疗可增强聆听式音乐治疗的效果，在短时间内使人平静和放松，同时，其低频音乐振动可使横纹肌肉放松，血流速度加快，微循环改善，胃肠不适症状改善。在国外，体感音乐治疗多用于各类疼痛、脑损伤所致运动语言和认知障碍、抑郁焦虑状态、睡眠障碍、便秘、肠易激综合征、胃肠功能障碍等。据报道，在对痉挛型脑瘫儿童的治疗中，体感振动音乐治疗对骨骼肌的松弛作用，优于单用音乐疗法。

中医五行音乐在脑瘫患儿治疗中的应用

中国音乐疗法可以追溯至春秋战国时代，其中以《乐记》的音乐理论和《内经》的五音学说为集中代表，形成早期中医音乐疗法的思想体系。《乐记》把五音的理论确定下来，并探讨了音乐的作用。《乐记》云："乐者乐也，琴瑟乐心；感物后动，审乐修德；乐以治心，血气以平。"从中可看出音乐与身心调理的关系。《内经》中指出，肝属木，在音为角，在志为怒；心属火，在音为徵，在志为喜；脾属土，在音为宫，在志为思；肺属金，在音为商，在志为忧；肾属水，在音为羽，在志为恐。把五音阶中的宫、商、角、徵、羽与人的五脏（肝、心、脾、肺、肾）和五志（怒、喜、思、忧、恐）用五行学说有机地联系在一起。

中医的音乐疗法的五行归类，就是根据宫、商、角、徵、羽（分别对应1、2、3、5、6）这五音的表现为基础，以五调式来分类，力求准确地符合五脏的生理节律和特性，结合五行对人体体质人格的分类，分别施乐，从而达到促进人体脏腑功能和气血循环的正常协调。

（1）土乐。以宫调为基本，风格悠扬沉静、淳厚庄重，给人有如"土"般宽厚结实的感觉，根据五音通五脏的理论，宫音入脾，对中医脾胃功能系统的作用比较明显。

（2）金乐。以商调为基本，风格高亢悲壮、铿锵嘹亮，具有"金"之特性，商音入肺，对中医肺功能系统的作用比较明显。

（3）木乐。以角调为基本，风格悠扬、生机勃勃，有生机盎然的旋律，曲调亲切爽朗、舒畅调达，具有"木"之特性，角音入肝，对中医肝功能系统的作用比较明显。

（4）火乐。以徵调为基本，旋律热烈欢快、活泼轻松，构成层次分明、情绪欢畅的感染气氛，具有"火"之特性，徵音入心，对中医心功能系统的作用比较明显。

（5）水乐。以羽调为基本，风格清纯、凄切哀怨、苍凉柔润，如天垂晶幕、行云流水，具有"水"之特性，羽音入肾，对中医肾功能系统的作用比较明显。

中央音乐学院编制的中国天韵五行音乐，是比较符合中医五行理论的一套音乐。该音乐每一类别分阴阳二韵，可用于辨证施治。如水乐归肾，阳韵为《伏阳朗照》，有温补肾阳、固精益气的作用，适用于腰膝酸软、畏寒肢冷者；阴韵为《冰雪寒天》，有清心降火、滋肾定志的作用，适用于心烦意乱、眩晕耳鸣者。这在脑瘫儿音乐治疗中有一定的指导意义。如脾肾不足型脑瘫可选用土乐和水乐中属阳韵的音乐，有利于健脾益肾。

古老的中国音乐表达朦胧、超越的艺术意境，与人类精神心理世界紧密相连，而其中音乐与情绪的相关性是比较容易把握的。中医认为，人的各种情志之间具有相互滋生和相互制约的动态关系，针对情绪过激变化，中医提出了情志相胜理论。怒伤肝，悲胜怒；喜伤心，恐胜喜；思伤脾，怒胜思；忧伤肺，喜胜忧；恐伤肾，思胜恐。当某种情绪过甚时，可以用另一种"相胜"的情志来制约、平衡它。举例说明，如肝阳上亢类型的脑瘫儿，多表现为易怒、脾气暴躁，可应用"悲胜怒"的方法，给予有商调式或悲伤色彩较浓的音乐聆听，如《小胡笳》《江河水》《汉宫秋月》《双声恨》《病中吟》等，有制约愤怒、稳定情绪的作用；又如肾气不足的脑瘫儿，多表现为易惊，可应用"思胜恐"，给予宫调式音乐聆听，如《关山月》等，具有发人幽思的十分强烈的感染力，从而制约其惊恐的情绪。

根据中医对脑瘫的辨证分型，可按以下治则制订五行音乐的具体方案：肝肾亏损型可选用《碧叶烟云》《冰雪寒天》《伏阳朗照》以滋养肝肾、强壮筋骨；脾肾虚弱型可选用《黄庭骄阳》《伏阳朗照》以补益脾肾；心肾不足型可选用《荷花映日》《黄庭骄阳》以补肾养心。五行音乐治疗每天可进行4～6次，每次20～30分钟，可配合脑瘫康复治疗进行，两个月为一疗程。

脑性瘫痪是一种慢性疾病，需要进行长期不间断的康复治疗，治疗过程中难免出现焦虑、紧张、自卑等负面情绪，音乐疗法能平衡身心、调和情绪，且能改善肢体协调能力，患者易于接受，无副作用，能融合于其他康复治疗之中，因此在辅助治疗脑性瘫痪方面具有广阔的前景。

脑瘫患儿的家庭音乐治疗

1.家庭音乐治疗的目的

脑瘫儿童主要障碍是运动落后，肌力、肌张力的改变，有较大比例者伴有智力低下（精神发育迟滞），心理行为障碍如社交障碍、恐惧心理、母子共生圈脱离不能、自闭症、多动注意力缺陷、焦虑、抑郁等，语言或沟通障碍，感觉障碍等。这些障碍的康复不能完全通过现代及传统中医的康复技术改善，而要通过音乐治疗这一辅助技术配合康复技术达到使脑瘫部分或全部康复。

3岁孩子的大脑神经细胞已经达到成人的80%，听觉方面的发展已经完全成熟。婴儿在诞生前就伴随着自己的心跳和呼吸节奏及母亲的心跳声生活，可以说在胎儿期，音乐就已经和胎儿大脑的认知神经紧密联系了，此时家庭音乐教育与治疗显得尤其重要。因长时间陪伴在孩子身边的是父母，父母如果能创造良好的家庭音乐治疗环境，将对脑瘫儿童起着至关重要的作用。让孩子学会聆听是家庭教育的主要目标。可以让孩子聆听成人的对话以及家庭中的各种音乐，有条件的甚至可以设立一个专门的音乐小屋，尽可能让孩子通过音乐让大脑获得多感官的刺激。当孩子成长到幼儿期时，可以让他们在托儿机构中获得较为系统的音乐教育。

2.家庭音乐治疗的方法

父母应该做脑瘫儿童的伙伴和最佳导师。当孩子出生时，他接触最多的就是最亲爱的父母和家人。婴儿从开始聆听父母说话的声音以及入睡前父母所唱的摇篮曲，便开始了他和世界接触的第一步。所以，父母的一言一行都是孩子模仿的对象。父母应该用愉悦的表情和孩子交流，如果歌唱就尽量用正确的音调和温柔的声音。

在日常生活的各个环节可以随机灵活地安排一些与音乐有关的活动。如在用餐、户外活动、讲故事、游戏、给脑瘫患儿做家庭康复（如按摩、水疗等）的时候播放一些特定的音乐，父母和孩子可以做一些互动的音乐活动；在孩子起床、睡前等时间里，将适合的音乐作品作为背景音乐和孩子一起欣赏。另外，还可以参加一些可以接触音乐的社区活动，如去音乐教室或少年宫，参加社区的小型音乐活动，去乐器商店，举办小型家庭音乐会等，让脑瘫儿童更容易体会到音乐活动的快乐，并建立起对音乐稳定而持久的兴趣。

3.家庭音乐疗法的注意事项

（1）**适度听音乐。**大多数父母以为让婴儿长期听音乐，一方面可以安抚婴儿，另一方面可以培养婴儿温和的个性。但婴儿如果长期听音乐，却可能养成沉默孤僻的个性，还会丧失学习语言的能力。所以，在婴儿牙牙学语的时候，父母不能每天长时间给婴儿听音乐，否则，会丧失学习语言的环境，久之，孩子就会失去学习语言及说话的兴趣，反而养成沉默孤僻的个性。建议每次聆听音乐时间为25～30分钟，每天6～8次，音量小于40分贝对孩子是安全有益的。要为孩子选舒缓、轻松的音乐，不要聆听迪斯科和爵士、摇滚音乐，这些曲子对孩子有害。

（2）**不要给幼儿听立体声音乐。**加拿大著名儿科专家卡迪里安教授反复告诫：千万不要给9岁以下的孩子，特别是婴幼儿听立体声音乐，因为那样做，小儿听觉器官将受到严重的损害。卡迪里安认为，9岁以下孩子的听觉器官正处在快速发育阶段，鼓膜、中耳听骨以及内耳听觉细胞都很脆弱。孩子对声波的敏感度很强，而对声音的辨别力较弱，很容易发生听觉疲劳。若给孩子戴上立体声耳机收听音乐，由于音量较大，耳机闭塞外耳道口，立体声音乐进入耳道内没有丝毫的缓和与回旋余地，声压传递到很薄的鼓膜上，可直接刺激听觉器官，引起听神经异常兴奋，时间一久，孩子的听力就会受到影响，产生疲劳现象。

另外，音量较大的立体声音乐，又是一种噪声，孩子长时间接触这种有害的声音，可对身体带来危害。内耳耳蜗听神经末梢细胞在长期的高音刺激下会发生萎缩，并因此逐渐导致听力下降。

4.家庭音乐疗法的选曲

根据患儿不同的病症应选取不同的曲目，以更好地使家庭音乐治疗达到最好的效果。

5.脑瘫伴有语言沟通障碍儿童的选曲

（1）沟通障碍。伴有沟通障碍的孩子能以多种方式在音乐治疗中进行交流。歌唱包括演说和语言，更具体的还有听觉记忆，音调的和谐与流畅。声音和管乐器训练为孩子具体的练习提供了创造性的环境，它可以与语言治疗结合使用。治疗的目的包括发音、音调变化、呼吸和语速的改善。不具备语言表达能力的孩子更适合音乐治疗。他们没有我们所使用的众多的沟通手段，需要学习其他的方法表达自己。音乐治疗可以提供加强沟通的方法以及电脑辅助的音乐方法，使这些孩子通过音乐表达他们的感情和想法。

（2）感觉损伤。伴有感觉损伤的孩子可能会有视觉、听觉或者二者兼有的障碍。音乐感觉刺激和有震动感韵律的暗示性音乐，可以提高有听觉损伤的孩子在说话和身体运动方面的能力。当视觉损伤的孩子发展他们的听觉和音乐能力时，能从音乐治疗中受益，通过音乐的调节，使不确定的或者僵硬的动作变得更加灵活和自然。孩子们在集体课中，作为一种群体导向的干涉因素，音乐治疗适用于不同程度和能力的孩子，使每个参与者能展现出他最好的一面。当孩子们在集体教室中一起学习时，音乐治疗使脑瘫伴沟通障碍儿童在教室里有积极的互动行为。在家庭音乐治疗中，父母作为伙伴的配合或邀请邻居共同参与的小音乐聚会，也可起到明显的治疗效果。父母可以选择适合有沟通障碍小孩聆听的治疗性乐曲，如莫扎特的《第二十一号钢琴协奏曲》《第三小提琴协奏曲》《嬉游曲》《土耳其进行曲》及中医五行治疗音乐等。

6.脑瘫伴有自闭倾向儿童的选曲

自闭症的小孩生下来就把自己心灵的窗户紧紧地关闭，不与别人（包括自己的父母）说话，不对自己周围的事物给予注意和理会，更不要说发生兴趣了。这世上仿佛就只有他一个人，所以这种病症又叫"孤独症"。孤独症一般在3岁便可明确诊断，在明确诊断之前，有自闭倾向的儿童应予以积极的干预治疗和引导。临床已证明了通过音乐治疗可以帮助自闭症小孩走出孤独，回到家人爱的氛围中，回到这个充满爱的世界。英国著名音乐治疗家阿尔文（Alvin）女士曾经报告她治疗几个自闭症小孩的宝贵经验。她教自闭症的小孩听音乐、唱歌、弹奏乐器（如击鼓、弹木琴），更重要的是让家长长期参与音乐治疗过程，让美妙的音乐作为媒介，把小孩和家人联系起来，让音乐的经验成为黏合剂，把小孩和家人黏紧，彼此亲密无间地交流和沟通。她发现自闭症小孩喜欢听温柔的、亲切的、连续不断流淌的、节奏较明显的音乐，像斯美塔那的《伏尔塔瓦河》、亨德尔的《水上音乐》，都对自闭症小孩的心灵有较好的影响。如果能引导自闭症小孩在听音乐时配合做些运动，效果更佳，可以帮助他们打开心灵的窗户，释放内心的感觉，扩展内心的空间，接纳亲人，接纳身边的事物。父母可以选择适合有自闭症倾向小孩聆听的治疗性乐曲，如斯美塔那的《伏尔塔瓦河》、亨德尔的《水上音乐》、舒伯特的《摇篮曲》、巴赫的《小步舞曲》等，以安抚有自闭倾向儿童的心智，开启心灵之门。此外，近年来还发现，由音乐治疗师或由家长编出"音乐故事"（即带乐韵的故事）唱说给自闭症儿童听，能增加自闭症儿童的语言交流、人际互动的兴趣，值得一试。

7.脑瘫伴有多动、注意力不集中儿童的选曲

国内以前通称此症为多动症。该症以注意力不集中、活动过度、情绪冲动和学习困难为特征，属于破坏性行为障碍，颇为常见。该症在ICD-10标准中称为多动性障碍（hyperkinetic disorder），在DSM-IV标准中称为注意缺陷

多动性障碍（attention-deficit hyperactivity disorder，ADHD），我国的CCMD-3标准中称之为儿童多动症。家庭音乐治疗中父母应该选择能安定情绪、放松的音乐让脑瘫伴多动、注意力不集中的儿童聆听。选择适合合并多动、注意力不集中儿童的音乐，如海顿的《小夜曲》、莫扎特的《弦乐小夜曲》（第二乐章）、舒伯特的《小夜曲》、斯美塔那的《伏尔塔瓦河》、莫扎特的《第八钢琴奏鸣曲》、亨德尔的《水上音乐》、德彪西的《梦想》等，以安定合并多动、注意力不集中脑瘫儿的情绪放松。此外，聆听中医五行治疗音乐心CD、肝CD、肾CD，亦可达到稳定多动儿童情绪的作用。

8.脑瘫伴有智力障碍儿童的选曲

智力障碍就是智力落后，有弱智（mental retardation）、智力残疾（mental handicapped）、智力低下（mental deficiency）或精神发育迟滞（oligophrenia）这几种说法，是一种常见的残疾。美国智力缺陷学会（American Association for Mental Deficiency，AAMD）对智力障碍定义为：在发育期间表现出来的智力功能显著低于平均水平，并同时伴随有社会适应行为方面的缺陷。儿童有智力障碍，智商低于正常标准的儿童。对这些儿童来说，家庭音乐治疗应在家中作为一门特殊安排的课程内容实施训练。音乐治疗能改善智力障碍儿童的注意力、心理能力和社会适应能力，对促进他们的心智发展有着明显而积极的作用。智力障碍儿童的音乐治疗要长期、耐心地进行，虽然以医院的由音乐治疗师引导的音乐治疗为主，但在家中与家人共同参与音乐活动（唱歌、音乐游戏等）也十分必要。这种音乐治疗，实际上是音乐—行为治疗。用行为治疗的方法引导儿童参与音乐活动，通过音乐，有利于矫正或改善患儿不合适的行为。

父母除了让脑瘫伴有智力障碍儿童聆听治疗性乐曲外，还应该教他们唱歌、弹奏乐器，亲身参与各种特殊组织的、用特殊方法进行的音乐活动，如结合游戏进行敲打乐器和（或）唱歌，教唱特殊的歌谣训练言语能力和节奏感，结合简单的身体动作聆听音乐和（或）唱歌，训练身体运动能力，如体操、舞蹈、手足摆动或各种走步，与邻居举办小型音乐会以改善与别人相处和交流的能力。适合智力障碍儿童聆听的乐曲有莫扎特的《D大调双钢琴奏鸣曲》《降E大调第十双钢琴协奏曲》《降E大调第三十九交响曲》《小步舞曲》，亨德尔的《水上音乐》《轻骑兵》，勃拉姆斯的《匈牙利舞曲》等，以及中医五行音乐的心CD、肾CD。

9.脑瘫伴有语言障碍儿童的选曲

脑瘫儿童大多存在着不同程度的语言障碍，表现为发音不清或严重失语。造成的原因主要有：构音器官的运动障碍，语言中枢的障碍，构音器官和语言中枢同时存有障碍。语言障碍最开始的表现为吸吮困难及吞咽、咀嚼困难。随着年龄的增长，有的几乎不能发出任何声音，而有的只是略有障碍，在交流与理解方面没有明显障碍。多见于手足徐动患儿。音乐能够促进语言发育。父母可选择促进语言发展的音乐，并鼓励患儿开口参与哼唱。可选择的音乐如莫扎特的《第二十一号钢琴协奏曲》《第三小提琴协奏曲》《嬉游曲》《土耳其进行曲》等，以及中医五行治疗音乐的心CD、脾CD、肾CD。

10.脑瘫伴有癫痫儿童的选曲

癫痫是脑部兴奋性过高的神经元突然、过度地重复放电，导致脑功能突发性、暂时性紊乱，临床表现为短暂的感觉障碍、肢体抽搐、意识丧失、行为障碍或自主神经功能异常，称为癫痫发作，可分大发作、小发作、局限性发作和精神运动性发作等，具有间歇性、短时性和刻板性的共同特点。癫痫系多种原因引起脑部神经元群阵发性异常放电所致的发作性运动、感觉、意识、精神、自主神经功能异常的一种疾病，俗称羊痫风或羊癫风。脑瘫伴发癫痫者很多，有的统计高达半数。除了适当地给以抗癫痫药物控制其发作外，家庭音乐治疗是非常重要的。父母可选择的音乐有帕赫贝尔的《卡农》、肖邦的《降E

大调夜曲》，以及中医五行治疗音乐心CD、肝CD、肾CD等。

11.脑瘫伴有行为障碍儿童的选曲

脑瘫患儿个性较强，常表现为固执任性、情感脆弱、情绪波动变化大、善感易怒、不合群、注意力涣散、兴奋多动，有时持续某一动作，有的出现自我强迫行为。父母可以给孩子听霍斯特的"行星组曲"之《金星——和平使者》、帕赫贝尔的《卡农》、肖邦的《降E大调夜曲》，以及中医五行治疗音乐心CD、肝CD、肾CD等。

12.婴幼儿的音乐教育

美国的音乐治疗专家唐纳德在《人生的音乐治疗》一书中讲道："音乐治疗就是通过音乐的方式来恢复、保持或改善个体的生理和心理健康，让个体的身心达到良好的改变。这样的改变是指个体通过接触音乐，对自身和环境有较大范围的开发，进而达到积极的社会适应。"

在儿童早期，特别是0～3岁婴幼儿运动功能、语言、智力发育的关键期，音乐能力的发展具有决定性的作用。在这一时期，一个丰富的音乐环境能够为孩子今后音乐能力的培养以及多元潜能的开发奠定良好的基础。音乐能给孩子的不仅是审美的感受，也不仅是孩子全脑开发与人格塑造的手段与途径，更不仅是艺术技巧的打磨，音乐应该成为孩子的好伙伴，应该带给孩子爱和美的信息，让他们获得创造的灵感、心灵的平静、成长的激励与幸福的体验。

（1）0～6个月。这个时期是婴儿接受爱抚的敏感期，爱抚能够为婴儿身心的健康发育奠定良好的基础，因此爱抚婴儿应该成为这个阶段的重要内容。给婴儿聆听歌曲的时候，母亲可以一边抱着婴儿一边给他唱。这时听觉、视觉、触觉同时产生效用，从而记得更牢。这一时期应该给婴儿看图片，同时反复地给他听自然界的音响，告诉他这是什么声音，反复地、有韵律地读卡片上的诗歌，唱谱上的歌曲。在婴儿出生到6个月前后这段时间，要系统性地给予婴儿逐渐增强的刺激，可以增强婴儿的接受能力和敏锐的感觉。

（2）7～12个月。婴儿表现能力（创造力）的发育期。正常的婴儿大部分俯卧位抬头可达90°，学会翻身、爬行及坐。这一时期，婴儿的独立性和创造性强烈地表现出来。在自发性开始萌动的这个时期，要给孩子充分的创造自由。尽量安排一些要孩子用身体和手来完成的活动，比如播放动感音乐，让他自由律动，让他尽情地摆弄小乐器、撕纸、随意涂画等，使他获得充分的自我判断能力。

（3）13～18个月。这个时期孩子已经会走、会吃饭，有对世界的理解、想做的事情、对自己和对他人的感觉等。此阶段是孩子思考能力及技能明显提高的时期。在规定的时间做把音乐和图片相对应的游戏是对提高思考能力很有帮助的。给孩子进行音乐早教时，要循序渐进地增加音乐和游戏的难度，还必须强调反复的重要性。这时应多让孩子接触乐器、音乐图画书、卡片等。

（4）19～24个月。这个时期孩子已经能够走得很好，身体很灵活，动作也越来越多。这个时期的小孩，话开始增多，咿咿呀呀地独自唱歌也多起来。父母在让孩子聆听的时候，还要带他一起唱。

（5）25～30个月。孩子开始形成自我意识，并学习成为一个独立的人，表达能力迅速提高。父母应该注意多陪孩子活动。这个时期孩子有小小的逆反心理，过分顺从或严厉压制孩子的意志都不是最好的做法。父母应该让孩子在一定范围内有选择的权利，这样既可以保护孩子的自主性和自信心，又不使他们过度放纵，完全以自我为中心。比如活动时提供两种乐器让他选择，音乐故事中的角色扮演让其选择。还应让孩子多使用可操作的小乐器等发展精细动作，多进行一些亲子互动游戏，特别是有角色扮演的音乐故事、音乐童话，可以让孩子从中更加认识自己和理解他人。

（6）31～36个月。这个时期的孩子处于敏感期，需要有一个有秩序的环境来帮助他认识事物、熟悉环境。此时期父母应尽量为孩子提供玩的条件，鼓励他多和其他孩子一起玩，一起游戏。音乐方面，孩子喜欢探险、聆听各种音响，能有区别地模仿声音，能模仿家长进行歌唱，能和着中速、慢速的乐曲进行律动，使用简单的打击乐敲击稳定拍节奏，通过游戏的方式欣赏音乐。家长要给孩子更多的示范，给孩子讲更多的音乐故事，甚至一起表演一个音乐童话，让孩子在模仿中促进技能和理解力的发展。

第十三章

脑性瘫痪的预后

|

•

|

　　看着我的孩子一天天好起来，我真的好开心哟！可我也为天下所有的脑性瘫痪患儿的母亲和未来的母亲们着急，有那么多的因素可导致脑性瘫痪，我们到底该怎么办呢?

脑性瘫痪患儿的未来取决于家长的态度

脑性瘫痪的早期诊断、早期治疗对于患儿的预后有着极其重要的意义，本章提示家长，一旦发现孩子出现脑性瘫痪的症状时，能否敏感地觉察，并正视现实，采取积极的治疗态度，对患儿的预后有着重要意义。

脑性瘫痪是一组继发于胎内脑病变，或是在围产期脑损伤后的非进行性运动障碍症候群。此病并非全部都是不治之症，脑性瘫痪是先天或后天的残留现象，病情不再进行，故经过较长时间的治疗训练后多能逐渐获得不同程度的恢复，轻症可以基本治愈。如果延误治疗时机及治疗不当，会对患儿今后身体、精神、工作、学习、婚姻及社会经济地位造成一定的影响。因此，家长一旦发现孩子出现脑性瘫痪的症状，千万不要气馁，一定要面对现实，采取积极的态度。

脑性瘫痪患儿的脑损害程度是否能及早诊断和积极治疗，对于其预后有很大关系，脑性瘫痪患儿的可塑性很强，特别在婴幼儿期，中枢系统的神经功能尚未发育成熟，是中枢神经系统代偿的最佳时期，注重这一时期的综合康复治疗，大部分患儿的中枢神经系统功能可得到明显的改善。故在小儿出生6个月内做出诊断并积极治疗者，预后较好。脑性瘫痪患儿的年龄越小，治疗效果越理想，特别在3岁以内，如果抓住时机治疗，会取得满意的效果。积极预防，早期干预，防患于未然。父母要亲自承担起治疗孩子的重任，积极参与、认真学习对自己孩子有效的躯体训练方法，长期坚持在康复医师指导下的家庭康复训练，会收到很好的效果。只要父母有信心、有决心、有耐心，持之以恒，绝大多数患儿一定会回归学校，走向社会，独立生活。

谁是脑瘫患儿命运的掌舵人

小儿脑瘫是造成小儿运动残疾的重要疾病，严重影响小儿身心的健康发育，也给家庭、社会带来沉重的负担，但脑瘫绝非不治之症，而不同的家长、不同的条件以及不同的态度，给脑瘫患儿带来了不同的命运。

故事A　幸好发现得早

我35岁，因为各种客观原因，我较晚才怀上宝宝。宝宝出世虽说早产3周，但出生时也有5斤多。出生过程很顺利，宝宝长得白白胖胖的，可爱极了，住院观察了几天后，我们回家了。中年得子，全家人都沉浸在喜悦的气氛中。然而宝宝已经快3个月了，我总觉得小家伙不太精神，脖子总是软软的，不能竖头，而且特别容易紧张，紧张时全身硬硬的，好打挺，两只胳膊向后伸，一对小手总是攥得紧紧的。当时我们没往坏处想，觉得宝宝也许因为早产，发育落后一点儿。一次，宝宝发热去看医生，医生建议我们去神经科看看。神经科医生询问过孩子出生时的情况并做了相关检查后，一脸凝重地对我说："你的孩子患了脑瘫。"听到"瘫"字，我整个人当时就懵了，也许医生注意到了我的反应，忙说："幸好发现得早，还是有很大的康复希望！"这时我才缓过神来。后来，从医生那里知道，宝宝得的是痉挛型脑瘫，可能跟高龄妊娠及早产有关，导致了脑白质的发育不良，早期诊断，早期治疗，还是有很大的康复可能的。于是，我们也像其他脑瘫患儿家长一样，踏上了脑瘫康复的征程。通过医护人员的精心指导与护理，治疗师及全家日复一日的不懈努力，经半年多的体疗训练、按摩、头针、体针、电疗、水疗（药浴）及药物等综合康复治疗后，宝宝的异常姿势都消失了，而且可以坐着玩玩具，反应也好了很多。接下来的日子，我们坚持在家里做康复治疗，定期去门诊复查，接受医生的指导。宝宝4岁多上了幼儿园，会跟其他小朋友一起踢球玩，几乎没有人看得出他曾经是个脑瘫患儿。

故事B　细心妈妈的回报

我是一个做事非常细心的人。聪聪出生时因脐带绕颈有过轻度的窒息，所以我就更加细致地观察孩子的一举一动。3个月大时，聪聪像其他小孩子一样可以竖头了，虽然竖得不太稳，但总算跟上了正常儿的步伐。5个月时聪聪会翻身了，反应也不错，但总觉得在聪聪左边叫他时，孩子较少转头，而且容易哭闹。于是我带聪聪来到医院的小儿神经康复科，做了听觉诱发电位检查，示"左侧听阈60分贝"，听力障碍，要戴助听器，并做耳针、听觉刺激等治疗，而且智力测验结果虽在正常范围，但也是偏低一些，最好进行全面的早期干预，以预防后遗症的出现。于是聪聪接受了体疗训练、精细动作训练、语言训练、早期教育、视听刺激、按摩、水疗等治疗，我也学会了部分早期干预方法，并坚持做家庭康复。没想到的是，聪聪不仅听力恢复了正常，而且智力测试显示，他的运动、智力、语言的发育还变成了高智商儿童水平，也很少哭闹了。现在儿子5岁了，特别聪明，在学前班里做了班长，小学一年级的课程他已经差不多学完了。塞翁失马，焉知非福。真没想到，早期干预竟会给我带来一个"小神童"。

故事C　早来两年就好了

霖霖出生了，出生过程一切顺利，但回家4天后，霖霖出现了黄疸，脸上、手心、脚心都发黄，找在镇医院做医生的朋友看过后认为没什么事，给开了中药吃，孩子的黄疸持续了20多天终于退掉了。霖霖3个月大了，像其他小孩子一样，逗他时他也乐得很开心，但就是脖子软软的，头总是抬不起来。霖霖5个月大了，只能偶尔抬一下头，也不会翻身，全身软绵绵的，而且特别容易受惊，出汗也多，医生朋友看过后说是缺钙，给开了补钙的药。两个月过后，霖霖没以前容易惊跳了，出汗也少了，脖子好像也比以前有力了，可以抬一下头，但还是竖不起头来。不过孩子症状改善了，我们也就放心了，继续给孩子补钙。转眼间霖霖1岁了，头是可以竖一会儿了，但全身还是软绵绵的，不过哭闹紧张的时候全身又会硬硬的，头还往后仰，还是不会翻身、坐，也不会叫"爸爸""妈妈"。我们又到了县人民医院，医生说可能孩子对钙吸收不好，建议多带他到室外活动一下。一晃又是一年过去了，孩子都快晒黑了，但运动还是停留在竖头的水平，有时能翻身到侧卧位。县里的医生看过后也拿不定主意了，说还是到市里看看吧。市人民医院的医生给孩子做了头部的CT，显示是脑发育不良。医生说霖霖患的是小儿脑瘫，而且很难治，给吊了30天的补脑针，就让我们回家了。回家后全家商量了一下，还是要给孩子看病，这样又耽误了半年多的时间，我们才找到一家专业的脑瘫康复中心。医生对我们说："现在孩子的康复难度比较大，如果早来两年就好了。"

故事D 谢谢"菩萨"救了俺的娃儿

俺家祖祖辈辈生活在农村，到了俺们这辈儿，也算是遇到了好光景，可以到城里来打工，做上两个月抵得上爹娘在家里辛辛苦苦忙上一年的收入，可惜不幸的事又偏偏发生在俺们家里。在跟老公出来打工的日子里，俺怀孕了，可能因为一直没休息，怀孕还不到7个月，娃儿就提前出生了，出生时才3斤2两，刚生下来的时候还喘不过气来，小脸儿憋得都发青了，最后才哭了出来，医生说差点儿就保不住了。回家后不久，俺们就觉得娃不对劲儿，经常两只胳膊缩在一起，两条腿绷得紧紧的，全身都硬邦邦的，头还老往一边儿偏。到医院检查后，医生说是"小儿脑瘫"，而且这病很难治，建议俺们到专业的脑瘫康复医院看看或许还有希望。俺们带着娃来到脑瘫康复治疗专家刘振寰教授的诊室，刘教授说俺这娃属于"痉挛型脑瘫"，病情比较重，不过发现得早，经过长期康复治疗也有达到日后生活自理的可能，最好是选择先住院做全面的康复治疗，然后再做定期的门诊康复治疗。但每个疗程几千块的治疗费用，让俺们心里刚燃起的希望又破灭了，不要说一个疗程了，就是几天的治疗费也顶俺俩一个月的工资了。可能俺为娃儿不幸的命运而难过的表情被刘教授看到了，他最后给娃儿的命运开辟了第三条路——家庭康复，不但让治疗师给俺们指导了家庭训练、按摩的方法，临走时还送给俺们《让脑瘫患儿拥有幸福人生》。刘教授的菩萨心肠确实让俺们非常感动。之后的日子里，为了孩子，俺们辞掉了工作回到老家，全家人一有空就学习家庭康复治疗方法，每天一有空就给孩子做，还自己制订康复计划，制作了几个康复器材，并经常得到教授在电话中的关心与指导。经过1年多的家庭康复治疗，娃儿真的没以前那么硬了，还可以自己坐着吃东西、玩玩具。俺们全家寻思着，经过俺们的努力，孩子一定能站起来走路，这还得感谢"菩萨"救了俺的娃儿。

以上4个孩子不同的经历、不同的命运，说明脑瘫患儿的命运不仅掌握在医护人员的手中，更重要的是掌握在患儿家长的手中。家长尤其要注意以下几方面的问题：

①对于小儿脑瘫一定要遵循"三早"的原则，即"早发现，早诊断，早治疗"。这就要求广大家长对孩子，尤其是对伴有高危因素的小儿要进行认真细致的观察，及时到医院专门科室就诊，做到早发现，并尽早做出相应的诊断，这些都是为早治疗打下基础。因为3岁之前，尤其是1岁之前是大脑发育，同时也是脑瘫患儿治疗的黄金时期，过了这个特定时期，康复治疗的难度要大很多。

②即使是还不能诊断为脑瘫的一些有着高危因素的小儿，尤其是运动或智力发育落后的小儿，也要进行早期的干预。其实早期干预的过程，本身就是早期运动、智力开发的过程，就是促进脑发育的过程。国外也报道，经过早期干预的正常儿，比未经过早期干预的正常儿在日后的生活学习中，运动、智力发育水平要高一个层次。

③发现孩子有问题，要到专科医院找专科医生检查。因为，很多医生对小儿脑瘫的认识尚不深入，难免会造成误诊，有些还认为是不治之症，延误了最佳的诊治时机。

④脑瘫康复是一个长期的过程，需要家长为之建立信心、付出爱心、增强耐心。目前有关脑瘫康复的治疗机制还不太完善，即使没有经济条件，经过正确的指导，通过长期持久的家庭康复治疗，也会获得满意的疗效。

最后，小儿脑瘫的治疗不是一分耕耘一分收获，而是要经过医院、社会、家庭长期艰苦的努力，也许十分的耕耘才能获得一分的收获。让我们与广大患儿家长携起手来，把握好脑瘫患儿的命运之舵，扬起希望的风帆，为让患儿回归社会而共同远航。

发现脑性瘫痪征兆

脑性瘫痪患儿出生后由于神经功能受损，在许多方面都可表现出异常，如易惊、易哭闹不安、睡眠差、哺乳困难等，有时难与正常儿相区别，但如果患儿存在围产期的一些高危因素则应予以高度警惕。本节提示了脑性瘫痪患儿一些早期征兆。

由于小儿脑组织处于生长发育的阶段，当损伤后，根据发育神经学的观点，必然会影响小儿姿势、运动、反射、肌张力等方面的发育，表现出中枢神经运动功能发育的未成熟性，出现比同龄儿明显延迟的运动发育，或因中枢神经抑制功能减弱，引起下级中枢的释放症状，出现异常姿势、异常姿势反射等症状，所以脑损伤后不可能与正常儿一样。如果我们仔细观察，一定会发现异常，首先是脑性瘫痪的早期症状。根据临床特点，不同时期脑性瘫痪患儿在各方面的发育都比同龄正常儿童差，如全身发软、无力或四肢发紧；易惊、角弓反张，少动或过多乱动；喂奶时出现吸吮无力、吞咽困难或经常呛、噎、吐奶；婴儿的嘴不能很好地闭合，哭声微弱或尖叫阵阵；2~3个月时，还不会笑、抬头；莫名其妙地阵发性哭闹或持续哭闹；3个月手仍不会张开，手指紧握；4~5个月还不会翻身；8个月还不会坐；9个月不会抓、握，也不会把手放到嘴边；智力发育也落后于同龄正常儿童。此外，婴幼儿时期原始反射残存，应该消失的原始反射不消失，应该相继出现中脑水平的立直反射与皮层水平的平衡反射不出现，说明脑组织损伤后出现反射发育障碍，也是婴幼儿时期脑性瘫痪的又一特征。

及时就诊，明确诊断

婴幼儿期中枢神经系统的神经功能尚未发育成熟，是中枢神经系统代偿的最佳时期。本节提示了如果在此阶段能够做出诊断并积极治疗脑性瘫痪，尤其是6个月以前，预后较好。

注意发现孩子的运动发育迟滞和异常，特别是妊娠和围产期有以下高危因素时。

1.早产因素

过去一直认为脑性瘫痪的病因学是早产、窒息和核黄疸三大因素，但近年来的研究发现，脑瘫的发病是一种多因素作用的结果，随着围产医学的发展、产妇保健意识的提高，出生窒息、核黄疸明显减少，早产儿、低出生体重儿的存活率显著增加，与其相对的是，早产儿脑性瘫痪的发病率事实上却呈上升趋势。由于婴儿体重极低及早产，脑组织发育不成熟，易受到各种因素作用，从而导致脑组织进一步损伤，引起以痉挛型脑瘫为主的各种类型脑瘫。一般来说，体重越轻，发生脑瘫的概率越高。同时，引起早产的高危因素如宫内感染、妊娠后期的外伤等，也是导致脑瘫的危险因素。

2.多胎妊娠

随着促排卵和试管婴儿技术的应用，双胎和多胎的发生率有增高趋势。双胎和多胎与早产、低出生体重关联紧密，其脑瘫的发病率远比单胎儿要高。

3.宫内感染

细菌、病毒、微生物侵入羊膜腔，从而使感染波及胎儿的脑组织，产生炎症反应，致局部的神经元坏死、丢失，引起中枢神经系统的先天畸形甚至宫内死亡。如先天性巨细胞病毒（CMV）感染常伴有脑瘫、癫痫、弱智等中枢神经后遗症。在癫痫、脑瘫、神经性耳聋患儿中，弓形虫检出率显著增高。孕妇感染弓形虫后，可通过胎盘引起胎儿感染，可发生流产、早产、死胎及先天畸形，孕早期感染较孕晚期感染后果严重；胎儿感染了弓形虫后，可造成多脏器损害，在胎儿出生后，逐渐表现出来，最多见的为中枢神经系统损害，可出现脑积水、小头畸形、智力低下等；眼部损害也很常见，表现为脉络膜视网膜炎、白内障、视神经炎、虹膜睫状体炎等；此外还可有心肌炎、黄疸、贫血及消化系统损害等。

4.遗传性因素

一些脑瘫患儿可有家族遗传病史，在同辈或上辈的母系及父系家族中有脑瘫、智力障碍或先天畸形等。近亲结婚出生的儿童中脑瘫的发生率增高，目前早产、感染和遗传正成为小儿脑瘫发病的三大因素，并互相影响、互相促进。早产、低出生体重、窒息、缺氧缺血性脑病和宫内感染等都与遗传因素密切相关，遗传因素可导致对感染和外界不利因素的易感性和（或）胎儿本身发育的缺陷，同时感染本身又是导致胎儿本身发育缺陷的重要因素，以上两者均可导致早产。生育过脑瘫患儿的妇女，随后所生的子女脑瘫再发风险增加，提示有与之相联系的遗传学基础，并可能有易感基因的存在，但这也不能排除家庭环境因素或其他生物因素的作用。

5.环境污染

空气污染可危害孕妇子宫中的胎儿，吸入污染程度较重空气的孕妇，其胎儿发生持久性基因变异的概率较正常水平增加了约50%。铅是一种对人体无任何生理功能的有毒重金属，不但普遍存在于自然界中，而且广泛应用于工业生产中。室内环境污染如装饰装修使用的油漆、涂料和胶黏剂造成的甲醛、苯、放射性等污染容易造成胎儿发育畸形。甲醛存在于人造板材、保温及绝缘材料、涂料、塑料贴面等之中。医学研究证明，妇女对甲醛、苯的吸入反应格外敏感，妊娠期妇女长期吸入甲醛、苯会导致胎儿发育畸形。随着职业女性在办公室里工作时间日益延长和各种家用电器的普及，电磁辐射充斥室内空间，直接影响到妇女的循环系统、免疫、生殖和代谢功能，破坏人体特别是妇女固有的生物电流及其磁场，进而引起体内的生态平衡失调，也可引起妇女生育畸形。接触强烈噪声不仅会对孕妇的健康产生危害，而且也会对胎儿产生许多不良的影响，噪声经常引起子宫收缩，影响胎儿的血液供应，进而影响胎儿神经系统的发育。长期接触噪声的女性，其所生婴儿的体重比其他地区新生儿的体重低，说明强烈噪声很可能影响胎儿的发育。此外，母亲接触强烈噪声还可对胎儿的听觉发育产生不良后果。国外的一些研究表明，孕妇在怀孕期间接触强烈噪声（100分贝以上），婴儿发生听力下降的可能性增大。这可能是由于噪声对胎儿正在发育的听觉系统有直接的抑制作用。近年来，人们非常关注甲基汞致神经损伤作用而引起脑瘫，甲基汞是一种神经毒素，高剂量可导致智力障碍。

家长应带孩子及时就诊，只有早期发现，才能做到早期治疗。因为脑和神经系统的发育在3岁前最快，早期脑的可塑性大，代偿能力高，恢复能力强，另外，性格形成主要在学龄前期，特别是教育、心理、身体的康复应越早越好。通过动物试验观察，由于缺氧所致出生时脑损伤，于4～6个月以后，在初期原发性变异的基础上，可产生广泛的继发性变异，发生挛缩及变形，可使异常姿势固定化，这就给治疗带来很大困难。

脑性瘫痪的早期诊断实际上为脑性瘫痪的早期治疗开辟了一条新的途径，即在疾病初期，在异常姿势和运动尚未固定化之前就要开始治疗，这就有可能变不治之症为可治之症。这一点已被世界各国学者所证实，并且已为越来越多的人所接受。但是脑性瘫痪的早期诊断只靠一般的神经学检查是做不到的，必须在掌握小儿神经正常发育的基础上，结合伏易特姿势反射等特殊检查才能做到。因此脑性瘫痪的早期诊断过程又是一个正确评价婴儿神经发育的过程，这不仅有利于脑性瘫痪早期诊断，而且还可对儿童保健及优生优育提供神经学的方法及诊断依据。因此，当怀疑孩子有中枢神经系统功能异常时，应及时到小儿神经科就诊。

案例十七

陈××，男，3个月，诊断为运动发育迟缓及脑白质发育不良，入院接受治疗。入院时患儿竖头不稳，头控能力差，俯卧位抬头60°，不能翻身，双上肢肌张力高，双手紧握，拇指内收，双手不会主动抓物，手、口、眼协调能力差，双下肢紧张，脚趾屈曲，四肢肌张力高，肌力低。智力发育测试：社会适应DQ=56分，大动作DQ=36.2分，精细动作DQ=47.2分，语言DQ=57分，个人社交DQ=52.8分，粗大运动功能测试量表评估5.7分。

根据其障碍，制订第一疗程（20天）康复目标：抑制异常姿势，降低肌张力，促竖头稳，翻身完成。

物理治疗方案：

①抑制异常姿势，降低肌张力。

②促头控能力提高：肘支撑抬头重心转移头控训练；单肘支撑头控训练；俯卧位拉起训练；扶坐位前、后、左、右头控训练。

③促翻身训练：躯干体轴回旋训练；双肘支撑到单肘支撑重心转移训练；利用玩具诱导翻身训练。

物理治疗训练每天40分钟，教给家长正确的抱姿，如平时生活护理中不能出现双上肢内旋外展姿势，喂奶时注意不要把靠母亲身体一侧的小手放在幼儿腰后，避免出现上肢内旋外展异常姿势；用奶瓶喝奶时应让患儿双手抱住奶瓶；平时教患儿吸吮大拇指，练习用手抓物；指导家长给孩子听莫扎特的音乐，每日聆听6～8次，每次30～40分钟；教给家长进行家庭康复训练的内容：诱导翻身训练，伸手抓物训练，皮肤感知觉训练，每天半小时。

经过20天康复治疗，患儿会从俯卧位翻身到仰卧位。双手握拳时，拇指内收消失，但双肩关节仍紧张，在哭闹时仍会出现双上肢内旋外展紧张，双下肢紧张较前缓解。康复目标再修改：抑制异常姿势，降低肌张力，促翻身及坐位立直建立。物理治疗训练方案如下：抑制异常姿势，降低肌张力。鲍巴斯手法抖肩训练；鲍巴斯手法放松双下肢以及增强足底感觉训练；促翻身训练，躯干体轴四旋训练；玩具诱导翻身训练；促坐位立直建立；手支撑训练；鲍巴斯手法重心转移躯干控制能力训练；手法刺激腰背部促脊柱伸展训练；坐在鲍巴斯球上平衡训练。由于患儿双上肢支撑负重能力差，所以教家长平时多让患儿双手推镜子、推球。玩耍时，家长扶着患儿双肘关节，患儿手掌对着家长手掌，玩"你推我、我推你"的游戏，让患儿在莫扎特音乐背景下玩耍和训练，取得更好的效果。

再经过40天康复治疗，患儿7个月时能完成俯卧位半手支撑，但由于双肩关节紧张及单肘支撑力量差，可以弯腰撑手坐片刻。患儿反应很灵活，与医生、护士可以进行沟通交流，笑声、笑容非常可爱。在医生的定期指导与家庭康复下，患儿9个月时能完成翻身、独坐，可以顺畅四爬运动，咿呀学语，可以叫"妈妈"，遂嘱咐家长每周来医院进行康复训练及指导一次。教给家长家庭康复训练：仰卧位到正坐位到四爬位姿势转换。

孩子经过7个月的医院康复和家庭康复治疗，双上肢紧张基本消除，会四点跪爬，跪位完成良好，站位立直建立。指导家长康复物理治疗方案：直跪训练，单膝跪位训练，蹲起训练，独站训练。家长积极配合，认真完成家庭康复训练项目。11个月时孩子已经会爬楼梯，能独自站位10分钟，可以牵一只手行走10米，双手可以灵活抓握物体和玩玩具，语言、智力已经恢复正常。智力发育测试：社会适应DQ=128.3分，大动作DQ=96.8分，精细动作DQ=118.2分，语言DQ=110分，个人社交DQ=120.2分。

家长在医生的指导下，继续对孩子进行音乐早期教育、智力早期开发、运动平衡协调训练。患儿经过一段时间的调养，进行门诊康复训练，每周两次，同时教给家长家庭康复的训练方法。孩子12个月时来看门诊，已经走得很好，语言、智力发展很快。2岁半上幼儿园学习，是班里的讲故事小能手，在小班和大班一直是最优秀的小朋友。孩子身心发育、人格发育都很正常，令人欣慰。

正视现实，充满爱与信心

脑性瘫痪是引起小儿运动障碍的主要疾病，严重影响小儿身心发育，也给社会和家庭增加了负担，但并非不治之症。本节提示脑性瘫痪患儿家长应正视现实，积极参与治疗，为患儿争取良好预后。

一旦孩子被确诊为脑性瘫痪，首先受到打击的是孩子的家长，特别是在初期，他们难以接受这个事实，对家庭有一种负罪感，对孩子有一种失望和可怜的矛盾心理；更有一些家长根本就不承认自己的孩子患有脑性瘫痪，这些心理障碍会妨碍对孩子的治疗，有的孩子可能会失去最佳治疗时机，造成更不幸的后果。脑性瘫痪患儿由于肢体运动障碍，社会活动受限，他们更依赖父母，较正常儿童需要更多的爱抚，父母应义不容辞地承担起责任和义务，在生活上给予无微不至的关心与照顾。更重要的是，家长要有一个正常的心态，要克服本身的心理障碍，才可能避免和减少孩子的心理疾病。随着对脑性瘫痪防治研究的深入，相信对脑性瘫痪的治疗及提高脑性瘫痪患儿的生存质量必将有突破性进展，家长应对脑性瘫痪患儿的治疗充满信心。

案例十八

患儿李×，来自福建省，系手足徐动型脑性瘫痪，来我院治疗时已经4岁。当时患儿会翻身，会坐，会爬，不能直跪，不会站、行，存在非对称姿势，手足徐动明显，紧张时头背屈，呈角弓反张模式，流涎，只能说简单的词，吐字不清，只有妈妈能听懂孩子说什么。刚来我院时，由于孩子免疫力低下，经常感冒、发热。由于远离家乡，生活上又有很多不便，当时家长的心情不言而喻，经常以泪洗面。医护人员开导她，给予她帮助，这位患儿的妈妈最后选择了留下来坚持治疗。孩子的进步使她更加坚定了信心，为了不中断体疗训练，她在医院附近租房，天天来门诊做治疗。妈妈鼓励女儿说，只有坚持治疗才能和其他小朋友一样上幼儿园、打球、跳舞。妈妈手上始终拿着花花绿绿的幼儿书籍，我们很少看到妈妈发脾气训斥孩子。经过一年的治疗，现患儿会独站，能独行10米左右，角弓反张模式消失，流涎消失，语言表达能力明显提高，吐字较前清晰，能与人进行简单交流，会唱歌、背儿歌、背唐诗。孩子的性格开朗，活泼可爱。

齐心协力帮助孩子

脑性瘫痪患儿常伴有不同程度的残疾，但通过康复手段并创造条件，他们的各种能力将会明显提高，同样可以为社会做出贡献。本节提示脑性瘫痪的全面康复工作需要医疗康复机构、社区、家庭的共同参与。

随着医疗卫生事业的发展，绝大多数脑性瘫痪患儿得以生存，他们本应享有平等的权利、机会和责任，但现实生活并非如此。残疾给脑性瘫痪患儿和其家人带来了巨大的经济和社会负担，也给脑瘫患儿的家庭带来巨大的感情伤害。但他们在功能、生活、学习、参与家庭和社会生活乃至将来的工作等方面，不同程度地存有潜力，通过康复手段并创造条件，他们的各种能力将会明显提高，同样可以为社会做出贡献。由于多方面因素的制约，大部分脑性瘫痪患儿不可能在医院长期接受治疗，在社区和家庭中对脑性瘫痪患儿进行坚持不懈的康复训练是最佳途径。社区康复和家庭康复具有有效、经济、简便易行的特点。脑性瘫痪患儿不脱离社区、不脱离家庭，在日常生活中与家庭成员、朋友之间维持尽可能多的联系，有助于动员脑性瘫痪患儿的家属、邻居、志愿人员的参与。家庭是孩子最自然、最安全的生活环境，免去了在医院环境中的恐惧与陌生。利用社区及家庭的资源和条件，自制简易的器材、用具等，用于脑性瘫痪患儿康复训练和日常的辅助用具，家长有目的地让患儿参与家中的一切活动，帮助患儿逐渐适应与家庭成员之间的交流与沟通，主动摆脱对家长的依赖，在与同龄伙伴一起做游戏、饮食、行走等活动中发挥能动性。社区对脑性瘫痪患儿康复工作内容还应包括提高社区领导对脑性瘫痪患儿康复工作的认识，从人力、财力、物力、组织管理上给予指导、支持与协助，制定有关政策，动员社区成员，特别是患儿家庭成员参与这项工作。以社区为基地，以资源中心为指导，以家庭为基础，因地制宜，开展各种康复治疗和训练，为脑性瘫痪患儿提供以医疗康复、教育康复为主的全面康复。

家长参与训练，以便培训孩子

　　脑性瘫痪的康复治疗是一个长期的过程，本节提示脑性瘫痪康复工作是康复医生、护士、家长、患儿共同努力的治疗过程。家长与家庭成员参与对患儿的康复治疗，对治疗效果起到至关重要的作用。

　　脑性瘫痪的治疗需要康复医生、护士、家长、患儿共同的努力。脑性瘫痪的康复治疗是一个长期的过程，许多训练动作常需在一对一，甚至二对一的情况下才能完成，仅靠治疗师每日几小时的训练不可能解决患儿的全部问题。因此，应该将治疗的基本原则贯穿于患儿的日常家庭生活中。要达到这个目的，必须强调让家长参与治疗。家庭是儿童最熟悉的环境，家长是儿童最初的老师，父母给患儿做训练，不仅可以一对一地个别化训练，而且不受时间和空间的限制，又最容易消除患儿的心理障碍，使患儿积极配合，取得较好的训练效果。因此，治疗师的重点不仅仅是治疗患儿，还必须训练家长，教会家长掌握基本的训练方法和原则，保证患儿在家庭中能得到合理的治疗。治疗师与家长密切配合，对脑性瘫痪患儿的康复是极其重要的。脑性瘫痪患儿的护理，同样是一个长期而艰巨的过程，患儿不可能长期住院治疗，因而医护人员需要教会家长基本护理手法。经过长期家庭康复护理才能收到更好的效果，巩固患儿的治疗和训练效果。

立即行动，实施康复训练计划

脑性瘫痪是儿童残疾的主要原因之一，本节提示早期发现、早期干预是防止残疾发生的关键，早期治疗实施康复训练，可以预防残疾程度加重，以及防止挛缩、畸形等二次损伤。

脑性瘫痪患儿除运动功能障碍外，智力水平亦多低于正常水平，且伴社会适应行为缺陷，但随着年龄的增长和脑的发育，运动功能和智力有一定程度的提高，本着"用进废退"的生理原则，对脑性瘫痪患儿进行早期干预，并运用有系统和有组织的教育和训练，起到补偿矫治作用，是脑性瘫痪患儿的重要康复途径之一。对于脑性瘫痪患儿的早期康复和教育可减轻发育过程所受的破坏并阻止各种障碍的发生，如肌肉纤维化、肌肉萎缩、肌腱挛缩、关节变形。训练和教育宜在有一定设备的专门机构中进行，在专职人员指导下实施，但在家庭中进行训练和教育也能取得较好效果。主要康复手段有语言训练、认知训练、运动训练、音乐疗法、整形器械、支具等。不同病情程度的脑性瘫痪患儿的学习能力与需要具有极大的个体差异，因此康复训练计划也必须因人而异。脑性瘫痪患儿有思想，懂感情，也有求知欲望，因此，必须对脑性瘫痪患儿进行早期教育，挖掘其潜能，启迪其心智，要给他们合理的智力刺激和运动量，在实施教育上应特别注意培养其自信心。在运动训练过程中，要按照婴幼儿正常发育规律进行训练，制订出切合实际的康复训练计划，循序渐进。脑性瘫痪的康复治疗是一个长期过程，因此家长一定要参与治疗，掌握基本的训练方法和原则，配合治疗师，保证患儿在家庭中能得到合理的治疗，这是极其重要的。

根据脑性瘫痪的程度不同，所制订的康复目标和训练计划也不同，除肢体功能障碍的康复训练外，轻度脑性瘫痪患儿的目标应该是培养其日后能在社会上有效地工作与生活，学前教育更应注重感知训练，包括视、听、触、味、嗅觉等，按其不足进行有计划的训练，小学和中学除文化知识的学习外，应加强社会适应、语言、知觉、动作和自理等训练，以应付生活所需。中度脑性瘫痪患儿学前及小学阶段的康复目标应以生活自理和动作训练为主，兼以社会适应、沟通与实用技能等，培养独立生活和适应环境的能力，尽量减少照顾程度。重度脑性瘫痪患儿往往伴有多种障碍，对医疗服务的需求相当迫切，应加强护理，尽量减少别人的监护和照顾程度。

重在预防和及早干预

脑性瘫痪的发生给家庭、社会带来沉重的负担，对于患儿本身来说，更是一种磨难和痛苦，其康复治疗所需付出的人力、物力代价甚高，且治疗越晚结局越令人失望。因此，防止脑性瘫痪的发生及防止脑性瘫痪后的继发损害是非常重要的。根据现代医学的三级预防观点，本节将介绍预防脑性瘫痪的一些具体措施和早期干预的意义。

脑性瘫痪可发生在出生前、出生时和出生后。最重要的是预防阶段，即一级预防，主要目的是防止脑性瘫痪的产生，即预防能导致脑性瘫痪的各种感染、外伤、缺氧、出血、药物、代谢等致病因素的发生，尤其要注意孕妇在围产期的保健和防止各种损伤的发生。

1.出生前预防

实行婚前保健，避免近亲结婚，杜绝先天性缺陷，阻断遗传病延续，提高生育质量。患严重下生殖道及泌尿道感染性疾病或接触致畸物质（毒物、放射线等）的育龄妇女应尽量避免怀孕。对准备结婚的男女双方进行性卫生、生育和遗传病知识的指导，开展优生优育的教育。生育年龄不宜过早，也不宜过晚。一般来说，妇女的生育年龄宜在35岁以前为好；做好孕期保健，定期产前检查，增加营养，以利于胎儿的发育。怀孕8周之前应避免各种感染，尤其是病毒感染，如风疹病毒、巨细胞病毒、疱疹病毒等。不要随便使用药物，尤其是阿司匹林及一些镇静药、麻醉药，避免接触有毒有害物质，如农药、放射线的照射。重视产前监护，预防早产、难产，特别是农村偏远地区孕妇，应到正规医院分娩，科学接生。

2.预防早产

保证充分的休息和睡眠，放松心情，不要有压力。多吃水果、蔬菜，保持大便通畅，防止腹泻。不宜进行激烈的运动。坚持做好产前检查，及时发现疾病，积极治疗妊娠合并症，对有流产、早产史的孕妇重点监护。孕期应加强营养，避免精神创伤，不吸烟、不饮酒，避免被动吸烟。妊娠晚期绝对禁止性生活。孕期要定期胎检，以防早产及低体重儿出生，一旦出现早产迹象，应马上卧床休息，并且取左侧位以增加子宫胎盘供血量。有条件的准妈妈应住院保胎。

3.预防感染

宫内病毒感染对胎儿的影响与怀孕时期有关，在妊娠头3个月宫内感染病毒，胎儿患先天性畸形的发生率较高。感染越早，发生畸形机会越大，严重时还可使胎儿在宫内死亡、流产或早产。孕期特别是孕早期尽可能少去公共场所，不要接触传染病人，并注意卫生，增强身体抵抗力，以减少感染机会，从而保证腹中胎儿的安全。弓形虫常通过家畜如猫、狗等传染给人，而猫是最主要的传染源。此外，吃生的或不熟的肉也可被感染。所以孕妇应注意避免接触猫，不食用生的或未熟肉食，切生肉后洗手，肉类保证熟透。胎儿感染的产前诊断发展很快，在B超引导下，可进行羊膜腔穿刺、胎膜或脐带穿刺、绒毛采集等。对这些穿刺物进行病原体检测、抗原检测或应用PCR技术检查病原核酸。这些技术的发展对胎儿感染的诊断和处理有很大帮助。

4.预防环境污染

注意严格控制家庭和幼儿园的室内装饰装修材料的质量，家庭装修时应避免使用含铅材料，如含铅油漆等，特别是一些有颜色的涂料、油漆和壁纸，一定要按照国家标准购买。国家对油漆、涂料、壁纸等材料的铅含量都有严格的控制标准，超过国家标准的材料坚决不能使用。

围产期的预防是指妊娠满28周到婴儿出生后7天的这一时期。预防新生儿窒息和颅内出血，对出生时有异常的新生儿予以特别关注。千方百计治好原发病，如中枢神经系统感染、头部外伤、呼吸障碍、心脏停搏、持续痉挛、高胆红素血症等。原发病治疗得越彻底，遗留的损伤就越轻，甚至可以得到痊愈。生活质量要求的提高，对儿童的健康提出了更高的要求，在影响儿童生命健康的各项因素得以控制的情况下，随着人民生活水平及医疗技术的发展，早产儿、低出生体重儿、重度窒息儿等的抢救成功率大大提高，严重窒息的发生率明显降低，但在这些存活的高危婴儿中发生脑性瘫痪、智力低下的危险性远远高于正常婴儿群体。由于儿童处于生长发育期，具有很强的可塑性，早期发现问题和早期干预可以明显改善预后，降低残障率。临床工作中我们发现，目前人们对脑性瘫痪的认识有很多误区，甚至一部分医务人员认为脑性瘫痪是不可治疗的疾病，更没有早期诊断和早期干预的概念。因此，积极推广宣传脑性瘫痪的新知识、新技术，让家长认识到疾病的危害性和通过日常活动的细节发现问题，使医务人员重新认识脑性瘫痪，有十分重要的意义。为贯彻《中华人民共和国母婴保健法》"保障母亲和婴儿健康，提高出生人口素质"的宗旨，降低儿童病残率，应大力开展社会宣传和健康教育活动，使医务人员、家长充分认识到脑性瘫痪的危害性、可治性、早期诊断的可能性、早期干预的可防治性、提高脑性瘫痪的早期识别率，推广简单易行的诊断和早期干预技术，使基层及社区医疗机构等初级机构也具备脑性瘫痪防治的基本技术，实现脑性瘫痪患儿家庭社区康复模式。

对于已经造成损害的脑性瘫痪患儿，应当采取预防措施，防止发生各种残疾。关键是临床上应做到对脑性瘫痪的早期发现、早期诊断，采取中西医结合的综合治疗措施进行早期干预治疗，治疗越早预后越好，甚至可以达到临床痊愈。

当脑性瘫痪的功能障碍和残疾症状明显出现后，应该及早地采取一切可能措施预防其发展成残障，而保存现存机能，包括各种康复治疗，如运动疗法、作业疗法、心理治疗、语言治疗，以及应用支具、辅助器具、轮椅等，还包括教育康复、职业康复、社会康复等，提供教育及职业康复机会，以减少残障给个人、家庭、社会造成的不利影响。

脑性瘫痪的手术治疗

有些痉挛型瘫痪的病例，患儿不仅存在肢体运动功能的障碍，同时由于部分肌肉群长期处于痉挛状态，还会进一步引起关节的肌腱挛缩，以及关节的正常位置发生改变，严重者造成关节的畸形，甚至关节脱位。如果不将这些发生畸形和脱位的关节进行矫正和复位，就很难仅仅通过运动锻炼来达到使关节的运动功能得以恢复的目的。因此，必须借助外科手术对关节进行矫正和复位，才能取得更有效的治疗效果。本节介绍了脑性瘫痪手术治疗的目的、适应证和主要方法。

1.脑性瘫痪手术治疗的目的

小儿脑性瘫痪的手术治疗并不是针对原发病灶进行治疗，而是对因脑性瘫痪所造成的肢体运动障碍进行手术矫正治疗。从治疗和运动康复的角度出发，借助外科手术对发生畸形和脱位的关节进行矫正和复位，并配合运动锻炼，才能取得更显著的治疗效果。因此，外科手术的目的，主要是为患儿的运动功能康复训练和日后生活能力的恢复奠定基础。因此，我们千万不能把手术治疗当成一劳永逸的根治方法，而应将手术看成促进患儿功能康复治疗过程中的一种手段。

2.脑性瘫痪手术治疗的适应证

痉挛型脑性瘫痪，其他痉挛性瘫痪，如脑炎、脑膜炎、脑外伤后遗症。一般来讲，对于小儿脑性瘫痪患者的下肢手术多在4岁以后进行，有时根据特殊情况也可选择在3岁以后进行；对于患儿的上肢手术则多在7岁以后进行，肌肉与软组织手术应在6岁以后进行；进行关节矫正或各种骨性手术，须在12岁以后进行。

3.脑性瘫痪手术治疗的主要方法

从手术主要涉及的组织类型看，主要有神经手术、肌肉肌腱手术及骨关节手术3种选择。神经手术一般常用的手术种类有闭孔神经前支切断术，主要使大腿内侧肌肉群的痉挛得以缓解；比目鱼肌神经分支切断术，主要使小腿背侧肌肉群的痉挛得以缓解；选择性脊神经后根切断术（SPR），由于脊神经后根在分布上贯穿于整个脊髓的全长，因此脊神经后根切断术具有很强的选择性。总之，在各类选择性的神经切断手术中，如何选择被切断的神经以及切断神经纤维数量的多少，都是以尽量减轻对周围其他组织的损伤和能够重新建立肌张力平衡以及肢体运动功能为宗旨的。肌肉肌腱手术，常用的手术方法有肌肉或肌腱切断术、肌腱移位术、肌腱延长术等，如内收肌腱切断术，以缓解内收肌群的张力；腘绳肌移位术，以缓解屈曲膝关节肌群的肌肉张力；跟腱延长术，使伸膝关节和足上提的肌群张力降低等。骨关节手术，常用的手术方法主要有股骨旋转畸形的截骨矫正术，大龄儿童足关节矫形术等。

4.脑性瘫痪手术治疗后的训练

由于在小儿脑性瘫痪的治疗中，外科手术并不是一种真正意义上的根治，而是在康复治疗过程中所采取的一种必要的手段，它的真正目的就是促进患儿的康复功能训练，并最终实现肢体功能的全面恢复。在接受外科手术治疗之后，患儿和家属应更清楚地认识到，既然手术已经为患儿的功能康复训练创造了有利的条件，就应把握时机，在医务人员的指导下加紧康复锻炼，以保住经历手术和其他各种努力所培育的胜利果实，这是术后患者和家长必须关注的核心问题。

脑性瘫痪的神经干细胞治疗

1.干细胞移植在脑性瘫痪治疗中的应用

尽管治疗脑性瘫痪的方法很多且取得了一定的疗效，但脑性瘫痪患儿的长期预后仍不容乐观，找到一种直接针对脑性瘫痪脑损伤病理基础的治疗方法一直为研究的热点。干细胞具有无限或较长期的自我更新能力，并能产生新的子代细胞，具有潜在的功效，在其他神经系统疾病（如脑卒中等）中的应用已取得较好的效果，使得人们对干细胞移植的应用前景相当乐观。所以近年来围绕着干细胞移植治疗脑性瘫痪进行了各种实验研究，并已逐渐应用于临床。

俄罗斯的研究小组曾对19名年龄10岁以下的患有脑性瘫痪、脑积水、癫痫等先天性疾病的儿童进行了实施干细胞疗法的临床治疗，有9名孩子的病情已经得到改善。其中，效果最为明显的是一名患有先天性失明的儿童。但相关专家同时强调，"我们目前并不清楚究竟是什么机能导致这一结果"，仍应谨慎对待这一疗法，"最主要是不要轻易肯定，也不要轻易否定，而是要小心谨慎地去继续研究"。

2.干细胞移植的机理及方法

干细胞作为一类未分化的细胞或原始细胞，是具有自我复制能力、能够分化成为至少一种功能细胞的早期未分化细胞；在一定条件下，干细胞可以定向分化成机体内的功能细胞，形成任何类型的组织和器官，即具有"可塑性"，因此被称为"源泉细胞""万能细胞"。研究表明，胚胎干细胞、神经干细胞在体外的培养中都可以分化成为神经细胞，并且已经在小鼠、大鼠模型移植实验中取得明显疗效。

神经干细胞移植一般需要以下几个阶段：体外分离、培养、诱导、扩增；移植治疗；观察神经干细胞植入脑内后迁移、增殖、分化、轴突生长、整合、移植效果。

3.干细胞移植适应证

利用神经干细胞，可以治疗脊髓侧索硬化及外伤所致的脊髓损伤、中枢神经系统肿瘤等；胰腺干细胞、肝脏干细胞，可以治疗慢性肝炎；角膜干细胞，可以重建眼表甚至再造角膜等。在小儿神经系统疾病中已用于小儿脑性瘫痪、脑发育不全、新生儿缺氧缺血性脑病、核黄疸等脑损伤疾病及遗传代谢病的治疗。通常认为，干细胞最适合治疗的疾病主要是组织坏死性疾病，如缺血引起的心肌坏死；退行性病变，如帕金森氏症；自体免疫性疾病等。

4.目前存在的问题

遗憾的是，虽然人们已经在动物实验上取得了令人鼓舞的进展，但是必须看到，有同样多的问题阻碍了干细胞移植向临床的推进。

第一，虽然胚胎干细胞、神经干细胞在体外培养中都可以分化为神经细胞，但是分化成为特定神经细胞的比例并不高，而且每次人工诱导分化都存在一定程度的差异，无法做到产出细胞完全均一。将尚未标准化的操作流程及其所产出的具有相当随机性的细胞直接移植给患者，这是难以想象的。

第二，其他组织干细胞如骨髓来源的干细胞，尽管也能向神经细胞分化，但几乎没有实验能够证明这些具有神经细胞抗原标记的跨胚层分化细胞的确是有功能的神经细胞。

第三，先前进行的移植实验甚至临床实验，所观察到的疗效并没有提供令人信服的物质基础。目前对神经干细胞的分化和功能修复机制还不甚清楚，移植后的细胞能否与体内细胞相结合，建立起正常的神经系统突触联系，还需进一步研究。神经干细胞在体内的存活与增殖也有待检验，移植到体内的神经干细胞与机体有无免疫排斥反应，移植的神经干细胞是否能获得成熟神经元的全部特性，也是我们仍没有搞清楚的问题。

第四，移植的安全性问题备受争议。应当注意到移植细胞造成感染、注入细胞所引起的炎症和排斥反应的危险等均需要进一步关注。另外，干细胞存在致瘤性是国际共识和研究焦点。

第五，移植的方法与时机问题仍有待进一步研究。目前神经干细胞可直接移植在受损部位周围，也可以移植在脑室内，甚至可从蛛网膜下腔直接注入，其机制与效果均不同，有待进一步明确。

因此，目前迫切需要全社会冷静地思考干细胞移植技术的基本理论和伦理问题，需要进行更大量的基础研究，需要更严格的临床实验和长期随访观察。干细胞移植技术目前还很不成熟，不宜推广，将神经干细胞移植真正应用于临床还要经历一段时间。

5.展望

随着研究的不断深入、动物模型的不断成功，神经干细胞移植将逐渐在临床治疗中得到应用，相信在不久的将来，神经干细胞移植将会在临床治疗各型脑损伤中发挥巨大的潜能，成为临床治疗脑性瘫痪的重要手段之一。神经干细胞移植对神经系统损伤的治疗有着广阔的前景。

儿童脑瘫康复专家访谈录

医院康复+家庭康复，脑瘫儿治疗新模式
——访广州中医药大学附属南海妇产儿童医院刘振寰教授

小儿脑瘫指的是出生前到出生后一个月内各种原因引起的脑损伤或发育缺陷所致的运动障碍及姿势异常，这种运动障碍和姿势异常会随着患儿的生长

发育不断变化，同时还会有智力障碍、语言障碍等伴随症状，给小儿的生长发育带来严重影响。

曾有统计显示，日本脑瘫儿的患病率为1.5‰，丹麦的患病率为2.08‰，挪威的患病率为2.34‰，而我国的患病率也比较高，在1.8‰～4.6‰之间。那么到底小儿脑瘫应该如何预防，又可不可以治愈呢？带着这些问题，本刊记者走访了广东省南海妇产儿童医院的小儿脑瘫治疗专家刘振寰教授。

无烟之罪

依琳是一家外资企业的人力资源主管，典型的"三高"（高收入、高学历、高身材）女性。都说职业女性最不愿意干的事就是生孩子。是呀，怀孕加分娩加产后恢复期，职业生涯起码得耽搁一年半。可是为了心爱的老公，依琳还是在30岁那年怀了宝宝。依琳是个凡事求完美的女人，为了生个完美宝宝，从得知怀孕那天起，她就辞了职，她要全心全意地享受孕育过程，至于以后的工作嘛，以她的学历和能力，她从来就没有担心过。

在怀孕初期的时候，依琳的丈夫子强就说要找个保姆照顾她，但是依琳不同意，她觉得自己的身体很好，加上刚辞职一下子少了这么多事做不习惯，正好借着家务打发一下时光。丈夫想想也有道理，就没再坚持。

以前，两个人的工作都忙，早餐一般都是在去公司的路上解决的，以填饱肚子为原则，午餐和晚餐也大多是在外面解决，所以他们的厨房用具是朋友中最少的，厨房也是保持得最干净的。现在不一样了，为了体现自己也能做个完美的家庭主妇，依琳买回了许多电器。但她很讨厌油烟味，所以购置的都是些不用"出烟"的用具，如微波炉、电磁炉、电汤锅等。这样他们就能吃到营养丰富、品种多样、卫生健康的三餐了。

开心的日子总是过得很快，依琳顺顺利利地度过了怀孕期，又顺顺利利地生了个闺女。可是他们的快乐却被女儿的一张CT片猝不及防地撞了一下，戛然而止。那是在女儿出生后的第三天，按常规来说，母女俩可以出院了，可是女儿却突然哭闹得很厉害，小脸涨得通红，血管隐隐可见，并且不愿意吃奶，医生检查后认为是颅脑压力增高所致，为了明确原因，就给宝宝做了个颅脑CT。结果出来后医生大吃一惊，宝宝左脑的区域呈现黑色，正常的脑部组织CT显像应该是白色，这意味着宝宝左脑积水或是萎缩或是软化，进一步检查发现宝宝的左脑呈大片软化状态，这意味着宝宝是个脑瘫儿。夫妻俩无法接受这个事实。悲痛、沉思后，他们认定了一个字：治。不管花多少钱他们也要把女儿的未来给买回来。

依琳是南方人，她比较喜爱中医，当她听说刘教授是中西医结合治疗脑瘫儿的专家时，赶紧抱着宝宝就赶了过来……治疗的第三个月，复查CT，发现黑色的区域缩小1/4，夫妻俩抱着片子像小孩子一样跳了起来，他们觉得女儿的未来开始出现了一丝曙光。

采访实录：

问：依琳的女儿后来怎样了？

答：总共治疗了一年的时间，因为他们的治疗意识很强，在孩子刚一查出有病的时候就来找我了，治疗的时机把握得非常及时，所以效果也非常好。一年后复查CT时黑色的区域已经完全没有了，脑组织的生长很正常。这个孩子是少数完全治愈的病例之一，非常幸运。

问：刚才您提到治疗的时机，那么脑瘫儿最佳的治疗时间是什么时候呢？

答：对脑瘫儿的治疗是越早、越及时，痊愈的概率就越大。最佳的治疗时间是半岁以内，超过半岁完全治愈的概率就会降低，6岁以后治疗的有效率就会大大降低。

问：依琳和丈夫都是比较注重生活质量的人，生育过程也没有发生什么意外，营养也不错，为什么会生出个脑瘫儿呢？

答：凡事皆有因，女儿得脑瘫正是依琳过于注重生活品质的结果。你有没有注意到故事中提到依琳很讨厌油烟味，所以她添置的电器都是"无烟"的？像电磁炉、微波炉这些都是简便生活的好手，但是依琳不知道的是这些家电所产生的磁物理辐射是很强的，它们比我们所熟知的手机、电脑的辐射要强得多。尤其是在怀孕的前3个月，胎儿处于分化发育期，对外界的影响最为敏感，而依琳却天天处在这些辐射的包围当中，后果可想而知。除了上面提到的，辐射比较大的还有电吹风和消毒碗柜，怀孕早期的妇女也应尽量避免使用。另外，住所附近有高压电线、大型变压器、变电所的孕妇也应注意它们对胎儿的影响，有条件的应在孕期换个居住环境。这些都是妊娠期会引起脑瘫的原因。

问：众所周知，脑瘫是个花费大、耗时长的病，如果能防患于未然那是最好的了。您能跟我们谈谈，妊娠期还有哪些因素可能引起脑瘫吗？

答：中医有句话叫"上工治未病"，意思是最好的医生应该在疾病发生之前就阻止它，也就是你提到的防患于未然。妊娠期的因素在导致脑瘫发生的因素中占了20%～30%。除了上面提到的，还有就是宫内感染，如感染了巨细胞病毒、弓形虫、风疹病毒等，这些病毒有相当一部分是接触宠物引发的；或者是孕妇误食或接触了某些有毒物质，如汞等，引起胎儿期中毒；或者是由于化学物质引起了脑的损伤，如房子装修用的化学材料，所以如果家里有孕妇，在搬进新家前应进行检测，看装修材料是否达标；或者是神经、精神因素，比如长期处于高度紧张状态；或者家族有精神障碍、智力障碍等先天性遗传病；又或者孕妇吸烟、酗酒等，都有可能造成胎儿脑损伤，从而引发脑瘫。

早产生出个脑瘫儿，谁之过

月凉如水，梅儿倚在客厅的窗户旁边，看着窗外，泪水无声地滴落在手上、衣服上。忽然，角落里传来婴儿哇哇的哭声，霎时打破了夜的静谧。梅儿抬手抹了一把泪，快步走到婴儿床前，把宝宝抱了起来，一边哄着"宝宝乖，宝宝乖，宝宝不哭哦"，一边帮宝宝揉揉小腿。这时隔壁一间房里忽然传来了一个老妇人的声音："半夜三更的，吵什么吵，还让不让人睡觉了。"语气充满了不耐烦和焦躁。梅儿没出声，依然在哄着小宝宝，只是眼泪又不争气地夺眶而出。

恍惚中梅儿似乎又回到了高二那年，那是多么灿烂的时光呀，年轻、充满活力，未来有着无限的可能。也就是在这一年，梅儿遇到了政，一个有点儿腼腆但是心地善良的男孩，他们相约上了同一所大学，并很快成为恋人。不幸的是在他们即将毕业的时候，梅儿得了心肌炎，虽然治疗及时，但也留下了一些后遗症，比如不能做太剧烈的运动，不能拿太重的东西，不然就会心悸心慌，还受不得惊吓。没想到政的父母知道这件事后开始反对他们的交往，担心梅儿的身体不能给他们生个白白胖胖的孙子。政顶住了压力，梅儿很感动，毕业后毅然放弃了一家著名企业向她伸出的橄榄枝，跟着政回到了家乡工作。

政本来打算两个人一稳定下来就结婚的，没想到政的父母百般阻挠。梅儿的父母早年离异，母亲去了外地，她是跟着父亲和继母一起长大的，但和他们的感情很淡，工作后就没怎么来往，梅儿身边也没什么可以出主意的人。就在她很彷徨的时候，她发现自己竟然怀孕了，梅儿一下子懵了。政说既然这样，干脆结婚得了。但他没想到父母仍然坚持己见，还把户口本藏了起来，不让政拿去登记。

这样一来可苦了梅儿，在那个小地方，未婚先孕是会被人说三道四的。眼见梅儿的肚子一天天大了起来，政只得破釜沉舟，一天他趁着父母外出的时候，溜回家把户口本给偷了出来，两人匆匆忙忙去登了记，至于喜酒、婚纱照自然是没有的。政的父母很快就发现了，但木已成舟，他们也无可奈何，就是坚决不让梅儿搬进来住，无奈，他俩只得暂住在梅儿的宿舍。

梅儿经历了人生最痛苦的怀孕过程，两个人都没有生育经验，政的父母又不肯帮忙，梅儿还要工作，营养也跟不上，别人怀孕都养得胖胖的，可是她的小脸却比以前更瘦削，身心俱疲的梅儿在怀孕7个月的时候就早产了，生了个男孩。政的父母知道了，态度稍微缓和了些，去看了梅儿和宝宝，等梅儿和宝宝出院后，他们又让政和梅儿从宿舍搬回来和他们一起住。梅儿想，苦日子总算熬到头了，可没想到的是，宝宝出了状况，老是不停地哭闹，怎么哄都没用。更糟的是，梅儿发现宝宝的下肢非常僵硬，即使是睡觉的时候也是这样，梅儿和政赶紧把宝宝带到医院，医生认真地做了检查，神色凝重地告诉他们，宝宝得的是脑瘫，对他的生长发育会造成很大影响，及时治疗效果会比较好，但是要花费比较多的金钱和家长的精力。梅儿一听，眼前一黑晕倒在地上。

等她醒来已经是在自己的床上，忽然客厅里传来政的母亲那高八度的嗓音："早说她不会给我们家带来什么好运的，我们家这么几代人还没有人有过这样的病，肯定是她那边的基因不知道有什么毛病。早就叫你跟她分手，你就是不听，这下触霉头了吧。我是不会把钱花在一个以后生活自理都成问题的孩子身上的，我没这个闲钱。"梅儿越听越生气，她一个箭步冲出房门，大声说："我的孩子不用你们管。"从那天起，梅儿和政的父母再次形同陌路。之后梅儿和政带着宝宝走了好几家医院，但是收效甚微，梅儿又濒临绝望了，为什么会是她的宝宝？这是夜深梦萦时在她的脑海中反复盘旋的问题。

采访实录：

问：梅儿经常问自己，为什么得脑瘫的会是她的宝宝，这也是我非常想知道的问题。

答：梅儿带着孩子来的时候非常绝望，我详细问了她孕育过程中的一些事情，她的宝宝患脑瘫可能跟两个因素有关，一是上面提到的精神因素，她顶着男方父母反对和未婚先孕这两顶帽子，压力之大可想而知；二是早产，早产已被证实是引起脑瘫的围产期原因之一。

问：原来是这样，那围产期的原因除了早产还有哪些呢？

答：围产期因素在导致脑瘫发生的因素中占了70%～80%。除了早产，最常见的就是胎儿宫内窒息、宫内缺氧，娩出时由于助产导致胎儿缺氧窒息等，此外还有过期产、剖宫产、新生儿脑炎等，所以孕妇要注意听胎动以及听胎心音，若发现胎儿动静不对，应立即到医院进行检查，分娩应到正规的医院产科进行，尽量不要在设备不足甚至是证照不全的小诊所分娩，以免增加产伤发生的概率。

问：那梅儿的宝宝恢复得怎样？

答：她的宝宝属于痉挛型，经过半年的治疗，他的下肢已经比较松弛，能自己走几步路了。还需进一步的治疗。

问：梅儿他们的家境似乎不是很好，那他们的治疗费用是怎么解决的呢？

答：这是在脑瘫患儿家庭中普遍存在的问题，因为对于很多脑瘫患儿来说，治疗是一件经年累月的事情，家长不但要付出大量的精力，还要准备大量的金钱，但我国有近80%的脑瘫儿在农村，受交通、经济等条件的制约，很多脑瘫儿都得不到及时有效的治疗。我们医院针对这种情况，在这方面率先推出了医院康复与家庭康复相结合的模式。以梅儿为例，他们的经济状况经不起长期住院，同时双方都有工作，也不可能长期在医院守着孩子，所以当他们的孩子在医院突击康复治疗2～3个月后，我就会建议他们出院进行家庭康复治疗。为此，我们专门编著了相关的书籍，并且定期对家长进行培训，定期随访，以患儿的生活自理能力作为主要的随访内容。这样既节省了家长的时间，也为后续的治疗节省了金钱。

这家子，把治病当旅游

浩把自己的身躯深深地陷在宽大的皮质大班椅里。偌大的专属办公室里很安静，这间房子的隔音设备是当时浩亲自挑选的，外面即使吵得像街市一样，里面也能听到一根针掉在地上的声音。当然也没有哪个下属敢在外面大声喧哗。

丁零零，桌上的电话响了起来。浩的身子明显地紧了紧，他深吸一口气，从大班椅里坐了起来，接起电话，轻声地"喂"了一声。"赵总。"电话里传来的是他的秘书甜美的声音。"什么事？"浩的语气一下子硬了许多。"赵总，大环集团的总裁想跟你见个面。""我不是说了，除了一个电话号码，今天任何人、任何电话都不接的吗？"秘书明显地觉出了浩的不悦，赶紧解释说："赵总，我知道，可是大环集团的总裁来了好几次电话了，他说想跟你谈海边度假村的事。"要知道这可是公司今年最重要的开发项目，一个好秘书懂得在什么时候应不可为而为之。"这个不用你提醒，今天任何人、任何事都没有例外，你听明白了吗？""明白了，赵总。"秘书识趣地结束了通话。

时间像停顿了一样，过得格外漫长。终于电话铃声又再度响起，浩一把抓起来。"浩，浩，我们的儿子能坐了，他能坐起来了，还能走了，你听到了吗？你听到了吗？"电话里传出一个女人欣喜若狂的声音。"薇薇，薇薇，你笑了吗，你笑了吗？"浩也激动起来。"浩，我感觉自己又活了过来。太好了，我们的儿子会坐了。""薇薇，我马上飞去找你们。""浩，你快来，你要亲眼看看我们的儿子是多么棒！"浩缓缓放下了电话，脸庞也因为激动而微微发红。

有多久没有听到过薇薇的笑声了？哦，四年，足足有四年了，自从四年前发现刚生下来的儿子是脑瘫儿后，他就没在薇薇的脸上看到过笑容，以前一贯爱美爱打扮的她开始整天素面朝天，有时甚至连脸都不洗，堆得满满一桌子的名牌化妆品，她看也不看就给了保姆。唉，每次想起这个，浩的心就揪着痛。妻子怀孕的那段时间，浩正处于事业的低谷，各种债务逼得他透不过气，根本无暇分身照顾妻子，35岁的妻子自己一个人坚强地走完了这段孕育之路。温柔的妻子从来没有埋怨过他，直到发现孩子是个脑瘫儿。用后来医生的话形容，就是"放下去一堆，提起来一条"。什么意思呢，就是儿子到一岁的时候还不会坐，一放手他就软绵绵地趴在床上了，一旦你把他抱起来，他的双脚掌就会往内收，并且整个下肢都绷得很紧。

这四年来，浩的生活就是工作和陪着薇薇带孩子到全国各地去看病，有时，他们互相调侃说这是"全家旅游式治病"。是呀，以前浩的生意忙，虽然也要经常出差，但都是匆匆过客，而薇薇则常常独守家中。现在每到一个地方，陪儿子做完治疗后他们就会带着儿子在这些城市里四处逛逛，看看别处的风景以及别处的人生。说来也怪，自从儿子出生后，浩的生意就一天比一天好，四年后的今天，浩已经是某市房地产业界的老大了，身家早已过千万。

浩有时看着儿子，总会不自觉地说一句话："儿子呀儿子，你快些好起来，老爸打下的这片江山，将来可都是你的呀。"可是事情并没有如浩所愿，几年下来，儿子的病情并没有明显的好转。半年前他们找到了刘教授，刘教授帮他们的儿子做了检查，并看了颅脑CT等片子，也感到这是个比较棘手的案例，但看着浩和薇薇期盼的眼神，刘教授还是答应他俩试一试，以半年为期。两个月前，因为公司的事务浩独自一人飞了回去，留下儿子和薇薇，今天他等的就是薇薇的电话，一个比任何事、任何人都重要的电话，而且这个电话也没有让他失望。浩带着无比激动的心情看着窗外那一抹艳丽的夕阳，觉得生命重又焕发了生机。

采访实录：

问：浩曾经提到希望儿子接掌他打下来的江山，就您对他儿子治疗的情况来看，您觉得希望大吗？

答：脑瘫儿的表现除了异常姿势外，还有一些伴随障碍，如智能、行为、语言、视觉、听觉障碍和癫痫等。浩的儿子就伴随有智力障碍，而且他是重度脑瘫，目前最理想的康复目标就是让他以后的生活能自理，说到接管生意恐怕是不可能的了。

问：那造成浩的儿子脑瘫的原因是什么呢？

答：应该主要是母亲的原因，因为薇薇35岁，属于高龄产妇，高龄产妇也是导致脑瘫的原因之一，另外薇薇在怀孕的时候由于丈夫浩没有过多的时间陪伴及照顾她，估计也承担了不少的压力。

问：我知道您是以中西医结合治疗脑瘫最为著名的，那您能谈谈为什么当初会想到把传统医学用到脑瘫的治疗中以及具体是怎么运用的吗？

答：对小儿脑瘫的治疗国外比我们起步早很多，我刚开始接触这块的时候，就明显意识到了其中的差距，如果一味跟随国外的步子，要创新很难。我们的传统医学在很多领域都有着比西医明显的优势，为什么不加以利用呢？当时就是基于这样的想法，想把传统医学引入到脑瘫的治疗中，为此做了许多的

413

尝试与改进，现在也取得了一定的成绩。经常在临床上应用的有几样：一是针灸，包括头针、体针、水针、耳针；二是推拿按摩，包括节段性按摩法、健脾益气按摩法、循经点穴按摩法、抑制异常姿势按摩法；三是中药浴及中药熏蒸治疗。根据患儿的具体病情来选用。

（《家家乐》杂志记者　江李玲）

专家答疑——家庭康复中的困惑

自从《让脑瘫儿童拥有幸福人生》及相关康复训练VCD问世以来，家长在书和光盘的指导及帮助下，实施了有效的家庭康复，不少孩子在父母的细心康复护理下，经过艰辛的家庭康复训练、按摩等治疗后，回归学校，回归社会，走向自食其力之路。但也有数千位家长给我们提出了众多的问题。现在，我把这些有代表性的家庭疑问在新版出版之际一一详细解答。

Q1 我的脑瘫小孩经过康复治疗，2岁大时已经学会爬了，但偏偏这时出现抽风。请问抽风是不是一定得长期吃药？抽风会引起脑发育倒退吗？

答："抽风"也叫癫痫。据报道，小儿脑瘫伴发癫痫者约占50%。癫痫的类型有很多种，依据其类型的不同，所选抗癫痫药物也不相同。能否坚持长期规律服用抗癫痫药，是成功治疗癫痫的关键。然而，由于医学知识不够普及，社会上有关抗癫痫药会影响小孩脑发育的说法流传很广，不少家长十分担心长期服用这些药会影响孩子今后的智力发育，甚至因此放弃治疗，结果使孩子的癫痫发作长久得不到控制。

科学研究表明，个别抗癫痫药物对某些患儿的学习能力确实有暂时和轻度的影响。如苯妥英钠等容易引起小儿多动、嗜睡、注意力不集中，认知能力也有相应的减低。丙戊酸钠、卡马西平、氯硝西泮等都有嗜睡的副作用，有时也会引起一些神经精神方面的副作用。所有治疗剂量范围内出现的这些副作用，都是暂时的和可以恢复的。在医生的指导下，经过严密观察，精心调整剂量及用药计划，这些副作用大多数是可以避免或减轻的。目前尚无证据能够证明，正常剂量的抗癫痫药物会对人的脑组织造成任何永久性的影响。

相反，没有得到良好控制、反复发作的癫痫病本身，却可以造成小儿智力发育的障碍。因为几乎每次癫痫的发作都可能造成脑神经细胞的坏死。癫痫反复多次发作后，最终可能导致患儿惊厥性脑损伤，在此基础上，患儿倒真正会出现不可恢复的性格改变和智能倒退。

因此，我们对小儿癫痫病的诊断必须慎重。一旦诊断明确后，就应打消顾虑，在医生的指导下，尽早进行合理有效的用药，坚持长期规律的治疗，避免癫痫发作本身引起的脑损伤和智力发育倒退。

Q2 脑瘫孩子为什么常常会有癫痫发作呢？癫痫是能够预防的吗？

答：脑瘫与癫痫有共同的病因和病理基础，因此在临床上往往可见到脑瘫患儿合并癫痫发作，而癫痫患儿也常常并存脑瘫表现。脑瘫患儿可发生各种类型的癫痫发作，而癫痫发作亦可见于各种类型的脑瘫患儿。癫痫发作于痉挛型脑瘫最常见，而在共济失调型脑瘫最少见。研究发现，脑瘫患儿伴有癫痫发作的智商较不伴有癫痫发作的小儿低，当发作得到控制后，脑瘫与智力情况也可有不同程度的改善。而脑瘫伴有癫痫发作者，当其癫痫发作不能控制时，则智力恢复与脑瘫的改善也将受到影响。故在脑瘫伴有癫痫的治疗措施中，治疗及控制癫痫发作与脑瘫的功能训练一样重要。迅速而有效地控制癫痫发作对脑瘫的恢复也会起到促进作用。随着脑损伤的修复，癫痫也会得到控制。因其脑部存在器质性病变，对脑瘫伴有癫痫的患儿抗癫痫治疗时间一般要2～3年，因此家长一定要有信心、耐心、爱心，坚持治疗，坚持康复。

癫痫的预防要注意以下5个方面：

①产前孕妇需注意健康，要避免感染、营养缺乏及各种疾病，使胎儿少受不良因素影响。大家都知道，如果孕妇在妊娠期身体不健康，要服用各种药物，有部分药物是孕妇禁用的，服用的话就有可能影响到胎儿的正常发育，所以在产前孕妇需注意健康，尽可能地避免感染、营养缺乏及各种疾病。

②孩子在出生前、出生时及出生后都要注意保护，免受缺氧、产伤、感染等损害。

③对于婴幼儿时期出现的高热惊厥要重视，尽量避免惊厥发作，发作时应立即用药控制。

④有脑部疾病的孩子，应注意避免多种因素诱发癫痫发作，我们在临床中观察到常见的诱发因素主要有以下几点：

◆ 发热，尤其是高热更容易诱发。

◆ 颅内感染：各种细菌性、病毒性、真菌性、寄生虫性颅内感染，均可导致癫痫发作。

◆ 睡眠不足、过度疲劳、惊吓、情绪冲动等可诱发癫痫发作。

◆ 日常生活中一些光、视觉的长期刺激也可能诱发癫痫，如长时间看电视、玩游戏等。

◆ 跌倒、撞击等危险会导致头部突然受到外力作用，刺激大脑组织，也会诱发癫痫发作。

⑤对患有癫痫的小儿应特别照料，例如不要让其单独到水中、高处或有危险的地方玩耍，家长也要花更多精力去照顾孩子，以免发生意外。

Q3 我的孩子既有脑瘫，又伴有癫痫，那么我在康复治疗中应该注意什么呢？

答：因为脑瘫与癫痫有共同的病因和病理基础，常常同时存在，所以脑瘫合并癫痫的患儿在训练中就要尤其注意以下几点：

①一旦确诊为癫痫，就应该在医生指导下坚持服用抗癫痫药物，因为如果癫痫控制得好，运动障碍和智力障碍将得到较快改善；如癫痫控制不好，将会进一步损伤患儿中枢神经系统，不但运动障碍和智力障碍难以改善，而且已取得的进步也会因反复癫痫而丧失。

②合并癫痫的患儿在训练过程中不宜进行高强度的康复训练，避免过度疲劳而诱发癫痫发作。

③注意做好日常护理，避免呼吸道感染、发热等危险因素诱发癫痫发作。

④合并癫痫的脑瘫患儿在进行水疗时，避免长时间浸泡，避免因高温、高湿度的环境导致患儿脱水，导致抽搐发作、溺水等危险发生。

⑤合并癫痫的脑瘫患儿在应用药物治疗时，应不使用神经兴奋性药物，以避免兴奋大脑神经元而导致异常放电增加，导致癫痫发作。

⑥脑瘫孩子因为饮食结构失衡、户外活动少等原因，常常会出现缺钙表现，当出现缺钙表现时应积极进行补钙治疗，因为当体内血钙水平低下时，会严重干扰神经细胞的正常功能，使其兴奋性增高，容易在微弱刺激下发生放电，从而出现癫痫发作。

Q4 我的孩子经过一段时间的康复治疗，效果挺明显的，3个月就学会了坐和爬。我想加大训练力度，但医生却说他不适合做高负荷的康复训练，难道脑瘫孩子的康复训练不是越多效果越好吗？

答：脑瘫患儿需要长期的康复治疗，某些年长的患儿甚至需要进行强化训练，但并不是康复训练越多效果越好。康复训练要适量，训练过量可造成患儿过度疲劳，肌肉乳酸堆积引起疼痛，最终导致康复效果下滑。康复训练最好在医生指导下进行。一般来说应注意以下几点：

①掌握适当的训练尺度、数量和方法。训练量不够，无明显效果；而训练过量又可造成肢体的损害，如肌肉拉伤、关节肿胀、骨折脱位等。

②训练应一步步来，不可操之过急。活动次数由少到多，关节活动范围由小到大，使用的力量由轻到重，训练量逐步增加才可能收到良好的效果。

③任何训练都不应该引起明显疼痛。有时训练中可产生轻微疼痛，但在停止活动后，疼痛应消失。如果训练时发生严重疼痛，休息后又不消失，常常是训练过量的信号，要停止训练。如果训练后疼痛剧烈，甚至出现下肢浮肿，表明运动过量，也应该暂时停止训练。

④训练不应感到疲劳。如有疲劳感觉时，应休息5～10分钟再训练，以免过度劳累造成伤害。

Q5 我的小孩2岁了，还是只能喝牛奶，其他的稀饭、肉末等东西一点儿都不愿意吃，根本就不会咀嚼，我该怎么办呢？

答：进食困难是脑性瘫痪患儿常见的问题之一，主要与进食姿势、咀嚼肌和吞咽困难有关。因此选择正确的喂食姿势、合适的食物和适宜的餐具非常重要。对于脑瘫患儿，应选择流质、半流质、奶的混合物、固体食物等种类并逐步过渡到正常饮食。对年龄较大的患儿可给予一些稍硬的食物放入口内，如饼干，以促进舌的搅拌功能，刺激患儿的上、下颌做咀嚼对齿的动作，还可以做面部两侧咬肌的手法按摩，使之松弛便于进食。要训练脑瘫患儿的吞咽功能，最先要从吸吮动作开始训练，先由训练者帮助患儿吸吮食物，然后患儿独自吸吮食物，以体会吸吮感觉，反复训练增加到中等吸吮力量为止，然后上提喉部，指导患儿做吞咽动作，这样连贯起来，先吸吮后提喉，形成完整的吞咽动作，训练到不流口水为止，之后用冰块训练患儿吞咽能力，最后就可慢慢规律性进食。餐具要有把手，勺要选用浅平的，勺柄要粗长以便于把握。

Q6 我的孩子3岁多了，还经常流口水，尤其是在玩耍时流得特别多，整天衣服都是湿湿的，抱出去玩都遭人笑话，难堪死了，这是什么原因呢？我该怎么办呢？

答：大部分脑瘫患儿，尤其是手足徐动型脑瘫患儿，往往伴随咀嚼障碍和吞咽障碍，且由于口周肌群肌张力不协调，肌肉力量差，口唇闭合能力差，经常流口水，家长护理困难，又影响形象。对于这一类患儿，我们首先应从疾病本身入手，通过康复训练促使肌张力协调，增强肌力，增强肌肉协调活动能力。可以通过手法按摩口周肌群肌肉，点按地仓、颊车、下关、承浆、廉泉等穴位以增强口周肌群控制能力。其次，通过流质食物、半流质食物到固体食物的逐渐过渡，促使患儿主动咀嚼，增强舌及口唇的训练。其三，可以通过中医辨证调理，如服用摄涎汤等以起到健脾摄涎之效，也可以通过胆南星、白矾、肉桂等药物穴位外敷以止涎。其四，对于一些智力水平相对较好，能听从简单指令的患儿，通过不断强化收口训练、下颌运动训练、口唇闭合训练，都能起到一定效果。

Q7 我的小孩在训练时经常出汗，夜间入睡后也是汗流不止，还有常常便秘，拉出的大便一粒一粒的，我们家长该如何处理呢？

答：出汗多的问题在脑瘫孩子中较为常见，尤其是手足徐动型的脑瘫孩子，因为自主神经功能失调是脑瘫较常见的并存症，自主神经失调会导致汗腺出现分泌异常。对于出汗这个问题，我们要从两个方面思考，第一是家长往往习惯于以自己的主观感觉来决定小孩的最佳环境温度，害怕孩子受凉，喜欢给小孩多盖被，捂得严严实实。而孩子因为大脑神经系统发育尚不完善，而且又处于生长发育时期，机体的代谢非常旺盛，再加上过热的刺激，只有通过出汗，以蒸发体内的热量，来调节正常的体温。此外，脑瘫患儿因为存在运动障碍，不能像正常小孩一样有长时间的户外活动，尤其在冬季阳光照射少的时候，体内维生素D合成更显不足，从而出现佝偻病的一系列症状，出汗就尤为突出了。

对于多汗的治疗，除了从补钙方面进行治疗外，利用中医辨证施治效果更好。中医认为，汗为心之液，由精气所化，不可过泄，过泄则耗伤人之正气，导致体质虚弱。汗出过多的原因不外乎"肺气不足""营卫不和"和"阴虚火旺"。其中"肺气不足"及"阴虚火旺"两型为脑瘫患儿所常见，根据"治病必求其本"的原则，可运用中医中药对患儿进行体质调理。肺气不足的患儿，主要表现为汗出怕风，动则汗多，易感冒咳嗽，体倦乏力，面色少华，脉细弱，苔薄白。治宜补益肺气，固表止汗，可予玉屏风散加味。阴虚火旺的患儿，主要表现为夜寐盗汗，或有自汗，五心烦热，性情急躁，两颧色红，舌红少苔而干，脉细数。治宜滋阴降火，清热止汗，可予当归六黄汤加减。另外，可以根据证型的不同，辨证使用食疗和药膳。

①黄芪山药粥：黄芪5克~10克先煎汁100毫升，山药30克（鲜山药用60克），粳米100克淘洗后，加入山药及黄芪汁和适量的水，煮粥，常用于肺气不足者。

②参麦鱼汤：党参10克，麦冬15克，百合10克，黑鱼肉切块约100克，共煮汤约一大碗，待鱼熟时加入作料，再煮5分钟，即可盛起，吃鱼喝汤。

另外，脑瘫的小孩经常便秘，这是为什么呢？一方面由于患儿运动功能障碍，不能如正常小孩一样嬉戏玩耍，运动少了，肠子蠕动少了，久而久之也就形成便秘了；另一方面，由于脑瘫患儿大多数合并有吞咽功能障碍，很多都是以流质或半流质饮食为主，食物种类单调，纤维素含量丰富的食物摄入不足，所以常有便秘的情况发生。对于便秘，我们首先主张积极改善患儿脑功能，增强患儿的运动能力。另外，应该改善饮食结构，多进食含纤维素多的绿色蔬菜等，并配合芝麻粥或黑芝麻糊等食疗进行调理。在小儿推拿方面，我们也有很好的方法，例如顺时针摩腹，下推七节骨按摩等都能很好地改善患儿便秘情况。

Q8 我的孩子体质太差了，做康复治疗不几天就要感冒一次，烦死人了，最让我担心的是经常感冒会不会影响孩子的康复效果呀？如何才能提高孩子抵抗力，预防感冒呢？

答：孩子感冒会影响正常的康复进程，降低孩子的体力及耐力，从而影响康复疗效。严重感冒引起的高热，有些会使孩子已获得的康复疗效丧失，甚至暂时性倒退。因此，提高孩子的抵抗力、预防感冒是康复治疗中重要的环节。提高孩子的抵抗力有很多种方法，主要分为护理、饮食、药物几个方面。

①护理：室内注意通风，孩子穿衣、盖被要适当，过于单薄或厚实都会降低孩子的抵抗力，适当的冷空气、冷水刺激也是孩子适应寒冷环境的有效方法，同时也要避免孩子周围环境温度突然变化太大。孩子出汗后要及时擦拭，保持衣服的干燥，避免穿潮湿的衣物。适当带孩子进行户外活动。在流感季节，避免带孩子去人多拥挤的地方。同时，家长应学会一些简单的小儿按摩方法，如捏脊（具体操作方法可参照本书）等，可有效地提高孩子的免疫功能。

②饮食：平时多给孩子饮水；喂食要定时定量，避免过饥过饱；饮食营养要丰富，但也要均衡，主食、副食搭配要适当，过多吃肉、鱼、蛋等食物容易引起孩子食积，过多吃生冷水果容易损伤孩子脾胃，饮食过于精细容易造成孩子便秘，这些都会降低孩子的抗病能力。根据孩子的体质情况，也可选择食疗，如容易发高热的孩子，多属于内热体质，应避免吃荔枝、龙眼、羊肉等辛

热的食物，可常食苦瓜、黄瓜、冬瓜等清凉的食物，这些最好在医生的指导下进行。

③药物：患有脑瘫的孩子，因为消化功能或吞咽咀嚼功能障碍，不能很好地进食，对这些孩子，可给予富含多种维生素、微量元素的药物或保健品；在流感季节，可考虑让孩子接种流感疫苗；中医中药有很多方法，例如天灸、穴位贴敷、食疗（可参考本书中的食疗处方）等，对提高孩子的体质有较好的效果，且副作用小，但应针对不同的体质选择应用，最好在医生的指导下进行。

Q9 我的脑瘫孩子已经2岁半了，还不会坐，不会翻身，更不能站与行。在康复训练中，我们家长是按照孩子现在发育水平一步一步来呢，还是按照实际年龄的正常大运动发育标准来进行呢？

答：脑瘫患儿最突出的就是运动障碍，即运动发育顺序性和规律性被破坏，临床上表现就是运动发育迟滞或停止。像上述的这个患儿，到了2岁半的年龄，本应该能走能跳了，但还不会坐，不能翻身，连正常小孩6个月的发育水平都不到，这就是运动发育迟滞了。对于这一类患儿，我们主张的是根据孩子目前的发育水平进行训练，就是说，按照正常小孩的发育顺序，从竖头到翻身到坐再到爬、站的顺序进行训练，因为一个小孩从出生时只能保持卧位姿势到后来保持站立位姿势，其身体重心经历了从低到高的发展过程，如果要跨越某个过程而直接进入下一步，比如不会坐的小孩直接进行站位的训练，这是违背自然规律的，也是不可能成功的。但在训练中，我们也要注意到，运动感觉的促通非常重要。比如说一个不会爬的小孩是不是就一定不能进行站位的训练呢？答案是否定的。对于一个已经到了站位发育年龄的脑瘫患儿，我们在训练中可以穿插进一些站位的训练，使患儿获得站位的感觉，为今后的站位训练做准备，因为运动的恢复首先应以运动感觉的获得为前提。

Q10
我的孩子很娇气，动不动就又哭又闹，训练时一见到训练师就开始大哭，根本不能好好配合做治疗，有时还哭得喘不过气，真是吓死人了，我们家长应该怎么办呢?

答：很多脑瘫患儿在康复训练时，常常哭闹不安，不能配合完成康复治疗，甚至在剧烈哭闹时突然出现呼吸暂停，这往往是患儿从熟悉的家庭环境突然转移到陌生的医院环境而表现出来的恐惧与不适应表现。因为对于许多患儿来说，各种康复训练、针灸刺激等都难以主动接受，特别是初次的痛苦记忆往往在一次次重复的训练中强化，从而每次进入治疗室的环境就发怒、害怕、哭闹不安，不能配合完成治疗。所以，我们建议家长在初次进行康复训练时，尽量营造一个亲切、富有安全感的环境，可让训练师利用玩具、食物等小孩喜欢的东西，拉近与患儿的关系，取得患儿的信任，消除患儿的恐惧心理，从小量、短时的训练开始，逐步达到正常的训练量与时间，平时可多带患儿在训练室进行玩耍，熟悉周围环境，从而使康复训练能在一个温馨、愉快的环境下进行，取得更好的疗效。

Q11
我的小孩已经治疗大半年了，效果不太好，听说高压氧能治疗脑瘫，不知道是不是真的呢? 因为我也听人说高压氧对脑瘫没有太大作用，反而会引起听力障碍等副作用，真的是这样吗?

答：脑瘫的重要原因是脑组织的缺氧缺血，高压氧能增加血氧含量，提高血氧分压，增加血氧弥散范围，改善脑组织的缺氧状况，并能促进脑组织侧支循环的建立，有利于脑细胞代谢的正常进行，加速受损脑组织的修复和脑功能的恢复，所以说高压氧对小儿脑瘫的治疗有积极作用。但是其中要注意治疗时机的问题。一般来说，年龄越小，效果越明显，在脑损伤早期即进行高压氧疗则效果更佳。我们建议年龄在6个月以下的患儿可选择应用高压氧治疗，但是早产儿是禁用的。

　　要注意的是，脑瘫患儿需要综合的康复治疗才能得到最好的康复，单纯使用高压氧治疗脑瘫，往往收效甚微。高压氧治疗与其他任何治疗方法或药物作用一样，在一定范围内是安全有效的，若超出一定范围则可产生某些副作用，如造成中耳气压伤、鼻旁窦气压伤、惊厥、失明、支气管肺发育不良等，所以在实际治疗中应权衡其利弊关系，以期达到治疗效果，防止副作用的发生。

Q12

我的脑瘫小孩四肢软弱无力，已经1岁多了，还像3～4个月的婴儿，软绵绵的，既不能抬头，又不能翻身，四肢软得像面条一样，对周围事物的反应也越来越差。有医生说他是遗传代谢病，这到底是怎么回事呢？唉，我该怎么办呢？

　　答：遗传代谢病是基因异常导致特定酶、受体或其他功能蛋白的异常，造成机体细胞和器官中生化代谢异常，代谢产物缺乏，反应底物或中间产物蓄积，旁路代谢加强，生物合成障碍，转运功能障碍，引起一系列临床表现的一大门类疾病。目前已知的遗传代谢病有18000种之多，要一一查明并排除，是非常艰难的。而遗传代谢病相对于脑瘫来说，有哪些不同点呢？首先，脑瘫的病情是非进行性、永久性的，而遗传代谢病在运动和智力方面是呈现进行性倒退的表现。在初次接触患儿时，我们习惯于询问家长，这个孩子的情况是越来越差，还是越来越见好。如果家长说，通过康复、教育，这个孩子走路和姿势越来越好，这个绝大多数可能是脑瘫。但是遗传代谢的患儿，智力的倒退是进行性的，而且运动发育越来越不好，走路本来好好的，渐渐就走不了了，或者听力本来挺好，渐渐失聪了，听不见了，这些都要考虑有没有遗传病的问题。我们很重视"倒退"，如果这个孩子本来还能坐、能站，还能叫"爸爸""妈妈"，但是越来越觉得不行了，这个孩子很可能就是遗传代谢病或者

424

是神经变性病了。另外，还要看看患者家族中有没有相类似的病人，比如一些无缘无故的死胎、流产、夭折，往往也是一些遗传代谢病所导致。在诊断方面，我们可以采集患儿的血、尿标本进行代谢方面的检查，以了解有无代谢的异常，有无底物或中间产物的蓄积等。但值得注意的是，常规方法能检测出来的遗传代谢病仅占已知的遗传代谢病中很少的一部分，而且单次检测阳性率不高，反复多次的检查是非常有必要的。

Q13 我的小孩瘦瘦小小的，都快2岁了还不到9千克，而且经常感冒发烧，请问儿童体质差是影响孩子康复的重要因素吗？我们该怎么办呢？

答：脑瘫的孩子因先天不足，许多伴有体质虚弱，这些孩子在康复治疗中表现出体力、耐力差，易疲劳，易反复感冒，影响了康复治疗的开展。对这类孩子，第一，家长应在康复治疗过程中注意观察孩子的体力耐受情况，如睡眠次数较平日多，睡眠时间较平日延长，不喜欢活动，反应较迟钝，运动功能的进步、停滞甚至倒退，抵抗力下降等，这些都提示孩子的体力、耐力差，不能适应这种强度的康复治疗。第二，对这些孩子，应注意避免过度治疗，康复项目不宜太多，时间不宜太长，强度不宜过大，并可根据孩子的情况适当减少训练时间，降低训练强度，充分给予孩子休息时间以恢复体力。过度治疗往往会适得其反，欲速则不达。第三，注意加强生活护理及饮食营养，可在医生的指导下，选择提高孩子体质的食疗方法及中西药物。

Q14 我的小孩从8个月被诊断为脑瘫时起，就在应用神经节苷脂、神经生长因子、脑活素治疗，现在已经用了半年多，花费了3万多，为什么还是见不到任何效果，这是怎么回事呢？我该不该继续用这些药呢？

答：首先，脑瘫需要综合康复治疗才能得到较好的效果，药物治疗在其中只是占了一小部分。神经节苷脂、神经生长因子、脑活素等药物有促进神经发生分化、促进突触和轴突生成、促进神经损伤后修复再生等作用，但只有在脑损伤早期应用才能获得较好的效果，如果已经使用这类药物1～2个月，仍未见到任何效果，建议停用。这类脑营养药物的价格太贵，而且价格与疗效不成正比，所以我们建议仅在脑发育高峰期，即1岁以内可以选择使用，如超过2岁半，这类药物可能对孩子的帮助也微乎其微了。在药物治疗上，我们认为几乎所有的脑瘫患儿都存在脑血流动力学的高阻力、低灌注障碍，通过药物改善患儿脑微循环，纠正高阻低灌注的血供障碍，促进脑细胞信息传递，对脑瘫治疗有积极意义。这一类药物包括氢溴酸东莨菪碱注射液、盐酸川芎嗪注射液、复方丹参注射液等。

Q15 我的小孩属于痉挛性脑瘫，双脚硬邦邦的，做了很久的康复治疗都不能放松下来，有人介绍我去做手术，听说做了手术后孩子就能走了，有那么好的效果吗？手术治疗对脑瘫有帮助吗？

答：随着手术方法的不断成熟，手术治疗已经成为脑瘫重要的治疗手段之一。脑瘫手术治疗的方法很多，主要有胎脑移植术、神经干细胞移植术、SPR手术、跟腱延长术、手矫形术、内收肌切断术、闭孔神经前支切断术等。但每种手术方法都有严格的适应证，要根据孩子的实际情况选择手术方法，而且手术是无法代替康复训练的，术后必须要配合长期的功能训练才能发挥手术效果，保证康复疗效。

Q16 我的小孩现在8个月了，刚诊断为脑瘫，今后他到底能恢复到什么程度呀？是不是一辈子都得坐在轮椅上呀？

答：脑瘫患儿的预后主要取决于以下两方面的因素，一为脑损伤的程度，二为康复治疗开始的早晚及康复训练的坚持程度。脑损伤为产生脑瘫的病因，只能预防，一旦发生必然产生相应后果，脑损伤程度越重，相对预后就越差。早期发现、早期开始治疗脑损伤对预后较好，因婴儿大脑发育尚未成熟，有较好的可塑性及功能代偿潜能，可使运动功能正常化，达到生活自理。脑瘫对孩子的影响是终生的，只有坚持不懈的功能锻炼，才能保证康复治疗的效果，使孩子一步步走向社会。你的孩子年龄小，其康复机会很大，只要坚持就一定会成功。

Q17 我的小孩正在做康复治疗，但是我看他每天都很累的样子，做训练都提不起精神。我想问问在康复治疗期间，对这些孩子如何才能科学合理地进行营养要素的补充？

答：在康复治疗期间，孩子的体力消耗较大，应适当进行营养要素的补充。脑瘫孩子可适当补充的营养要素主要包括：钙、锌、铁、叶酸、维生素B_6、维生素B_{12}、维生素D等。这些营养要素有维持运动功能、维持和促进神经发育、提高免疫力等作用，它们大多可从食物中摄取。但许多脑瘫孩子消化吸收功能不好，有些长期肌肉紧张，活动尤其是户外活动相对较少，影响了这些营养要素的摄取或代谢，伴发营养不良、佝偻病等，因此可考虑从药物中补充。但营养要素的补充不能"眉毛胡子一把抓"，而且有些营养要素过度补充还有可能中毒，因此应做到科学、合理。建议孩子在康复治疗前先进行微量元素、血清骨碱性磷酸酶、骨密度等相关检查，再在医生的指导下补充所缺乏的钙、锌、铁、维生素D等；存在脑发育不良的孩子，可在康复治疗期间适当补充DHA、叶酸、维生素B_6、维生素B_{12}等维持和促进神经发育。

Q18
我的孩子出生时早产，还有缺氧，出生后一直胃口不太好，吃得不多，现在1岁了才7千克，轻飘飘的。听说中医调理脾胃很有一套，请问该如何调理好脑瘫孩子的脾胃功能呢？

答：脑瘫孩子多有先天不足，中医认为"肾为先天之本"，肾虚会影响孩子体格、运动、智力的正常发育；"脾为后天之本"，脾虚会引起孩子消化吸收功能差，体质虚弱，肌力低下。很多医家认为，通过直接补肾来补充先天不足效果不好，而通过健脾胃来提高孩子消化吸收功能，增强孩子的体质，同样可起到补充先天不足的作用。因此，调理好脑瘫孩子的脾胃功能，在脑瘫的康复中有着非常重要的作用。首先应避免饮食、药物方面造成孩子脾胃功能的损伤，平时应注意进食定时定量，避免饥饱失常，勿食辛辣刺激及难以消化的食物，生冷果蔬及凉茶等有可能损伤脾胃阳气，应适当进食；脾胃功能不好的孩子，应适当减少服用的药物。其次，针对脾胃功能不好的孩子，可应用针灸、推拿、穴位贴敷等进行调理。常用的健脾胃穴位包括足三里、三阴交、脾俞、胃俞、中脘、神阙等，根据孩子的情况对这些穴位进行针刺、艾灸、点按、药物贴敷等皆可起到较好的健脾胃的作用；小儿按摩中常用的捏脊、摩腹、推脾等也是调理孩子脾胃功能的好方法，且这些方法易于学习掌握，家长应多花时间学习，在医生指导下长期坚持应用，相信会给你的孩子调理出良好的脾胃功能。最后，食疗及中药对孩子脾胃功能的调理有着不可替代的作用，但应针对不同体质的孩子辨证应用，需要医生的指导。

Q19
音乐治疗能促进孩子大脑发育吗？我们这些脑瘫孩子多听音乐有好处吗？

答：音乐会使孩子变得更聪明，特有的音乐节奏与旋律，能够使我们平常较常用的主管语言、分析、推理的左脑得到休息；相对地，对掌管情绪、创造力、想象力的右脑则有刺激作用，对创造力、信息吸收力等潜在能力的提升有很强的效果。另外，音乐治疗可通过声音的物理作用直接对体内器官产生共振效果，当听到音乐产生的振动与体内器官产生共振时，会使人体分泌一种生理活性物质，调节血液流动和神经，让人富有活力、朝气蓬勃。据研究表明，莫扎特的音乐对提高儿童智力效果最好。脑瘫患儿聆听音乐同样能得到相应的效果，如脑瘫患儿在康复训练前进行音乐治疗，还能缓和紧张、急躁的情绪，放弛心情，松弛紧张肌肉，为康复治疗开展打好基础。

Q20 我的孩子做了一年多的康复治疗，效果一直不好，听说现在干细胞移植也能用在脑瘫治疗上了，我想试一下，可以吗？

答：脑瘫是自受孕开始至婴儿期非进行性脑损伤和发育缺陷所导致的综合征，主要表现为运动障碍及姿势异常，是因为神经网络系统出现破坏不能正常工作而出现的功能障碍，目前治疗的观点还是以运动治疗为主的综合康复，但因需要不断的、反复的正确刺激才能实现神经网络的重建，因此见效慢，时间长。既然神经细胞损伤造成运动障碍，如果能补充或使神经元再生，则将有可能使脑瘫治愈，因此，已有学者进行神经干细胞移植治疗脑瘫的研究，但神经干细胞移植在临床应用上还存在许多未解决的难题，主要有以下几点：

①虽然胚胎干细胞、神经干细胞在体外培养中都可以分化为神经细胞，但是分化成为有功能神经元的比例并不高，为20%～30%，而且每次人工诱导分化都存在一定程度的差异，无法做到产出细胞完全均一，在体内不能控制的环境下转化成神经元的数量就更不知道了，何况还要通过迁移成为特定部位的有运动功能的神经元。

②特定神经元的突触才会向特定靶组织的特定细胞生长并连接，即使在最佳实验室条件下，每天的生长速度也不会超过1毫米，也就是说，可能需要很长的时间，才有可能形成神经元和靶细胞的连接，更主要的是，现在根本还没有解决神经元定向联系的难题。

③先前进行的移植实验，甚至临床实验，所观察到的疗效没有提供令人信服的物质基础。与此同时，已经进行的很多临床实验都没有进行严格对照研究，也没有发现长期疗效，无法为细胞移植治疗的可靠性提供直接证据。

④干细胞存在致瘤性是国际共识和研究焦点。北京大学干细胞中心则证实，成熟度相对高的神经干细胞移植后同样具有较高的致瘤性。宣武医院的研究表明，胚胎干细胞分化出的细胞移植后，在发挥疗效的同时，具有较强的致瘤性。从理论上讲，只要具有分裂增生能力的细胞被植入动物体，就具有形成肿瘤的可能。少量细胞移植不长瘤，但可能有疗效吗？到一定数量的移植，就必然产生肿瘤，移植多少为合适无统一认识。还有究竟是什么细胞直接产生了肿瘤？这些细胞的特性是什么？如何在保证干细胞分化潜能的前提下抑制其过度增殖？这一系列问题和其他问题需要等待科学家们深入研究。因此，只有通过细致的临床前大动物（猴）实验，才能进入干细胞技术广泛应用于临床的新时代。

神经干细胞移植现在还不是脑瘫患儿的福音，但随着技术的不断发展，神经干细胞移植可能成为脑瘫等神经系统疾病患者的福音。

Q21
我的孩子现在已经3岁了，但是还坐不起来，整天都要躺在床上，连翻身都困难，今后他到底能恢复到什么程度呀？能不能像正常人一样读书、工作呀？

答：目前康复治疗的主要目的，并不是说一定要使患者恢复到正常人的状态，我们的目标应该是尽可能阻止患儿异常姿势反射和肌张力的发展，建立和发展独立的日常生活能力，发展交流能力和灵活的应变能力，今后能回归社会，有生活自理能力，减轻家庭和社会的负担。家长在进行康复治疗前，一定要与医生一同详细评估患儿病情，制订出切实可行的康复目标，共同努力，才能达到最好的康复效果。从上述这个患儿来讲，病情比较重，将康复目标定在提高智力水平，今后能在一些医疗器械的辅助下进行日常生活自理，减轻家庭的负担更为实际些。

Q22 脑瘫不治会自愈吗？

答：有些家长误认为孩子太小、太软弱、缺钙等，想按日常生活调理等待自愈，不予治疗，这是错误的。还有一部分家长认为，孩子五官及四肢健全，只是年龄小，随着年龄增长，身体发育，脑瘫不治也会好，这也是错误的。脑瘫患儿不予治疗，久而久之就会出现关节变形、挛缩及失用性肌萎缩现象，脏腑功能减弱，免疫力下降，而且出现癫痫、智力低下、发育迟缓、易感染各种疾病，严重者心肾功能衰竭而危及生命，所以脑瘫不治不会自愈，反而会加重病情，增加患儿痛苦，甚至造成一生都不能自理。

Q23 我的脑瘫孩子3岁多了，现在在做针灸治疗，但扎针时孩子哭的呀，我看了好心痛，扎完针孩子不哭了，但我做妈妈的还在哭。我想问问医生，针灸对孩子的治疗效果真的那么重要吗？不做不行吗？

答：针灸作为一种传统疗法，有着几千年悠久的历史，它的疗效也是毋庸置疑的。人体的经穴有360个之多，另外还有经外奇穴，通过刺激这些穴位，可以调节人体十二经脉气血的运行，疏通经络，沟通内外，达到祛除病邪的目的。数十年来，国内外众多专家使用各种现代手段对针灸进行研究，通过电生理、核医学等现代手段验证了针灸的效果。而且目前，国外如美国、德国、英国、新加坡、意大利、法国、印度尼西亚等国家都在广泛地应用针灸治疗瘫痪、痛症等各种疾病，早在1979年，世界卫生组织认定了43种针灸治疗的适应证，其中就包括瘫痪这一类。所以说，针灸是脑瘫孩子必要的治疗手段，而且是非常重要的。

作为家长，看着长长的针灸针扎在自己孩子的身上、头上，感觉非常恐怖，心理接受不了。其实，针灸看着可怕，实际上并不可怕。做针灸治疗，在进针时可能会有轻微疼痛，但进针后在留针过程中，痛觉并不明显。孩子哭闹剧烈，多数是由于存在恐惧心理。在留针过程中，孩子习惯后可以吃、可以喝、可以玩、可以笑，并不如家长想象中那么痛苦。但要注意的是，对于某种类型的脑瘫孩子，比如手足徐动型的脑瘫孩子，如果在针灸后出现过度紧张，异常姿势加重，则说明针灸对其不太适合，可改为穴位按摩，坚持1～2年，同样能得到相应效果。

Q24 为什么要进行医院康复与家庭康复相结合？如何结合才能做到科学、合理、有效？

答：脑瘫孩子的康复是一个相对漫长的过程，长期的医院内康复给家庭带来沉重的经济负担、心理压力，严重影响家庭成员正常的工作和生活，而且长期的门诊康复训练强度及刺激量相对较大，孩子的体力有时难以恢复，有些甚至对医院、对治疗产生恐惧及逆反心理。而在家庭中的康复会使孩子心理上感到安全、温暖，有利于孩子运动、体力、心理的恢复。因此，门诊康复与家庭康复进行科学、合理、有效的结合，更适合孩子进行长期的康复治疗。部分孩子根据年龄及病情的需要，可在医生的指导下进行适当调整。

Q25 脑瘫孩子的家庭康复该如何进行?

答：小儿脑瘫康复是儿童康复医学的一个难题。脑瘫患儿康复难度大，康复时间长，尤其是3岁以上的重度脑瘫患儿，往往需一直进行康复训练。大多脑瘫患儿家长既负担不起昂贵的治疗费，又不能长期陪患儿住院康复。因此，有效、科学、规范、易学、易用的家庭康复模式至关重要。我们总结出的家庭康复模式可概括为"一个固定，三个定期"：一个固定就是脑瘫患儿经医院内突击康复治疗2～3个月后，转为家庭康复，为家长提供我们编辑出版的有关脑瘫患儿康复的相关教材。三个定期为：

①定期评估。患儿经过一个月的康复训练后，在运动、智力发面可能会发生一些变化，因此定期的评估对于下一阶段康复方案的制订和康复方法的调整非常重要。

②医师定期实际指导。建议家长定期（1次/周）到儿童康复门诊得到实际指导。

③定期培训家长。为患儿家长康复培训3次/月。

家庭康复的内容主要包括：康复训练、康复按摩、康复教育，家庭护理至关重要。脑瘫患儿的康复护理是脑瘫运动康复中不容忽视的措施之一。护理内容除了日常生活照顾外，还应注意随时矫正患儿的异常姿势和体位。我们会根据患儿的实际情况，教给家长正确的卧、坐、跪、站等姿势。

Q26 儿童脑发育不全可以打流脑、乙脑等疫苗吗?

问：我的小孩31周早产，体重1000克，10个月拍CT显示"大脑中线结构居中，灰白质境界清楚，脑白质偏少，脑沟明显增深"。当时我很担心是脑瘫，于是看了各大医院，有的医院说是脑瘫，有的医院说是脑发育不全，有的又说是发育迟缓，我就在焦虑中度过了两年，现在33个月了，会说话了，但走路时双足只能跳一点点起来，手的协调性动作也很不好，不能抓东西。这种情况可以打流脑、乙脑等疫苗吗？

答：孩子有脑部发育不良，或有脑瘫，流脑、乙脑疫苗是不能接种的。还有百白破疫苗也不可以接种！

Q27 孩子3个月，磁共振有异常是脑瘫吗？该怎么办？

问：我的宝宝刚满100天。因难产所以剖宫产生的，孩子出生时脑缺氧，而且双腿弯曲，贴近臀部，两腿肌肉很紧张，医生让我们给她按摩伸直，现在腿伸得差不多了，可还是不知道蹬，我们去医院做磁共振说是脑沟脑室稍宽，医生说腿活动障碍是脑发育的问题，但孩子却反应很快。孩子到底是怎么回事？骨科医生说孩子腿部骨骼发育没问题，是肌肉肌胀力的问题吗？我们该怎么处理？是脑瘫吗？

答：磁共振（MRI）显示脑瘫病灶的敏感性为91%～95%，对大脑的发育、外伤及脑血管病变都具有十分重要的诊断价值，而且具有快速、安全、无痛苦的优点，现已广泛应用于临床。CT和MRI均可为脑瘫患儿提供客观的颅脑形态学改变证据，且MRI分辨率高于CT，对病灶显示有更好的价值，有助于脑瘫的早期诊断。脑性瘫痪的诊断主要依靠病史及体格检查等。CT及MRI能了解颅脑结构有无异常，对探讨脑性瘫痪的病因及判断预后可能有所帮助，但不能据此肯定或否定诊断。

脑瘫早期诊断一般是指对出生后0～9个月间脑瘫的诊断。脑瘫早期症状都不很明显，故早期诊断有较大的难度，需家长及广大医务工作者增强意识，提高警惕，防患于未然。

脑瘫患儿最佳康复治疗时期是出生后0～6月，但这一时期因刚开始出现症状或症状不典型，很多家长因未予以重视或认识不够，而错过最佳治疗时间，导致不可挽回的后果。早期治疗主要包括运动康复训练、按摩、水疗、视听感知觉训练等综合干预疗法，通过早期干预可得到最佳治疗效果。这是因为小儿脑组织在出生时尚未发育成熟，出生后6个月内大脑处于迅速生长发育阶段，神经细胞数目增加不多，主要是体积增大；而脑损伤也处于初期阶段，异常姿势仍未固定化，治疗可获得完全康复。对于未成熟脑，给予足够的运动及感觉刺激后可促进脑细胞的发育。因此，对脑瘫早期诊断、早期合理正规的康复治疗显得尤其重要。因此，建议您给小孩积极进行早期干预为好。

脑瘫孩子家长访谈录

1.老徐的故事——持之以恒，绝不放弃

两年多前，深秋的韶关乳源瑶族自治县山区农家，一个小生命诞生了。因为山区贫寒，徐仔只能在家中由接生婆接生，工具简陋，铁剪生锈，可徐家人一点儿都不在乎："多少年了都是这样生小孩的啦。"但是徐仔出生不过3天，便全身发黄，还发起热来，手脚一阵阵地抽搐。"当时也没有往坏方面想，以为过几天就会好的，但是过了几天，孩子是越来越黄了，而且发热一直没有退过，不得已，抱到韶关市粤北医院看病，谁知道是那么厉害的病。"老徐回忆道。

7天大的徐仔得的是新生儿高胆红素血症，经过在粤北医院10余天的抢救，徐仔的命保住了。但随后的几个月里，老徐不断发现徐仔与其他孩子的不同，首先就是老哭闹不安，没有一刻安宁，另外就是四肢绷得紧紧的，常常是背弓着身子，头拼命往后仰，其他同龄小朋友能抬起头的时候，徐仔趴在床上还是头紧紧贴着床面，屁股撅得老高，一平躺在床上便是"弯弓射大雕"的姿势，还老张着嘴巴，往外吐舌头。

"当时族里的人都说这样的小孩养不大，趁早弄死埋掉算了，但等了那么多年才等到一个儿子，这个儿子无论如何我都要保住！这是我徐家的命根子呀！"老徐说。其后，老徐先后带着徐仔到粤北医院、广东省人民医院、广州儿童医院挂了无数个专家号，得到的都是一个结论：小孩是严重的核黄疸后遗症，手足徐动型脑瘫，治愈希望渺茫。"那时候我想死的心都有了，跑了这么多个地方，家里的钱花了一大半，徐仔的病情一点儿都没有好转。"

就在老徐绝望的时候，一位在广州读大学的同乡给他介绍了一本关于小儿脑瘫家庭康复的书——《让脑瘫儿童拥有幸福人生》。将书买到手的时候，只有初中文化水平的老徐感到了一线希望，因为书的正面就书写着几个大字——"脑瘫儿童的未来取决于家长"。老徐说："我决定到主编刘振寰教授的医院去一趟，如果在南海妇产儿童医院也没有办法治好徐仔，我就只能回老家听天由命喽。"

在广州中医药大学附属南海妇产儿童医院（广东省南海妇幼保健院）半年多的时间里，因为经济状况差，为了省下床位费，老徐在医院附近租下了一间民房，每日就在出租房和医院之间奔波。从刘振寰教授及其手下的医生、训练师那里，老徐逐渐学会了如何护理手足徐动型小儿脑瘫，比如怎样保持抱姿、怎样帮助徐仔睡觉，学会了怎样给徐仔进行按摩、康复训练等，因为刘振寰教授主张中西医相结合的治疗方法，老徐还托人买了针灸、按摩方面的书籍自己摸索。"第一次看到那细如毛发的经络走行，看到一个个读都读不准的穴位名字，头都大了。幸亏每天都往医院里面跑，我就捧着书一个穴位一个穴位地向医生请教，医生们不单教会我认穴位，还怕我回家后忘记，就用紫药水在穴位上做好记号，这样下来，现在认一些常用的穴位都没有问题了。"老徐笑呵呵地说。

徐仔的病情太重，短时间内并没有得到太多的改善，但老徐还是在徐仔身上看到了希望。"现在徐仔手脚比以前放松了很多，头也没有以前那样喜欢往后仰，身子打挺也少了，抱起来轻松很多，而且现在徐仔放松的时候还能自己坐上一会儿，能从床尾爬到床头，这是以前所不敢想的。在医院治疗了半年，我家里经济实在坚持不住了，因为是异地治疗，生活费、治疗费都是一笔很大的开支，所以我听从了刘教授的意见，将医院康复转向了家庭康复。回到韶关后，我按照康复指南上的图片，帮徐仔做了几件角椅、坐姿椅等器具，每天按照刘教授制订的康复方案帮徐仔进行按摩、点按穴位、做运动等，虽然进步不是很大，但细小的变化还是能看得到，我后来隔两个月就到医院找刘教授复诊一次，请他指导一下康复的方法及重点。"老徐顿了一顿，"我儿子病情重，可能需要长期甚至终身的康复，而且我经济能力差，不能给他一个最好的康复环境，但是我持之以恒，绝不会放弃，因为经过这一年多的治疗，我感觉到，只有持之以恒地进行家庭康复，才是最适合我目前状况的，才能够达到最后成功。"

徐仔的病情属于小儿脑瘫里面康复难度较高的手足徐动型脑瘫，多数是由于核黄疸所引起，许多患儿在新生儿期便被医生"判了死刑"，而徐仔幸运之处便是有一个充满爱心、耐心和信心的父亲，老徐在自己经济状况极差的情况下，找到了一条帮助徐仔恢复的道路，那就是坚持长期的家庭康复，家庭康复费用少，便于长期坚持治疗，而且家长在日常生活过程中能不断发现患儿的个性习惯，了解患儿的兴趣爱好，从而根据患儿的兴趣特点制订康复计划，并能通过定期的门诊随诊，在专业医师的指导下修订康复方案，从而花最少的钱，达到最好的效果。徐仔经过老徐的治疗，大运动现已经能发展到腹爬的水平，智力水平达到1岁小孩的水平，这些都印证着家庭康复的必要性及重要性。

2.脑瘫孩子母亲的痛苦与笑容

"亲爱的老师和妈妈，我们一起快乐长大！"妈妈欧薇轻轻拍着手，伴随着女儿惠慧稚气的儿歌声，星星儿童早期干预中心幼儿园下午的课程结束了。欧薇牵着女儿的手一步步走下楼梯，说："今天特别开心，惠慧在手工课上做了一个有蓝色眼睫毛的不倒翁。"

与很多残疾儿童的妈妈不同，很少人会看到欧薇脸上愁眉不展。"是很不幸运，上天给了我两个身有残疾的孩子，但是仅仅发愁无济于事，为什么不能笑着跟孩子们一起面对这些困难呢？"她微笑着告诉医生。惠慧和姐姐惠贤是一对双胞胎，但她们的出生过程充满了惊险。由于姐妹俩在妈妈的产道里待的时间过长，他们的脑部受到损伤，造成脑瘫。现在的姐妹俩蹦蹦跳跳，和同龄孩子一样活泼伶俐，每当看到孩子玩耍的情景，妈妈欧薇都会在一旁露出欣慰的灿烂笑容。

双胞胎姐妹愁坏妈妈

"你看她们现在活蹦乱跳的，刚出生的时候，可把我和她们爸爸愁坏了！"妈妈欧薇说"愁"字的时候，脸上还挂着微笑，"孩子早产了两个月，又是难产，姐姐出生时脑部受了挤压，妹妹更是又拖了半个多小时才出生，多半个面部因为缺氧都是紫色的，两个小可怜在保温箱里待了近两个星期。"刚出生的姐妹俩被医生诊断为脑瘫，妹妹惠慧的情况更严重些。为了照顾姐妹俩，妈妈不得不辞去了工作，整个家庭的经济重担就落在了孩子爸爸一人身上。孩子身体需要康复，家庭经济情况不如从前，生活的压力和负担陡然大增。面对突然的变故，妈妈顿时陷入极大的痛苦之中，她不明白为什么上天会给自己这样大的磨难。但是，看着两个幼小的孩子和辛苦的丈夫，妈妈知道自己的心态会深深影响家庭。她知道，自己只有坚强乐观，才能让家庭充满希望。

两代妈妈呵护姐妹俩

欧薇每天带着两个女儿奔波于各大医院，孩子的外婆在家里忙着做饭、洗衣服、冲奶粉。欧薇说："每天出门前，我、妈妈、保姆三个女人要准备整整一上午，路上吃的、喝的、尿布、纸巾、衣服，每一项都要提前预备好，吃完中饭后出门，晚饭时才能回来，这时候妈妈已经煮好了饭在等我们了，真感谢妈妈。"在妈妈的眼中，女儿和外孙女的生活实在太难了，但看到欧薇时常带着笑容，欧薇的乐观让妈妈放心了。

"虽然康复治疗很辛苦，孩子哇哇大哭，但我只能拿着毛巾帮她擦汗，鼓励她坚持坚持再坚持。"欧薇忘不了医院康复科医生训练女儿学会坐姿的情形，医生双手按住女儿的小肩膀用力往下压，然后要孩子尽力挺直腰，孩子疼得眼泪汪汪，欧薇却在一旁微笑着不断说："宝宝用力，再坚持一下，才能坐得正啊。"艰苦的家庭康复训练带来的是令人欣慰的效果，在医生的帮助与指导下，小姐妹1岁半时就学会了站立行走，和同龄的孩子几乎同时做到，这让妈妈欧薇和外婆都高兴得合不拢嘴。

快乐生活就是爱的阳光

自从来到儿童早期干预中心，女儿惠慧才真正找到了自己的乐园。"我有了自己的幼儿园！"听到女儿快乐的童音，妈妈欧薇心里总算是放心了，之前为了康复治疗，一直没能送她们上幼儿园。"现在她俩5岁多了，我们准备明年让她们上小学，和同龄的孩子一起学习。"刚进中心时，惠慧非常害怕，尤其见了男老师，不敢直视，更不敢打招呼。妈妈欧薇半年来一直和惠慧谈心，每天一早到中心门口，老远欧薇就冲老师们招手。"老师好！"她拉着女儿的手挥舞着，快乐的情绪也感染了女儿。半年过去了，惠慧已经适应了中心的生活，并能微笑着和所有的老师握手问好了。

"现在孩子冷不丁冒出的一些天真童言很让我惊喜。她们越来越懂事，越来越贴心了。"妈妈欧薇说话时，总是带着乐观的笑容，"或许我从来都没当她们是残疾孩子，总觉得小孩子成长就是这样的，需要一步步地扶助，每个母亲的付出都是无法计算的。"不久前的一天，中心组织孩子们给母亲做贺卡，惠慧画了一个穿裙子的姐姐，一个和小动物玩耍的妹妹，还有一间小房子。她要妈妈手把手地教她写上："妈妈您辛苦了，我爱妈妈。"那段时间姐妹俩的爸爸正在外地出差，每天晚上都要和姐妹俩通电话。有一天通完电话，惠慧走到妈妈身边，认真地说："我要爸爸爱你。"欧薇惊讶地问："突然间为什么说这个啊？"惠慧说："因为只有爸爸爱你，我才能感到幸福！"妈妈一把抱住女儿，笑到泪水满面。

3.王姐的故事——母亲的辛勤劳动换来了孩子的幸福生活

养儿育女，对许多家庭来说，是一件喜悦而充满希望的好事，但家中出现了一个脑瘫儿童，对其家庭来说，不亚于一个噩耗。孩子严重的病情，家庭的压力，社会上歧视的眼光，往往压得家长苦不堪言。是勇敢地面对现实、挑战命运，还是听从天命、黯然放弃？让我们高兴的是，近年来，许许多多的家长毅然选择了前者。他们擦掉眼泪，勇敢地挑起家庭的重担，给了脑瘫患儿一片蓝色的天空。

王姐本来在工厂里做后勤工作，丈夫是做保安工作的，双方父母都有工作，小两口没有什么负担，日子过得倒也滋润。婚后两年，一直憧憬有个小宝宝的王姐怀孕了，但由于工作忙碌的原因，一直没有正规进行产检，怀孕7个月的时候，突然出现肚子疼痛，紧接着痛得越发厉害，很快羊水破了，进产房做了剖宫产。

王姐回忆起当年的情景时，眼睛一下就湿润起来。她称，女儿刚出生就出现了长时间窒息，医生在足足抢救近20分钟后，孩子才哭出第一声。"听见女儿哭出来后，我一下就放松下来。可没有想到的是，医生后来告诉我，女儿因窒息时间太久，很可能会出现脑瘫。"虽然王姐当初抱有幻想，认为女儿能像同龄孩子一样大脑正常发育，但奇迹却不会发生在每个人身上。女儿5个月还不能竖头稳，到当地医院就诊，一直当成是缺钙进行治疗。女儿到了9个月大时还不能翻身，坐都坐不稳，王姐夫妇再也按捺不住了，带着女儿先后到北京儿童医院、湘雅医院进行检查，两家医院诊断的结论一致，都是脑性瘫痪。接到医生的检查报告后，王姐几乎不相信这样的悲剧会发生在自己身上。"当时觉得天都要塌下来了一样。"王姐说。医生建议她放弃，因为孩子将是她一辈子的"包袱"。很多朋友也建议她重新再要一个孩子，社区居委会负责计划生育的干部得知情况后甚至主动表示可以为王姐办理第二胎准生证。

"看着睡在怀里的孩子，我哭了整整一天。我想到如果再生一个孩子，必将更加无暇照顾女儿，女儿这一生就只能注定躺在床上过一辈子，甚至活不长了。女儿毕竟是一条生命，不能轻易就这样放弃，于是我决定尽最大努力救治女儿。"王姐坚定地说道，"由于女儿是脑瘫，出生后除了吃饭就是睡觉，或者就是哭闹。到了1岁左右，同龄的孩子都开始学步了，而女儿仍只能躺在我的怀里睡觉，坐也坐不稳，而且由于肢体僵硬，连日常穿衣、把大小便都很困难，扶站的时候就像跳芭蕾舞一样踮着脚尖。最难受的是因为有了这个小孩，家里对小孩治疗产生了分歧，长辈们不同意继续花钱对女儿进行治疗，他们甚至偷偷帮我领了生第二胎的准生证。其次还有社会上的歧视，在我们内地城市，这种小孩从不敢出门，家有这样的儿女，父母也抬不起头做人。我带着女儿上街，马上就有一群人围上来观看，像看马戏团猴子似的，有些人甚至远远看到还跑来围观。"

从女儿确诊为小儿脑瘫起，王姐就开始一家医院一家医院地跑，希望通过手术或者吃药将孩子治好。但最后，昂贵的医药费和渺茫的治疗效果将王姐的希望一次次打碎。

"当时我曾经带小孩到北京儿童医院做了脊神经后根切断术和跟腱延长术，几次的手术下来，花了好几万块，小孩症状是好了一点儿，四肢比以前稍微放松了，但运动功能并没有明显的进步，钱窟窿也越来越大。"王姐说，"为了给孩子治病，我辞去了工作，全家就靠丈夫赚钱维持着，真是举步维艰呀。做手术的时候，一位医生朋友送了我一本刘振寰教授编的《让脑瘫儿童拥有幸福人生》，说里面讲述了很多关于小儿脑瘫的家庭康复方法，用通俗易懂的语言介绍了许多如何帮助小孩翻身、坐的训练方法，还配有许多训练图片，建议我自己进行康复训练，做小孩的医生。一席话给了我莫大的希望，从那时起，我就决定通过自己的努力帮助我的小孩站起来！"

谈何容易呀，一位只有初中文化水平的母亲硬是把厚厚的康复指南读懂，作为自己的行动指南，按照书里介绍的方法，每天给女儿按摩和康复训练，这需要多大的毅力呀！最初，她害怕自己的按摩手法不对，误伤了孩子，就让丈夫充当试验品，在丈夫的身上进行练习，熟悉后再帮孩子按摩。为了让小孩坐起来，王姐还利用一些边角材料做了角椅等康复器具，每天进行练习。

"按照书上的一些方法，坚持治疗了半年，这中间，自己想到过放弃，但最终还是坚持下来了。半年后，女儿的病情有了好转，能够慢慢翻身了，但还是坐得歪歪扭扭的。经过和家人商量，觉得还是到刘振寰教授的医院去，请刘教授亲自指导一下吧，这样可能达到事半功倍的效果。"说到这里，王姐露出久违的笑容，"刘教授主张的是医院康复和家庭康复相结合的康复模式，我在南海妇产儿童医院治疗过程中，训练师们毫不保留地将评估后所定出来的治疗方案告诉我们这些家长，并手把手地教会我们怎样帮助小孩进行康复训练，对我们是指导—检查—再指导—再检查，对以前的一些错误手法进行纠正，还免费提供场地给我们进行家庭训练。刘教授最常说的话就是：'你到康复机构进行训练，做一次就要花一次钱，但是，你自己给女儿做治疗，不用花费一分钱，付出的只是一颗母亲的爱心。每一个成功康复的小孩后面，必然有一位伟大的母亲。'"

"在专业机构的指导下，孩子进步自然快喽。"王姐欣慰地说，"因为经济原因，小孩完成了一个大疗程的治疗后转至家庭康复治疗。回到家乡的时候，家里人都说小孩有希望了，因为她半年内已经学会了坐，已经能在地上爬一小段距离了，后来在家中按照《让脑瘫儿童拥有幸福人生》和康复训练VCD、按摩VCD上介绍的方法训练了一年多，现在小孩已经能自己走了，虽然走得不是很好，但毕竟能自己活动了，而且智力也有了很大的提高，大大减轻了我的压力。我还将继续坚持给孩子进行训练，希望有一天她能真正达到生活自理，回归社会。"

王姐的女儿属于早产、新生儿窒息所造成的脑性瘫痪，主要表现为四肢肌张力增高，存在尖足、交叉剪刀步等异常姿势。在来到南海妇产儿童医院治疗前，已经在全国多家医院就医，并进行了两次手术治疗，收效甚微。经过阅读《脑瘫儿童家庭康复指南》，并进行先期家庭康复治疗，病情有所好转，其后来到广东省南海妇幼保健院就医，效果满意，运动能力发育到四爬的水平，可惜的是因为家庭经济原因未能坚持医院康复治疗。但王姐在求医过程中，基本掌握了家庭康复及护理的各种方法，出院后从不放弃照顾女儿，给予女儿全面的家庭康复。令人欣慰的是，经过近一年的家庭康复，现在王姐的女儿已经能独立行走了。应当说，母亲的辛勤照料换来了患儿幸福的生活，我们也由此深刻地体会到家庭护理及家庭康复在小儿脑瘫康复过程中的重要性。

4.快乐生活就是爱的阳光——一位脑瘫患儿母亲的心路历程

幸福的定义是什么呢？或许许多人认为拥有金钱、拥有权势，甚至拥有爱情，就等于拥有了幸福。从某种角度来讲，拥有这样生活的人的确很幸福，它也成了许多人奋斗的目标，对理想境界一种美好的憧憬。曾经的我也这样认同过。在这过去的10年间，我和我的孩子经历了这么多挫折与磨难，我在孩子的成长中不断寻觅，逐渐领悟出：其实幸福是一种感受，一种在奋斗或追求中享受快乐的感觉。真正的幸福是一种发自心灵深处很自然的愉悦，没有任何约束，快乐清澈的源泉很自然地从心灵最深处流淌到脸上，变成最灿烂的微笑。我认为这样的感觉就是真正的幸福。很庆幸，我在以前美好回忆中以及现在追求梦想的旅途中，体会了很多这种美妙的感觉，在爱与被爱中成长，所以我得到过许多这种真正的幸福。即使也有过失落或沮丧，但我坚信，有启明星为我指引前进的方向，只要我不断地努力，这种幸福还会不断地向我走来。

10年前我满怀希望地怀孕，希望宝宝顺利出生，健康成长，结果十月怀胎后出生的宝宝，却因为黄疸而落下了脑瘫的后遗症，不能坐，不能走，甚至连头都竖不稳。宝宝只能在我怀抱中呆呆地看其他小朋友快乐地奔跑嬉戏；本来是背着书包上学堂的年纪，他却只能在他乡的医院里哭着闹着进行康复治疗。理想和现实的差距，将我的心撕得粉碎，在无数个不眠的晚上，我紧紧地抱着熟睡的小孩，不禁泪流满面。因为孩子病情重，属于小儿脑瘫中最难以恢复的手足徐动合并有痉挛的混合型脑瘫，还在襁褓时期，我便带着宝宝跑遍了福建的大小医院，也进行了各种各样的治疗，但收效甚微，甚至可以说一点儿效果都没有。绝望中，福建省妇幼保健院欧阳主任将我介绍到广东省南海妇幼保健院刘振寰院长处："到刘院长那里去吧，也许他能给你最后的希望。"

在南海妇幼保健院治疗的日子里，一切都翻开了新的篇章。初到南海时，宝宝已经2岁大了，我自以为有充足的育儿经验，但保健院年轻的医生却完全颠覆了我的概念。"你不要这样抱小孩，应该放在胸前抱""你不要再让小孩仰着睡觉了，应该让他趴着睡或者侧着睡""你不要这样灌着喂小孩，应该从他的头水平线以下喂他"……"你不要"这三个字是我最初到南海听到的最多的词语，我半信半疑地遵循着医生的"啰啰唆唆"的"教育"，一边在他们的严格要求下学习着康复治疗。日子犹如白驹过隙，春去秋来，一年眨眼就过去了。我的宝宝一天天给我惊喜，先是能在床上坐起来了，后来能努力向前爬几小步了，再后来居然能颤颤巍巍扶着床栏站一小会儿。刘院长对我说："你的小孩恢复得还算理想，你现在可以回老家，自己帮助孩子做训练了。"我当时惊愕了，还有放着好好的钱不赚，把病人往外推的医生？后来，还是刘院长的一番话打消了我的疑惑："你家庭经济条件不好，长期在外面给孩子治疗，一方面费用大，负担重，孩子的病需要长期坚持治疗，应合理安排家庭经济开支，进行家庭康复，做到细水长流，这样能更好地帮助小孩康复；另一方面，你身为母亲，长期独自承担重任，远离亲人的鼓励和宽慰，各种压力最终可能会将你压垮。将宝宝带回家治疗，并不是我们不想帮助你，而是想根据你的实际情况，帮助你找到一条更好的康复之路。"听了这真诚的话语，我的泪水一下子就涌了出来。

就这样，治疗一年后，我和宝宝回到了家乡——福建省华安县一个美丽的小镇。我每日按照学到的康复知识帮助宝宝进行训练，和宝宝一起听音乐，亲切聊天，在家人的陪伴下享受那植物的清香，鲜花的怒放……宝宝的病情在一天天地好转，虽然缓慢，但就像那花骨朵一样，开放得缓慢，但却预示着美好的未来。每天灿烂的阳光都把我们照耀，快乐一直在我们身旁，这种感觉就是真正的幸福。在家乡，我和一些同样罹患脑瘫疾病孩子的妈妈成了朋友，和朋友聊天也是我非常快乐的时光。朋友之间互相交流治疗心得，一句真心的鼓励，一句真诚的祝福，都会让我特别快乐，增添前进的动力。和亲人间诉说心中话语，一起讨论宝宝的人生等，也是一种快乐的感受，这种快乐的感受就叫幸福。

在幻想中感受美好也是一种幸福。我在帮助宝宝训练时，常常会幻想宝宝的明天如何美好，幻想心中的梦想实现的那天，我的星光该是多么灿烂！幻想是推动人类前进、社会发展的原始推动力，幻想象征着希望。我要为幻想而努力，这样，幻想就会靠近。通过我和宝宝的不断努力，曾经的许多幻想都实现了，现在宝宝不但能自己走路，还上了小学，刚学会写字的他在新年给远在他方的刘振寰院长写了一张贺卡，上面歪歪扭扭地写着"刘院长，新年好！李允"，虽然字写得不够好，但已经代表我实现了梦想。此时，我会觉得心情特别开朗，仿佛自己的星空一下子变得格外明朗。

很多脑瘫患儿家长在得知自己的小孩罹患脑瘫后，不是想到这是个"无期徒刑"而决定放弃，就是想通过短期的突击治疗改变这个现实，但小儿脑瘫这个难症并不是一天两天能解决的，只有长期的、符合实际的康复训练，才能使小孩得到最大的康复，绝不能放弃，坚持就是成功。

5.脑瘫儿童母亲的三个难关

很多人都说我很难，其实我并不那样觉得。确实过得辛苦，但做父母的谁不辛苦？我们这样的小家庭，也有很多快乐。我的孩子很单纯，我们的日子过得很简单，也很快乐，这样的生活其实挺好。心态端得正，人生没有过不去的坎。坚强———一位45岁的普通中年妇女，同时她有着不普通的身份———一名脑瘫儿的母亲。抚养特殊儿童长大需要克服的困难和付出的艰辛，她都一一尝过。每说起特殊儿童父母的不易，她深有感触。

外人觉得坚强日子艰难，但她却说自己心态良好，并不以为苦。"女儿是我带到这个世界上的生命，给一百万我都不换，我们俩要开开心心地一起活到老。"

坚强说："我25岁结婚，觉得为人父母责任重大，一直到35岁才生小孩，但我女儿来到人间并不顺利。她是个早产儿，出生的时候窒息。生下1个月后，我们发现她很爱哭闹，眼神和一般的婴儿不同，眼珠经常朝天，显得很呆滞，运动也不协调。出生后的头3个月，女儿一直住在医院吸氧，服用神经营养性药物等。不久，医生诊断她患的是脑瘫。有人劝我，说小孩有这个毛病，应该交给社会，由福利机构来承担。但这是我的孩子啊，父母在孩子遇到问题时，首先想到的肯定不是放弃，而是千方百计把小孩治好。按照国家政策，我们可以再生一个孩子。然而脑瘫小孩没有自理能力，我们既然要把她养大，就不大可能再去多生一个小孩。当时我和孩子爸爸想，还好我们夫妇都是国家干部，她爸爸在大学教书，我在部队工作，家庭的经济条件对养大这样一个孩子来说不成问题。然而世事难料，没过几年，孩子爸爸查出肺癌，发现已经是晚期，很快就过世了。"

妈妈的三个难关

难关一：接受教育。特殊儿童父母最头痛的事情是给孩子找学校。我女儿属于三级脑瘫，符合随班就读条件。她6岁时我给她联系学校，去过好多家，一看到我女儿，对方就马上摇头，说这孩子不正常，会影响到其他小孩。我跟一些特殊孩子的家长聊天，大家对这个问题都很感慨。随班就读的路走不通，退而求其次，送到特殊学校。但我不是太赞同送孩子去读特殊学校，周围都是这样的孩子，对她的提高帮助不大，作为家长谁不希望自己的小孩和正常孩子一起长大呢？但听说一些特殊孩子连读特殊学校的机会都没有，关在家中，基本不接触外界。每每想到这里，我都觉得自己幸运，因为后来我遇到了一位很好的小学校长，将我女儿安排到星光小学随班就读。星光小学每个年级都有我女儿这样的特殊孩子，孤独症、唐氏综合征的孩子都有，每次去看到这些孩子能留在学校读书，我都很感激学校。难得校长理解我们这样的父母，给我们一个机会。女儿在星光小学已读到三年级，我看着她一天天进步，非常不容易。

难关二：外界歧视。脑瘫孩子身体有残障，但她的心灵和正常孩子没有不同，都想在广阔的世界奔跑，因此我一有机会就带女儿出门走动，尽量参加活动。但每次出门，我们还是会遇到异样眼光。每次带女儿出门都要拿轮椅，还要两个大人照顾，我们出行非常不便，不少公交车不愿意让我们上，有时上去了还被司机说三道四，嫌我们动作慢。实在上不了公交车，必须要打的，被拒载也是常事。平均要拦5辆的士才能上得了车，我已经习惯了。

广州这个城市算是包容的，有一些眼光的"歧视"，但人们普遍不会非议残疾孩子。而在一些内地城市，特殊儿童从不敢出门，家有这样的儿女，父母抬不起头来。孩子6岁时去过一个内地城市做手术，我们刚从停车场出来，马上就有一群人围上来观看。我跟一些特殊儿童父母交流，他们说抱自己家孩子出门像做贼一样要藏着掖着，别人会说生了这样的孩子怎么好意思带出来，多丢人啊。我听了心里发酸。

难关三：支出庞大。所有特殊儿童父母都经历过这么一个阶段——前期倾家荡产给孩子治病，能用的钱都用光了，可以省的、可以借的钱都花在了孩子身上。我们花在孩子身上治病的钱，都不忍心回头去算总数。粗略说大的数目：出生头3个月要住保温箱，每小时30元，一天就要700元；3岁之前每半个月都要到医院治疗，一次住院治疗费用1.5万～2万元；3岁之后到残联的康复中心进行康复训练，每个月费用2000元，持续两年多；5岁多时到北京动了一次神经后根切除手术，此外还有很多额外费用都没算呢。

特殊孩子母亲要有耐心，做特殊孩子的父母，除了解决上面这些困难，你得有耐心，因为你就是孩子的全部，离开你孩子没办法活下去。孩子就是这样，她没法站起来走路，我真正体会了什么叫一把屎一把尿地把孩子拉扯大。

每一天我是这样度过的：早上6点半左右起床，弄早餐给女儿吃，接着送她去上学。女儿入了学校，我还得跟着，她下课大小便都要我背着去，课堂上如果有什么状况我在也方便。上课时我会趁机到附近市场买菜，中午放学回家做饭吃。下午学校一般没有主课，女儿可以不去，但她必须上康复训练课，每天坚持3小时，落下一天都不行，否则肢体就要萎缩。训练完还不能休息，女儿接受程度远远比不上正常孩子，上午学的功课消化不了，我要给她补课。补完课写完作业，吃饭洗澡，就接近晚上9点半了，这时孩子要上床睡觉。她睡了，我才有自己的时间。

累吗？我如果喊累，孩子不是更累？每天3小时的训练，包括躺下抬腿600下、蹲下起来200下、身体侧弯200下，日复一日地重复做，正常的孩子都会吃不消，何况一个站不起来的10岁小孩？每到训练的时候，孩子挨我的打肯定不会少。我只能这样做，为了她好。因为有这样的小孩，我没办法去工作。孩子的康复情况还算可以，但没有一个医生敢保证将来我的孩子能站得起来。很有可能，她一辈子都要我背着扛着。很多人问我吃得消吗，我说还可以维持。单位为我办了内退，每个月有3000多元工资，父母也会资助我。精神上，我觉得我还可以。我出生在医生世家，也在医院工作，生老病死之事见得太多，自信有这个心理承受能力。再说了，我做母亲的，本身不坚强，我女儿怎么办？妈妈要给女儿做榜样呢。别的父母担心孩子顽皮、叛逆、早恋、打游戏、泡网吧，考不上好大学，将来找不到工作，我完全不需要操心这些。

一些人可怜我，说我人生不幸，生了残疾小孩，丈夫又死得早。但我觉得女儿让妈妈的人生变得有价值：你永远都是那么单纯，妈妈和你在一起也能简单开心地生活。妈妈永远不会放下你，陪你活到100岁。

6.母亲的心灵感言——你如此不同又如此可爱

一次专科门诊的机会，一位不平凡的母亲给我留下了很深的印象，因为她历尽艰辛，将一个早产、颅内出血和重度窒息的脑瘫患儿，精心抚养成了健康孩童。

难能可贵的是，百般磨砺后，这位母亲拥有的是一颗感恩之心。她感恩生活，感谢上苍赐予她如此独特、坚强的儿子。下面是这位母亲写给儿子的一封信，从中可以看到这对坚强母子间浓浓的深情：

早晨，儿子出门的时候认认真真地对我讲："妈妈，老师让你写篇文章，是关于如何教育我的，一定要写的哦。"望着儿子亮晶晶的大眼睛，我不禁羞愧地哽噎。宝贝，哪里是妈妈在教育你，是你在教育妈妈，你才是妈妈真正的榜样。

儿子出生的时候颅内出血和重度窒息，我们却一直误认为孩子缺钙，2岁了还不会走路，双腿僵硬而又无力。早年，为了给孩子治病，我毅然下海经商，艰难创业；与此同时，也带着儿子踏上了漫漫求医路，辗转南北。

一位朋友给了我一本《小儿脑瘫家庭康复手册》。按照家庭康复训练方法每天要做近百个下蹲、近百个仰卧起坐。每天近三四个小时的体能训练，莫说是一个2岁的孩子，即便是成年人也是难以忍受的。训练的时候，常常是孩子哭，大人也在哭。可是，为了孩子的将来，我和妹妹也只能做"黑脸包公"了。孩子常常问我："妈妈，我认真练，就能像其他小朋友一样玩了吗？"我说："是的，是的，一定能！宝贝，你行！你肯定行！"望着孩子倔强的小脸渗满了豆大的汗珠和交混着的泪珠，我早已泪眼迷蒙……

对一个脑瘫孩子来讲，因为疾病，难免在形体、姿态上与常人有异，如何让孩子接受和面对现实，是一个很棘手的问题。所以孩子很小的时候常常来问我："妈妈，为什么我跟别的小朋友不一样？""因为在你出生的时候不听话，老是急着出来，所以给憋着了。"我回答。儿子突然冒出一句："妈妈，我下次出生的时候，一定听话！"童稚的话语令我忍俊不禁。儿子又问："那我不如别的小朋友怎么办？""宝贝，其实你跟别的小朋友是一样的。只是，上帝把你送给妈妈的时候，为了能让妈妈认出你是妈妈的宝宝，给你做了一个特别的记号。其他的小朋友也跟你一样，都有一个特别的记号，只是你没发现罢了！任何事情只要你努力，一定会跟其他小朋友一样出色。"儿子开心地笑了。

记得曾有位名人说过："当你对孩子说不行的时候，也就意味着你在消灭一个天才。"我们深深认识到，培养孩子的自信和博爱是在未来生活里带给他心灵快乐的源泉。孩子虽然肢体上有残障，但并不意味着心灵的缺损。孩子10岁了，这10年，也是孩子求医的10年，来自四面八方的关爱和支持，如同冬日的阳光温暖着我们漫漫的求医长途。我们时时刻刻都会教育孩子学会感激天地的造化，感激生活的赐予，感激大家的爱护，感激每一位曾经给予我们帮助的人，让爱心的种子在孩子幼小的心灵生根发芽。

因为工作关系，我不能常常跟儿子在一起。但每次孩子过生日的时候，我都会安排一个特别的派对。记得孩子9岁生日在长春度过。儿子有一大帮脑瘫小病友，因为开心，儿子早早就把大家请来，与自己共同分享快乐。那天，儿子头戴小皇冠，活像一个活泼可爱的小王子。正准备给他拍照的时候，儿子突发奇想："妈妈，我要把小皇冠分给每个小朋友戴一下，好吗？他们也是妈妈的小王子和小公主。"那顶小小的、纸质的皇冠在爱心的照耀下，散发着熠熠的金辉，在每个小朋友头上传递着……快乐的歌声响起，生日的烛光照亮了每一个灿烂而天真的脸庞。那无疑是上帝派到人间的一个个小天使，活泼、天真、可爱……

如今，孩子已经顺利入学，看着孩子无邪地嬉戏于孩童之间，如同鱼儿回归大海，此时此刻，言语已无法表达我对生活的感激。感谢在孩子成长的过程中，来自各方无私的关爱和支持；感谢医护人员辛勤的努力和接纳；同时我也要感谢我亲爱的儿子，感谢他如此鲜活地走进我的生命，让我的生活变得如此丰富多彩，让我感受到一个生命给另一个生命亲切而温暖的敬意。在此，我要深情地说一句："宝贝，你永远是最棒的，妈妈爱你！"

7. 一位考取大学的脑瘫患儿的母亲的故事

他们是一对患有脑瘫的双胞胎。妈妈没有放弃，20年如一日悉心培育，如今他们也能像正常孩子一样生活。其中，弟弟还在今年考上了大学。兄弟俩始终记得，妈妈常伸出大拇指，鼓励他们："孩子，你们是最棒的！"

早晨6点，天刚蒙蒙亮。淅淅沥沥的秋雨中，周先其一夜没有合眼。他仰躺着，直愣愣望着上铺弟弟的床位，心绪早已飞到了陌生而熟悉的大学校园。

今年高考和弟弟同班的周先其，因成绩稍差，与大学擦肩而过。8月底，弟弟上大学去了。与弟弟形影不离十几年，而今才分别一个月，他就有些无法忍受。其实，他急迫的心中，还有另一个愿望，就是快点踏进梦想中的大学校园。起床，下楼。下楼时，周先其拉着妈妈的手，蹒跚着走下熟悉的144级台阶。20年来，兄弟俩一直这样走着。

汽车在雨雾迷蒙的高速公路上飞驰，直奔位于合川区的重庆市民生职业技术学院。离弟弟越近，周先其越发急迫。终于，汽车在一排天蓝色的房屋前停下，弟弟周亚乐的宿舍到了。周先其扶着墙壁，缓步走上楼，弟弟已在那里等候。

没有寒暄，周先其迫不及待地想了解大学生活。弟弟娓娓道来：军训、跳舞、演讲比赛、讲座、形体训练……"你有舞伴吗？男生女生？有家庭作业吗？"周先其的问题很多。"其实有些活动我也参加不了，军训和形体训练我就只能看看，毕竟我有缺陷。"弟弟有些遗憾。

虽身有残疾，但在老师眼中，周亚乐却是最好的学生。他认真、谦逊、热情，有着同龄孩子没有的成熟。"他能走到现在，家人肯定付出了不小代价。"辅导员罗老师感慨。

20年来，有多少艰辛，有多少苦涩，只有妈妈石洪英心里最清楚……

悲喜双胞胎

20年前的冬天，大渡口区一户普通工人家庭出生了一对双胞胎。哥哥叫周先其，弟弟叫周亚乐。虽然两个孩子早产了3个月，出生时体温不足，但一次生两个儿子，足以让一家人欢喜。夫妻俩曾勾画着孩子的未来——父亲希望儿子当兵，保家卫国；母亲则希望儿子读大学，当知识分子。可到了三四岁，别的孩子都能说会跑了，周家两兄弟却全然不会。家人自我安慰，孩子早产，且一直生病，可能要晚些。随着年龄的增长，孩子的表现越发不正常。多方求医后，最终发现是脑瘫。"医生说没治了，我听了如五雷轰顶。难道我把他们带到人世，是要让他们受苦一生吗？"妈妈石洪英回忆。不久，单位找到石洪英，给她一个生二胎的指标。"你还年轻，再生一个吧。"对于组织的好意，石洪英轻轻摇了摇头。她认为，残疾是她带给孩子的，生了二胎就等于抛弃了兄弟俩，她不忍心这样做。

成长中，各种疾病一直伴随兄弟俩。到了快上学的年龄，医生告诉妈妈，这样的孩子上不了学，在家照顾好就行了。一向老实的石洪英这次却未遵医嘱，她不相信自己的孩子就这样被判了"死刑"。她和许多幼儿园商量，希望能让兄弟俩待在幼儿园，家里人到园看护也行，目的是让他们接触到同龄人，有一个正常的成长环境。可是，没一家幼儿园愿接收这对脑瘫患儿！石洪英想方设法从针织厂调到了孩子爸爸所在的重庆重型铸锻厂，从一名纺纱工变成一位焊工。调动的目的很简单，这个厂有子弟校，能照顾职工子女入学——夫妻俩在一起能更好地照顾孩子。

不久，厂里的第一批集资房落成了。因房子离学校近，石洪英举债把房子要了下来。选房时，同事们都建议她选一层，以方便孩子进出。可石洪英却偏偏选了顶楼——八层。外人不解，她解释，这样可以让孩子多走路，多锻炼。

妈妈是最好的老师

孩子们入学不易，把书读好更不易。忆及儿时读书的经历，哥哥周先其用一句"像坐飞机"来形容。刚开始，没接触过外界的他们，同学的一个恶作剧，老师对其他孩子的一声呵斥，都能吓得他们哇哇大哭。

这时，守候在教室外的妈妈会来到他们身边，轻声安慰。兄弟俩听不懂，妈妈总会伸出大拇指，不断重复道："孩子，你们是最棒的！"两个孩子也会伸出拇指，断断续续地说着："最……棒，最……棒！"

整个一、二年级，妈妈都在教室外陪读。孩子们上课"坐飞机"，她却不敢怠慢。除了注意孩子的动静，还要把课堂知识学好，以便课后开小灶。每逢下课，妈妈就把两个孩子叫到一起，给他们讲解课堂上的知识，一遍遍重复，回家还要加班。由于残疾，学了半个月，兄弟俩仍写不好数字，"1"立不稳，"2"写成"S"。怎么办？妈妈爸爸一人教一个，手把手练习。教了一年，他们所写的数字终于勉强能认了。

除了身体异常，兄弟俩还有程度不一的智力障碍。平时作业和考试，多是一排红叉。妈妈仔细分析了孩子的智力状况后，决定放弃理科，把更多精力放在语文等科目上。"学好语言，首先要会说话。"为教好孩子，石洪英买回了普通话磁带自己先学习。"我上班念，回家念，甚至做梦也在念。"孩子接受慢，每一个发音，石洪英都要教成百上千遍。日复一日努力，终于见到成效，孩子们不仅发音准了，还对语文产生了浓厚的兴趣。到了高中，高一时的教师节，兄弟俩登上演讲台朗诵诗歌："你们吃的是粗茶淡饭，却用慈母般的心培养了我们……"抑扬顿挫的节奏，使全校师生为之震惊。

当义工帮助别人

今年，两个孩子高考，考前妈妈告诉他们："考多少分不要紧，只要努力了，就不后悔。"最终，弟弟周亚乐考上了大专，而哥哥周先其却留下了一份遗憾。多年来的努力总算有了回报，石洪英感到欣慰。

因是一线工人，年近45岁的石洪英已快到退休年龄。如今，她已安排周先其学电脑："希望他多学一些东西，以后能照顾自己，父母不可能一辈子陪着他。"年初，石洪英参加了重庆市的一些义工组织。孩子都出去了，她不希望闲着，她想用自己的经验帮助更多人。一次，在一个残疾学校看望聋哑儿童回来后，她感慨道："对于残疾孩子，家庭永远比社会重要，社会也许能让他们吃饱穿暖，却不能给予他们亲情的关爱。其实，只要家人相信他们很棒，他们就能做得更好。"

迈过求学"天梯"

7岁，入学的年龄，兄弟俩如愿背起了书包，与其他小朋友一起上了子弟校。多年后，他们才知道入学的背后，妈妈与校方有一个协议：兄弟俩在学校不算成绩；两人不能在同一个班，以免老师无法照应两个残疾儿童。

虽然新家离学校不远，但要翻一道山坡，上200多步石阶，加上回家上下楼的144级台阶，走一趟学校要上近400级阶梯，对于行动不便的兄弟俩来说，这些台阶成了他们跨进校门的"天梯"。一年级时，两人还不能独自行走，上学放学都由父母接送。每天清晨，无论刮风还是下雨，山坡的台阶上，都会准时出现一对夫妻背着两个孩子上学的情景。

到了学校，兄弟俩只能坐着，不能独自活动。每天上午第二节课后，妈妈石洪英又会爬上山坡，赶到学校，背起两个孩子上厕所。有一年夏天，石洪英爬上山坡后中了暑，幸被路人救起。带孩子上完厕所，石洪英还要下山回到车间上班，中午放学再来学校接人。下午，她又得把孩子送到学校，放学时再来接。

如此，石洪英每天要上下3000多级台阶。日复一日，她走了13年！

母爱是世界上最伟大的！

8.一位脑瘫患儿的医生母亲的自述

今天是好天气，春暖花开。我正用照相机捕捉着儿子的身影。儿子停在花团锦簇的红杜鹃旁，一只蝴蝶从他眼前飞过，他睁大眼睛，用目光追着蝴蝶看："蝴，蝴——蝶！""是的，宝宝。这是一只蝴蝶。"先生在一旁补充，我赶紧按下快门，捕捉宝宝好奇的表情。

此情此景，是我心底里对幸福的诠释。曾经，我以为，这样的幸福是必然的，是水到渠成的。直到经历过这一切，我才明白，幸福真的来之不易，或许，就差那么一点点，我就跟此情此景失之交臂。两年来，抱着孩子上医院，给孩子做治疗的点点滴滴，依然历历在目。

身为小儿脑瘫的康复医生，我多多少少都会担心自己的孩子发育不好，会不会有这样那样的问题，所以，怀孕前、怀孕间我都很注意，合理的营养，合理的休息，我什么都做足了。虽然有过短暂的先兆流产，但很快就恢复正常。我特意买了一个照相机，准备以后每天给孩子照一张照片，等孩子长大了，我要跟他一起翻看他的成长历程。这些照片日记，就是我送给孩子的最好的成年礼物……每每想到孩子，我都能不自觉地笑出声来，生命实在太美好了。

那一天，我怀孕已经33周了，隆起的腹部让我行动不便。可是，感觉到里面的小生命在踢我，我就满心喜悦。下班回来，我如常买菜做饭，心里还想着，宝宝啊，你闻到饭菜香了吗？以后，妈妈每天都要给你做饭。突然，我感觉身体下面涌出很多液体，我想忍都忍不住了。小便失禁了！我赶紧上厕所。不对，不是尿，是，是，是羊水！羊水破了！天啊，宝宝要出生了！我吓得大叫起来！33周，我的孩子才33周啊，孩子要早产了！送到医院的时候，B超显示羊水不多，赶紧补液吸氧，希望能安胎几天，让胎儿的肺成熟一些，这样出来的宝宝存活率就会高一些。大约过了一个小时，阵痛出现了，子宫口已经开了，羊水还一直在流，这胎安不了了，必须马上生产。医生说，B超测量体重显示，胎儿只有1千克，存活率很低，建议顺产，免得影响生第二胎。同事在旁边说，不要紧的，你还年轻，说不定明年就能……

什么？这不就是说，我这孩子要没了吗？怎么会？他一直不是好好的吗？刚刚，他还踢了我呢。我不是还要给他照相、给他做好吃的吗？不，不，我一定要保住他。他在我的身体里已经8个月了，我为他的到来做好了所有的准备。不，不，他一定是很想来到我的身边的，我不会放弃他。

医生又做了一次B超，重新测量了，估计有1.5千克，发现脐带绕颈两圈，马上剖！悬起的心落下了一半，还好，宝宝，你还是我的，我们要提早见面了。

然而，宝宝刚从我的子宫里抱出来，就直接进了新生儿科，我连一眼都没看上。医生只告诉我，宝宝体重有1.85千克，哭得很大声。醒来的时候，我已经在病房里躺着了，先生守在一旁。我忙问孩子怎么样。他吞吞吐吐地告诉我，宝宝的心跳暂停了3次。刹那间，我已经泪流满脸，先生说什么，我都听不进去了。脑袋一片空白，然而就那么一瞬间，脑损伤、脑瘫，突然无比清晰地浮现在脑海里。

虽然，我和很多同事一样都有点儿心病，总担心自己孩子的发育不健康，可是，我无论如何也没想过，脑瘫会发生在自己孩子的身上。我工作中接触到的那些孩子，头竖不起来，双手握拳，塌着腰坐，张着嘴巴，流着口水，一迈步就倒下……虽然，我很喜欢他们，用最宽厚仁慈的心待他们，可是，我的宝宝，曾经填满了我的心的宝宝，真的就是这么一个孩子吗？不，不，我不要。我宁愿用我的生命来换取宝宝的健康成长！

时至今日，"脑瘫"二字，在我看来，依然是那样的触目惊心。然而，仿佛是命运的玩笑，这一切，真的，就那么戏剧性地发生在我的身上！

麻醉药的作用没有了，伤口传来阵阵剧痛，我心焦如焚，一步一步地向前挪向新生儿科：宝宝，妈妈来看你了。我的身体孕育了8个月的宝宝，我来了，我终于要见到你了！冰冷的玻璃冷却了我心头最后一点儿初为人母的喜悦。玻璃罩里面的宝宝，那么小，就那么一丁点儿，可是，还要插上那么多管子。他的眼睛紧闭着，仿佛痛苦得喘不过气来。玻璃外面的我和先生，早已泪流成河。为什么，里面躺着、插着管子的不是我，却是我的宝宝呢？主治医生过来说，现在主要是用药物，静滴神经节苷酯促进脑功能恢复，以后，就要加强新生儿抚触、捏脊等早期干预治疗，尽最大的努力帮孩子恢复吧……我漠然地听着，不，那不是说我的宝宝，不是的。

宝宝在新生儿科住了20天，我就在楼下爱婴区陪了20天，天天挤母乳送上去喂他。看着邻床的母亲和宝宝，我就忍不住落泪，我还没抱过一次、亲过一下我的宝宝呢，他还孤单地躺在保温箱里，宝宝，你害怕吗？我也曾经犹豫过，还要不要坚持呢？万一，万一，宝宝不会走路，不会说话，怎么办呢？可是，只要看着宝宝喝奶的样子，我就跟自己说，现在还没到最坏的时候，我的宝宝一定能好起来的。

从那时候开始，我就关掉手机，断绝了和一切人的来往，同事来看我，我也不想见，不想和任何人说话。听到任何话语，哪怕是关切的问候，我都心如刀割。我一下子不知道如何去面对，面对身边的一切，我只想躲起来，躲到没人的地方。

20天后，宝宝的体重增加到2.5千克，心肺大致发育正常，可以出院了。我终于可以抱着我的宝宝了。然而，宝宝的CT结果，彻底地把我推进了绝望的深渊：CT显示左侧侧脑室稍扩大，先天宫内发育迟缓；病历诊断为"早产儿；低出生体重儿；新生儿缺氧缺血性脑病；新生儿黄疸；视神经损伤；听神经损伤；早产儿贫血"。从此，我掉进了另一个世界，一个如此熟悉又如此陌生而恐慌的世界，一个失去光明而暗无边际的世界！宝宝的人生就这样惨淡了，我的人生也完了。

小儿脑瘫康复，曾经，那是我的工作，我天天跟别人说，要慢慢来，孩子能好起来的；以后，那将是我宝宝和我生活的大部分，我也要慢慢来，耐心地帮孩子做训练，慢慢地等待孩子好起来。可是，我的孩子，能好起来吗？我怎么都想不起来，我的病人好起来的时候是什么样子了。我也无法想象，我的孩子在康复治疗室出现，我会以病人家长的身份回到我工作的地方。我不明白，老天为什么要这样对我，为什么偏偏是我？

宝宝回家后，我密切关注着他的动作发育情况：1个多月时宝宝竖头不稳，对光反应差，追视欠灵敏，双手握拳，拇指内收……凭着多年的工作经验，我知道宝宝运动发育落后。思前想后，我决定带宝宝回我工作的医院，进行系统的早期干预治疗。可公公婆婆死活不答应，说早产儿肯定要发育慢点儿的，长大就好了，说我敏感，有职业病，没事找事折腾宝宝，还列举了无数早产儿长大成人的事例。我也在犹豫，难道，我真的是敏感了吗？昔日在工作中的自信已经荡然无存。有时候，我会觉得宝宝真的没什么，有时候，我又觉得宝宝确实是发育落后了。幸好，无论公婆怎么反对，先生还是一直和我站在同一阵线，一直默默地支持我。终于，我还是决定，抱着宝宝回到了我工作的地方，找我最尊敬的老师和领导——一位著名的脑瘫康复治疗专家。

宝宝出生43天，开始住进小儿神经康复科，接受系统的早期干预治疗。熟悉的病房和治疗室，熟悉的面孔和声音，像一根根绳子勒紧我的心，勒得我喘不过气来。每天，我抱着宝宝，低着头，匆匆忙忙地来回，同事关切的目光、病人家属疑惑的表情，我都装作看不见，也不想看见，更不想他们看见我的伤痛，我的泪。我感觉如临深渊，手里拼命抓住悬崖上最后的一根树枝，苦苦地支撑着，不知道树枝什么时候断，不知道还能支撑多久。

煎熬了20天，终于做完第一个小疗程，可是，宝宝无明显进步。头还竖不稳，反应还是很差。家里反对的声音更加响亮了。这时候，专家建议宝宝做高压氧治疗——但是，高压氧也有很多副作用，容易引起视网膜病变等问题。然而，孩子一天比一天大，目光还是那么呆滞，基本没有对视、追视，眼球也不会动。之间的利弊很难权衡，无论怎样选择，都会影响孩子的一生。

最终，我还是决定了做高压氧。于是，在宝宝满6个月前，我就天天带着宝宝去市里的医院做高压氧，再回本院做康复训练。隔着高压舱密封的玻璃罩，我看着宝宝惊恐无助的眼神，听着宝宝撕心裂肺的哭声，我心如刀割，泣不成声，可怜的孩子，我多么希望，我能替你受这苦……

那时候，宝宝的双手还不时有握拳和拇指内收，尤其是吃奶的时候，双手总是紧张地握拳。只要一看到他握拳，我就开始轻拍他的小拳，然后就不自主地越拍越快，越拍越大力：你为什么要握拳啊？不能握拳的，不能！不能！直到宝宝痛得大哭，才把我拉回现实，然后，就抱着孩子又哭又亲。孩子是无辜的，都是我的错，没给孩子最好的身体。

这3个月来我都无法控制自己的情绪，事情一不顺利就发脾气，经常想着想着就哭起来。我以为我会疯掉，上天给了我这种生活，我不能改变它。我就这样痛苦地活着，等待着宝宝一点一滴进步。

宝宝4个月时，第二次住院治疗，这时，终于出现了抬头动作，竖头已经很稳了，眼睛也明显地明亮起来了，但仍不会吃手，不会笑出声。从此，我除了担心宝宝的运动发育落后外，又开始担心宝宝的语言、智力发育。这时候，我白天抱着宝宝跑医院，晚上回家，就是不停地给宝宝做感知觉刺激，用玩具逗宝宝笑，教宝宝吃手。家里的老人担心会累坏孩子，总想阻止我的训练，还说，他们家族里的小孩从来就没吃手的习惯，不用给宝宝训练了。可是我知道，能吃手，就代表孩子会手居中了，这是一个里程碑式的动作。我决定要做的，就没人能阻止。

4.5个月的时候，宝宝的翻身动作开始出现，能从仰卧位翻至侧卧位，而且，宝宝出现了第一声悦耳的笑声，那天籁般的笑声，终于换成了我如释重负的笑容和欣慰的眼泪。宝宝出生至此，我第一次感觉到开心，第一次有笑容。这时候，我自己也冷静了很多，我开始认命，不再问为什么，我对自己说，与其花那么多时间伤心，还不如给宝宝多做一次翻身练习。同时，家人也由反对变成了支持。

宝宝5个月时复诊，专家说宝宝的肌张力偏高，需要加强按摩。不知道为什么，一听肌张力偏高，我就不自主地想起痉挛型脑瘫，没缘由地担心孩子不会走路，或者走路会不会很难看。每次看见科室里的病人在练习走路，泪水就模糊了我的双眼。特别是那一天，回到病房，一眼瞥见宝宝的信息卡上写着"脑瘫"，眼泪就泉涌而出，刚刚好一点儿的心情又跌至谷底。宝宝的一辈子算完了。一向都是脱口而出、司空见惯的一个诊断，突然触目惊心起来。我好想逃离这个地方，永远永远都不要回来。我想到了辞职，这样，或许我带孩子回来治疗，还能从容一点儿。

还好，到了6个月，宝宝的肌张力已降至正常，还能回头寻找声源，叫他的名字，他开始有反应了，还能从仰卧位翻至俯卧位，只是肌力偏低，还不会坐。这个时候，我终于给宝宝拍了第一张照片。

宝宝满7个月的时候，我的产假结束了。先生开始全面负责带宝宝做治疗，我要用工作人员的身份回到这个地方了。穿上工衣后，我突然不敢抱我的宝宝，我好害怕别人知道，我的孩子居然在这里做治疗。我再一次觉得无法面对我的领导、同事和病人。那时候，科室安排我做视听刺激训练，我刚给自己宝宝做完训练，抱出来交给先生，突然有人跟我打招呼："你们也来这里做治疗了？"抬头一看，是在另一家医院做高压氧时认识的一个妈妈，我介绍她过来治疗，可没跟她说我是这里的医生。我感觉全身的血往上涌，不知道怎么回答她。偏偏这时候，一个家长把孩子往我手里塞："到我们了，到我们了。"我不知道自己是怎样抱着孩子进治疗室的，只依稀地听见那两个家长疑惑地议论着我。那时候上班，我根本就无心妆容，连镜子都不敢照一下。我实在不知道怎么去面对自己。而最让我崩溃的是，宝宝开始接受针灸治疗，细长而尖锐的银针刺破宝宝稚嫩的头皮，斜斜地插在宝宝的头上！宝宝哇的一声大哭起来。时间仿佛在这一刻凝固，我什么都看不见也听不见了，银闪闪的针仿佛扎进了我的眼睛，宝宝的哭声刺得我两耳生疼，我的喉咙像堵了一团棉花，胸口像压了一块大石，痛不欲生！我宁愿银针十倍百倍地扎到我身上来！我等不得扎第二针，把宝宝往先生怀里一塞，逃出了针灸室。仿佛过了一辈子，先生才抱着还留着针、嗷嗷大哭的孩子出来。先生也是两眼红红的。宝宝的衣服上泪痕点点。我好想找个没人的地方，让我们一家三口抱头痛哭。我们的宝宝还那么小，为什么要遭这样的罪呢？我们身为父母，宝宝的守护者，却半点儿也不能替他，这是为什么呢？

还好，我们的眼泪没白流，才做了一个小疗程的针灸，宝宝已经有了很明显的进步。这时候，宝宝满8个月，终于能用手支撑着坐起来，还能独坐2～3分钟，视、听诱发电位检查显示，宝宝的视、听觉均发育正常了。而且，宝宝已经开始咿咿呀呀地说话了，也能理解一点儿我们的话了，会跟我们玩碰碰头的游戏，会听指令拍手。专家说，孩子的肌张力正常，无异常姿势，只要继续干预，可恢复至正常！我如释重负，如蒙大赦。由于针灸效果显著，我们忍痛给宝宝坚持扎针，但一直都是瞒着家里老人的。这段时间，宝宝的进步很快，我终于体验到宝宝一天一个变化所带来的惊喜和愉悦了。

　　到了9个月，宝宝已经能独坐，翻身也很灵活了，虽然还不会爬，但我已经不那么担心他的运动发育了。我最担心的，是他的智力语言发育。之前我一直努力训练他的运动，或多或少地忽略了认知能力的训练。这时候的宝宝能分辨熟悉和陌生的人，会用目光寻找亲人；发音较以前多，但和同龄儿相比还是少；能主动伸手拿玩具，但也只把玩具翻来覆去地看。总体说来，大概比同龄儿落后了两个月。白天我上班帮别的孩子做训练，晚上回家给自己的孩子做训练。房间里的东西都尽量挪开，空出足够大的空间给宝宝练爬。先生在前面拿奶瓶、玩具逗引，我在后面推。累了，就席地而坐，和宝宝一起玩玩具，不停地跟他讲话，教他认物。再苦再累我都坚持着，我知道，我的努力能换来宝宝光明的未来！

　　宝宝11个月的时候，终于能爬了，而且姿势非常标准，这就预示着宝宝不久就能迈步走路了。此时，我把更多的精力转向认知训练。宝宝的发音已经比较多，但还都是无意义发音，而且他不够主动，在做认知训练的时候，往往能拿着一个玩具翻来覆去看上半天，不像别的孩子那样玩玩具或者寻找玩具。有一天，宝宝和一个13个月大的女孩一起玩，那女孩就是喜欢抢宝宝手里的玩具，刚开始，宝宝还只是眼睁睁地看着别人抢，看得我们都着急。几次之后，宝宝突然朝那女孩"啊"地叫了一声，猛地伸手把玩具抢了回来，把在场的人都逗乐了。从那次之后，宝宝就开始自己寻找喜欢的玩具，也开始爬向同龄的孩子。我就更注意帮宝宝寻找玩伴，促进他和同龄儿的交往。

到1岁半的时候，宝宝已经能走得很稳了，也叫出了第一声"爸爸"和"妈妈"，基本能理解日常生活指令，开始模仿说简单的字词了。CT和各项检查评估均显示，宝宝的脑部发育正常，运动智力水平均达到相应的年龄水平了。我心中的包袱终于放下，我的世界不再黑暗，我和宝宝终于重回光明的人间了。"妈妈，看，宝宝看！"宝宝伸着手，兴冲冲地向我走过来，他喜欢从照相机里看自己，还会用手指着照片，兴奋地说"宝宝，宝宝"。

两年来的泪水和劳苦终于有了回报，我终于拥有一个健康快乐的宝宝了！曾经，我埋怨过、痛恨过，我为什么偏偏是一个小儿脑瘫康复医生呢？我觉得是老天对我的嘲讽；现在，我很庆幸，我是一个小儿脑瘫康复医生，有高度的职业敏感和深厚的专业知识，能在宝宝一出生就发现问题，能及时、便利地帮助宝宝及早进行干预；同时，也是工作的原因，让我认识了资深的脑瘫康复专家和一批专业的治疗师，在宝宝的康复治疗中给予我们真切的关怀和真诚的帮助，让我们及时掌握康复信息，得到最有效的治疗。

据统计数据显示，全国有几百万由于脑瘫却没有及早诊治而致残的孩子。作为母亲，怀孕时期就要密切注意母体的变化和胎儿的发育情况，还要关注围产期是否有缺氧、早产、病毒感染、脑损伤等高危因素，尽量做到早发现、早治疗。

人体的脑组织在婴儿早期（0~6个月），尤其是新生儿期，尚未发育成熟，还处于迅速生长发育阶段，而脑损伤也处于初期阶段，异常姿势和运动障碍还未固定化，所以，在这一时期，脑组织的可塑性强，代偿能力高，损伤部分能恢复得很快，只要及时治疗，就可以得到最佳的治疗效果。只要能做到早发现、早干预、早治疗，一般的脑瘫患儿都能得到很好的恢复，尤其是较轻的患儿，一般都能恢复正常。即使是严重的患儿，也有很大机会恢复正常。坚持就是成功，我们永不放弃！